《伤寒论》新探

主编 李世明 刘 俊

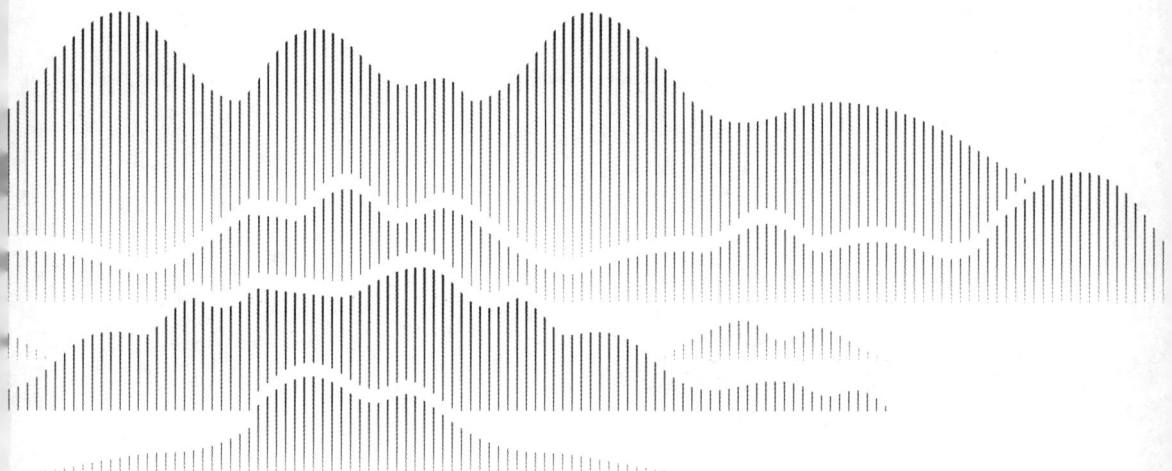

全国百佳图书出版单位

中国中医药出版社

·北 京·

图书在版编目（CIP）数据

伤寒论新探 / 李世明，刘俊主编 .-- 北京 : 中国
中医药出版社 , 2025. 5
ISBN 978–7–5132–9378–5

Ⅰ . R222.29

中国国家版本馆 CIP 数据核字第 2025KK7143 号

中国中医药出版社出版

北京经济技术开发区科创十三街 31 号院二区 8 号楼
邮政编码　　100176
传真　　010–64405721
廊坊市佳艺印务有限公司印刷
各地新华书店经销

开本 710×1000　1/16　印张 16　字数 236 千字
2025 年 5 月第 1 版　2025 年 5 月第 1 次印刷
书号　ISBN 978 – 7 – 5132 – 9378– 5

定价　79.00 元
网址　www.cptcm.com

服 务 热 线　010–64405510
购 书 热 线　010–89535836
维 权 打 假　010–64405753

微信服务号　zgzyycbs
微商城网址　https://kdt.im/LIdUGr
官 方 微 博　http://e.weibo.com/cptcm
天猫旗舰店网址　https://zgzyycbs.tmall.com

如有印装质量问题请与本社出版部联系（010-64405510）

《〈伤寒论〉新探》

编委会

王 序

——《伤寒论》新探

医圣张仲景的《伤寒杂病论》为中医辨证论治奠定了基础，其功绩伟大。明代方有执在《伤寒论条辨·跋》中说："昔人论医，谓前乎仲景，有法无方，后乎仲景，有方无法，方法具备，唯仲景此书。"这个结论是符合事实的。仲景之书是集医经、经方之大成，既有法又有方，是我国医学发展的一个里程碑。《伤寒杂病论》自问世以来，历经 1800 多年，至今仍闪耀着不可磨灭的光辉。后世研究《伤寒论》的学者众多，不计其数。

李世明同志系山西省晋城市资深中医，久负盛名，从医五十余载，对《伤寒论》尤有独到见解。我曾记得他在原晋东南地区中医院内科工作时，为一例潞城籍卵巢肿瘤腹水患者，大胆使用《伤寒论》中的大陷胸汤（原方原量）合蟾蜍砂仁散进行治疗，治疗后无不良反应，并用真武汤加味进行善后调理，腹水大减，疗效甚好。多年来，他精研细钻，在临床上善用经方；在理论上善于结合现代新理念探索古典医理。

前些日子，我收到李世明同志通过微信发来的《〈伤寒论〉新探》一书的初稿，浏览后顿觉新意涌流。该书从古代到现代、从西方到东方，似乎都在探索生物与人体生命的本源，充分体现了天人相应、天人合一的整体观念和辨证论治的中医学灵魂。《〈伤寒论〉新探》将五运六气、三阴三阳学说、六经辨证，以及脉证并治在全息医疗系统中的科学原理和依据进行了阐释。本书分两个部分，共十章，穿越时空，从现代科学和西医学的不同角度对《伤寒论》进行了新的探索。他还通过宇宙全息统一论这座桥梁和纽带，把古老的《伤寒论》与西医学的分子细胞生物学紧紧联系在一起，使三者相互渗透和融合，并提出了新理论医学的可能性。

这是一次全新的、大胆的尝试，对《伤寒论》研究将有所裨益或可资借鉴。

故此，在《〈伤寒论〉新探》一书付梓出版之际，我热忱地向从事中医药行业的同事、同仁，以及热爱中医药事业的朋友们推荐该书，共同为中医药事业的发扬光大、增光添彩而努力。

山西省长治市中医研究所附属医院原院长

中医主任医师

王学信

2025 年 3 月

于山西省长治市

自序

忆往昔，心中感慨万千。

愚行医五十余载，三年悬壶故里，曾在公社卫生院工作十年。适逢改革开放，1978 年，党和政府为了振兴中医药事业，决定在民间招考 1 万名中医师。我经考核而被录用，此举终圆我中医之梦，使我步入中医之正途。

历经春夏秋冬，我扎根于中医典籍的沃土之中。学医者研《周易》，必崇《黄帝内经》之医理，遵仲景之医术，循历代名医之长。我"静对古书寻乐趣，闲观云物会天机"。忽然灵感隐现，仿佛穿越时空，我以现代科学之理，探索古代医学之奥秘，深感《伤寒论》博大精深、超前思维之妙机，真乃中华古代医学之皇冠矣。

在信息化的今天，高科技迅猛发展的新时代，古老传统文化的皇冠——《伤寒论》与现代科学宇宙全息统一论和西医学分子细胞生物学不期而遇，相互碰撞，这并非偶然，而是时代发展的必然结果。

愚首次将这三者看似风马牛不相及的事物联系在一起相提并论，或许有人会说这是异想天开，是完全不可能的事。其实不然，三者之间虽然跨越了不同的时代，但却有着千丝万缕的联系。宇宙全息统一论是通往古今医学的桥梁，将古老的《伤寒论》与分子细胞生物学紧密地联系在一起，三者相互渗透、融合，如此便不难理解了。

从分子水平分析中医学理论，探讨《伤寒论》内涵的四象医学超前思维之科学观，以及它的整体代谢调整理论和现代核酸RNA、DNA，环核苷酸 cAMP、cGMP 整体代谢调整论的一致性，使古老的《伤寒论》焕发出更强的生命力。这不仅能为构建新的医学理论奠定基础，而且还能开阔视野，为探讨和研究中医学理论提供有益的参考。

愚欲将不可能之事变为可能，三者能否撞击出奇异火花，拭目以待。愚仅以此提出引起人们关注，这无疑是一项十分艰巨的工作，需要各方面专家、学者的大力参与和支持，群策群力，在政府的协助下，才能更好地完成这项工作。这也许是自己的夙愿和目的。

本书首次提出《伤寒论》隐藏的两个全息思想，对《伤寒论》以日五运六气三阴三阳学说设计方案进行了粗浅探讨，并将全息思想贯穿全书，与《中医节律探秘》一书形成姊妹篇。两书相互补充，相得益彰。

竭诚欢迎杏林同道和有识之士对拙作提出建议和批评。

李世明

2025 年 3 月

于山西省晋城市望冉书斋

　　从古代到现代、从西方到东方，似乎都在探讨生物与人体生命的本源。然而西方则认为：生命得以维持的关键之处是它能够吸收能量，用能量创建复杂性和秩序，这在表达上与热力学第二定律相矛盾，因为这个定律声称宇宙中的无秩序程度——熵总是增加的。然而，生物代表的局部熵减少总能被其他某个地方更大的熵增加所抵消。对地球上的生物来说，我们这个减少了熵的"泡"，是用太阳内部产生我们所需能量变化所造成的大量熵增加来予以补偿的。近年来，一些科学家从各自不同的角度看待生命，提出了关于总体宇宙的新观念。1970 年，詹姆斯·拉夫洛克（James Lovelock）提出将整个地球看成一个生命体"盖亚"的假说。这一假说虽然有争议，但它是一种新的思维方式，对于地球维持我们这类生物适宜生存条件的各种反馈机制的作用有了新的理解。纽约锡拉丘兹大学的李·斯莫林将这种类比外推，提出整个星系也可以看成生命系统："旋涡星系的物理过程中看来存在某种生态体系，通过这一个体系，导致恒星形成的结构——旋臂和与之相连的气体尘埃云——能在比系统动力学时间尺度更长的量级上持续维持某状态……它们必定包含我们在各种非平衡状态，以及生物系统中看到的那种自我组织的物质及能量的循环过程。"斯莫林将这个类比进一步外推，提出整个宇宙也许可以视为有生命的，而且已经按照严格的达尔文进化论意义进化了数代母宇宙。安德烈·林德也设想过达尔文式的宇宙演化情景……正如盖亚假说促使地球科学家从不同角度考察我们居住的行星一样，这个"生物学范例"至少鼓励了天文学家以新的洞察力来思考宇宙和它的内容物。天文学家开始使用生物学中的诸如进化和种群动力学等概念了，尽管他们小心谨慎地强调这些都"只是隐喻"而已。进化种群思想，已经改变了我们对星系形成和演化的认识。

从上面的引证可以看出，当西方理性科学走入绝境的时候，其微观思维模式只有向中华传统文化中的天人合一宏观整体思维模式靠拢，在这种中西文化撞击与融合之中，才会产生伟大的科学壮举。

古老的《伤寒论》历经千年而不衰，正是由于它牢固地扎根于中国《周易》优秀传统科学文化的沃土之中，构成一个动态的、内涵四象医学的三阴三阳六个靶向时空时阈坐标的天人合一的整体医学理论，包含着宇宙整体的全部信息。天、地、人、生物相互影响，彼此相联，互为一个统一体，由于相互之间存在着物质、能量和信息的交换与流通。它从多维立体时空的整体角度，对宇宙万物进行全方位综合分析与论证，探讨人体生命的生理病理变化过程，体现了天人相应、天人合一、对应平衡、中和一致的超前思维方式。这种超前思维方式是科学的，也是符合客观实际的，更是全世界独一无二的科学壮举。

本书内容分为上篇和下篇两部分，共十章。为了增添阅读趣味，笔者在上篇和下篇的开篇之处，以拟人化的形式拉开序幕，让古代《伤寒论》的"老爷爷"与现代科学宇宙全息统一论、西医学分子细胞生物学相遇，共同演绎古今医学与现代科学的对话。

上篇第一章至第五章的内容安排如下：第一章为历代医家对《伤寒论》的研究概况，重新审视了《伤寒论》的现实意义。第二章从《伤寒论》背后隐藏的两个层面，阐述了日五运六气三阴三阳学说的全息思想。第三章从《伤寒论》的篇目及六个时空坐标所隐含的古代哲学全息思想，论述了《伤寒论》三阴三阳学说全息思想的科学内涵。第四章从天人感应的全新整体思维模式和六个靶向时空坐标的信息演示功能，阐述了张仲景的全息整体思维辨证方法与应用价值。第五章以"脉证并治"作为全息统一诊疗系统中的核心内容，及其在全息诊疗中的决策作用与意义，论述了其在全息诊疗系统中的作用和科学原理。

下篇第六章至第十章的内容安排如下：第六章探索《伤寒论》与分子细胞生物学的异同点。第七章从人体生命的本源及中国古代对生命科学的认识，阐述了宇宙生物全息律对古今医学的重要性。第八章从宇宙全息重演律的基本原理、方式和根源，论述了重演律是《伤寒论》历久弥新的理论根基。第九章从人（生物）与宇宙同源、经络、感应、对称四说中，论证了宇宙全息结构模式，印证了《伤寒论》三阴三阳布局的正确性和科学性，并揭示了宇宙全息论丰富的哲学思想。宇宙全息统一论还揭示了《伤寒论》的易象数之谜，使古老的《伤寒论》焕发出新的更强的生命力，故而认为宇宙全息统一论是通往古今医学的桥梁。第十章以核酸 RNA、DNA 为切入点，探索了《伤寒论》和分子细胞生物学构建新理论医学的可能性，从分子生物学角度探讨了《伤寒论》内涵四象医学的真谛，还从分子水平讨论了《伤寒论》对人体代谢调节的整体调整论，进一步以宇宙全息整体律认识到《伤寒论》和分子水平调整论的统一性。因此，我们说宇宙全息统一论是古今医学构建新理论医学的纽带。

本书通过两篇十章，穿越时空，从现代科学和西医学的不同角度，对《伤寒论》进行了新的探索。这是一次新的尝试，书中难免存在错误，殷切希望同道和有识之士海涵并赐教。

本书初稿完成后，得到了山西省长治市中医研究所附属医院原院长王学信同志，张彪和李学文同志，以及山西省晋城市第二人民医院原院长董德重同志的审阅和指导。他们提出了宝贵意见，对此我深表感谢。尤其是王学信同志在百忙之中慷慨赐墨，欣然为本书作序，为本书增色不少，在此表示深深的敬意和感谢。

对于参与本书编纂的老师们的辛勤付出，以及子女们的大力支持和爱妻原香翠在生活上的悉心照料，在此一并表示衷心的感谢。

李世明

2025 年 3 月

于山西省晋城市望冉书斋

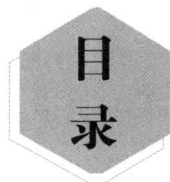

目 录

CONTENT

上 篇

《伤寒论》古韵遗风与现代
宇宙全息统一论的奇妙邂逅

下 篇
《伤寒论》与分子细胞生物学的跨时空对话

上篇

《伤寒论》古韵遗风与现代宇宙全息统一论的奇妙邂逅

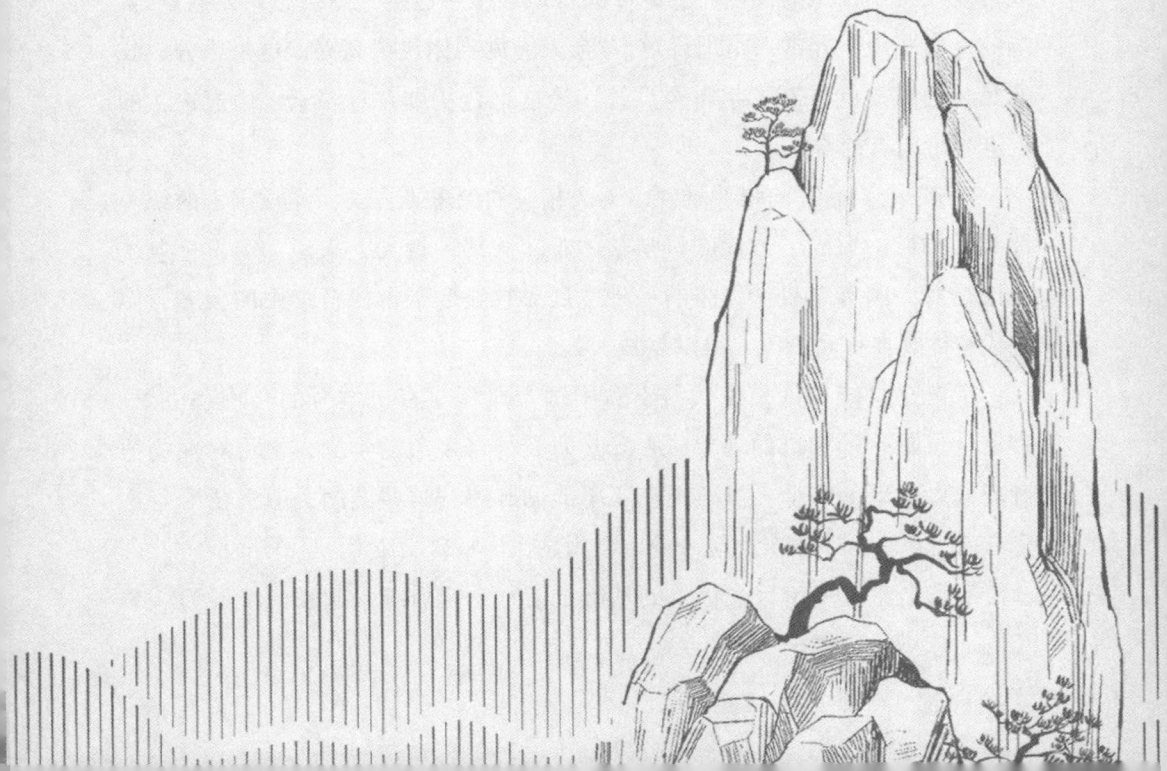

　　古老的《伤寒论》与现代科学宇宙全息统一论的巧遇，不仅是我们当今中医人的历史使命，而且具有重要的现实意义和深远的历史意义。

　　在信息化时代的今天，穿越时空的界限，古老的医学巨著《伤寒论》与现代科学宇宙全息统一论恰好相遇。宇宙全息统一论恭敬地向《伤寒论》这位老爷爷鞠了一躬，说道："老爷爷，你不认识我了吗？咱们可是老亲戚呢！小时候，我经常在你们（中华传统文化）那里汲取古代伟大的哲学思想和创造性的自然科学技术，比如阴阳、五行、三阴三阳学说等。是你们养育了我们，我们从你们那里汲取了丰富的营养和精华，才得以茁壮成长，成为现代科学领域的佼佼者。我今天特地来感恩道谢，感谢您老人家。"古老的《伤寒论》异常兴奋地说道："今天能见到你我很高兴，这是缘分，我们是相通默契的。有了宇宙全息统一论这把金钥匙，对探索《伤寒论》的古老智慧大有神益。"

　　《伤寒论》的医圣张仲景曾以天人相应的象思维方式，注重宇宙的统一性和同构性，形成了古代的科学整体观。从某种意义上来说，宇宙全息统一论是对中国传统哲学思想的一种发展，它汲取了古代哲学中的营养，使古代整体观在更高阶段上得以复归。

　　宇宙全息统一论是现代科学和中国古典哲学有机结合的产物和成果。宇宙全息是一种神奇的现象，它既是研究神奇现象的学问，也将对一些神奇现象做出新的解释。虽然现在还不能彻底揭开这些谜团，但只要沿着这个方向走下去，宇宙全息统一论定会为之作出特殊贡献。

　　宇宙全息统一论旨在信息的基础上把整个宇宙统一起来，统一为一个整体。从科学方面来看，也就是要把一切学科统一起来，使之形成科学的有机整体。

医圣张仲景高瞻远瞩，将人看作一个整体，还将人与宇宙自然看作一个整体，这确实显示了中国古代医学理论的独特特色。宇宙全息统一论是研究宇宙各个部分之间、部分与总体之间的全息统一现象、全息统一规律及其本质和机制的宇宙大统一理论。它不仅要一般地揭示一切领域中部分与部分、部分与整体的全息关系，而且还具体揭示各系统与其子系统、子系统与子系统之间的全息机制，以便由此建立起全息控制论。宇宙全息统一论还具有方法论的意义，它强调科学的整体性。这充分说明宇宙全息统一论与我国古代《伤寒论》中的三阴三阳学说时空时阈构模理论不谋而合。譬如，张仲景把人体生命活动的内部规律比作内三阴三阳（内六淫），将其作为一个整体，这个整体又与宇宙自然界的外三阴三阳（外六淫）对应为一个宇宙统一的大整体；这个大整体又包含了六个靶向时空时阈坐标系统部分与整体的全息关系。太阳病、阳明病、少阳病、太阴病、少阴病、厥阴病看似一个个独立的部分，但这些部分之间又有其中的子系统——中风病、伤寒病等，还有并病、合病等，存在着全息的机制，也说明了部分与整体的内在有机联系。《伤寒论》中古朴光辉的真知灼见与现代科学宇宙全息统一论的高度一致性，使我们惊叹不已。因此，探索《伤寒论》的奥秘，宇宙全息统一论无疑是一种有益的尝试。所以，笔者认为宇宙全息统一论是探索《伤寒论》的一把金钥匙。

第一章
穿越时空，重新思考《伤寒论》的现实意义

　　《伤寒论》是我国东汉著名医家张仲景所著，约于 210 年前后成书，共 16 卷。问世之后，由于战火连年、社会动荡等诸多因素，原书散乱缺失。后经医家整理编辑，分为《伤寒论》和《金匮要略》两个部分，距今已有 1800 多年的悠久历史。它奠定了我国临床医学的基础，为中医学的发展起到了承前启后的作用，也为中华民族传统灿烂文化作出了杰出而伟大的贡献。

　　今天，我们以全息思维辨证方法的角度，提出穿越时空、展望未来，重新认识和深沉思考《伤寒论》，就不能不感叹其言辞之深奥、思想之深邃。《伤寒论》中，张仲景不仅以太阳、阳明、少阳、太阴、少阴、厥阴为标杆，而且以三阴三阳学说时空布局为模式，其义广泛，其理深奥，充分反映了医圣张仲景站立在宇宙全息律的最高层次，诠释人体生命活动节律和生理病理节律之间存在着宇宙全息律的对应关系，也彰显了仲景的至高思想境界，这的确是《伤寒论》的高妙之所在。因此，我们有必要对其进行深入思考和探讨，这对今后研究《伤寒论》有着重要的现实意义。

第一节　历代医家对《伤寒论》研究概况的深思

　　《伤寒论》博大精深，宏旨远奥，它是东方古老传统文化文明的结晶。

在中华民族几千年的医学发展史中，《伤寒论》备受历代圣贤医家的重视。他们在传承、弘扬和研究优秀中医文化和学术的过程中，积极地发挥着自己的聪明才智，各抒己见，因此便形成了各自独具不同的学术见解，为推动《伤寒论》学术思想的发展产生了比较深远的影响。

在两汉隋唐之际，研究伤寒的学者颇不乏人，但唯有东汉张仲景的《伤寒论》对伤寒病的辨证论治和理法方药自成体系，最为突出。据李濂《医史·张仲景补传》记载："华佗读而善之曰，此真活人书也。"唐代孙思邈在《备急千金要方》中说："江南诸师秘仲景要方不传。"可见仲景《伤寒论》一直为当时和后来的医家所珍视，并且在中国医学发展历史的长河中，逐渐兴起了研究《伤寒论》学术思想的流派，被称为"伤寒学派"。于是，伤寒学派便经历了千百年而不衰，甚至可以说，伤寒学派已经成为发展中医药事业的中坚力量，为中医药的发展作出了不可磨灭的贡献。

一、唐宋时期治《伤寒论》诸家

唐宋时期研究《伤寒论》的医家很多，王叔和、孙思邈、成无己、朱肱、庞安时、许叔微、郭雍等名家辈出，并多有著述，以探求《伤寒论》之真机。

（一）王叔和

王叔和，名熙，晋代高平人，约生于201年。王叔和在我国医学史上作出了两个重要贡献。

1. 王叔和对脉学一直非常有兴趣，认为脉学在中医诊断学中占有重要的地位。因此，他花了大量的时间进行研究和总结，终于写成了我国第一部完整而系统地论述脉学的专著——《脉经》。《脉经》不仅推动了中医药学的发展，而且对世界医学产生了广泛影响。早在隋唐时期就流传到朝鲜、日本等国，后来又传到阿拉伯国家。到17世纪，《脉经》已被译成多种文字，在欧洲广泛流传。

2.王叔和最大的医学贡献，就是用毕生精力整理和编纂了张仲景的《伤寒论》。从他在《伤寒论》中所说："今搜采仲景旧论，录其证候诊脉声色，对病真方有神验者，拟防世急也。"可以看出，他研究《伤寒论》是从脉、证、方、治几个方面来着手的，也就是按照仲景辨证论治的精神来进行的。他对《伤寒论》的残本进行了认真细致的整理工作，将错误之处更正过来，对不连贯或缺漏的地方则根据著作前后文的意思进行了改正和补充。正是经过王叔和的搜集、整理和编纂，《伤寒论》这部名著才得以保存下来并流传至今。因此，宋代的林亿等人在校勘《伤寒论》的序文中说："自仲景于今八百余年，唯王叔和能学之。"

（二）孙思邈

孙思邈，唐代京兆华原（今陕西铜川市耀州区）人，生于隋文帝开皇元年（581），享年101岁（一说141岁）。他在《千金翼方·伤寒上》中说，其对《伤寒论》的研究方法是："方证同条，比类相附。"也就是将《伤寒论》所有的条文分别按方证比附归类，这样各以类从，条理清楚，易于检索应用。

他对仲景《伤寒论》的评价是很高的，《千金翼方》云："伤寒热病，自古有之，名贤睿哲，多所防御。至于仲景，特有神功。寻思旨趣，莫测其致，所以医人未能钻仰。尝见太医疗伤寒，唯大青、知母等诸冷物投之，极与仲景本意相反。汤药虽行，百无一效。伤其如此，遂披《伤寒大论》，鸠集要妙，以为其方。行之以来，未有不验。"《伤寒论》之所以有价值，就是因为它能通过临证的实践检验。

（三）成无己

成无己，宋代聊摄（今山东阳谷县）人，后地入于金，故又称金人。他是注解《伤寒论》的第一家。成无己注《伤寒论》的特点，在于他根据仲景在《自序》中所说的"撰用《素问》《九卷》《八十一难》"，往往引据《黄帝内经》《难经》来注释《伤寒论》。他还在《伤寒明理论》中提出发热、恶寒等五十证，反复分辨，必期其理明而后已。其辨烦躁，则以烦为阳，躁为阴……凡此辨证说理，到了析疑启奥的时候，亦无不引据《黄帝内经》《难经》为说。故成无己不仅是注解《伤寒论》的首创者，亦是研究仲景学说比较精深的一位代表人物。

（四）朱肱

朱肱，字翼中，自号无求子，宋代吴兴（今浙江湖州）人。徽宗朝授奉议郎医学博士，人称朱奉议。他用综合分析方法治《伤寒论》，颇为后世推重。其特点：首先明确《伤寒论》六经就是指足三阴三阳六条经络。他在《南阳活人书》中说："治伤寒先须识经络，不识经络，触途冥行，不知邪气之所在，往往病在太阳，反攻少阴；证是厥阴，乃和少阳，寒邪未除，真气受毙。"他还提出"治伤寒先须识脉，若不识脉，则表里不分，虚实不辨""治伤寒须辨表里，表里不分，汗下差误"等说法。朱肱这种综合分析的方法，深得徐大椿的赞许，并在《医学源流论·活人书论》中说道："宋人之书，能发明《伤寒论》，使人有所执持而易晓，大有功于仲景者，《活人书》为第一。"

（五）庞安时

庞安时，字安常，北宋蕲水（今湖北浠水县）人。以善治伤寒名闻江淮间，淮南人曾有"安常能与伤寒说话"的传说，其对《伤寒论》的研究，非同一般。

庞安常治《伤寒论》的要点之一：首先他认为伤寒病虽有中风、风温、温病、暑病、湿病等的区分，但最根本的是受到冬令寒毒的伤害。其次，他提出了"勇者气行则已，怯者则着而为病"。勇怯即指人体正气的盛衰，寒毒虽已侵及人体，但决定是否成病，完全在于正气，正气强足以抵挡寒毒，即所谓"气行则已"；正气衰不能抵抗寒毒，便会"着而为病"。这种以内在因素为根据的观点，是符合辩证法的。

（六）许叔微

许叔微，字知可，宋代真州（今江苏省仪征市）白沙人。曾为翰林学士，人亦以许学士称之。他对于《伤寒论》的研究，着重于八纲辨证的发挥。阴阳表里寒热虚实八者之中，他认为尤应以阴阳为纲。阴阳不辨，便无法进一步分析表里寒热虚实。例如，其云："三阳为阳，而阳热之证莫盛于阳明；三阴为阴，而阴寒之证莫盛于少阴。"

许叔微十分推崇《伤寒论》的八纲辨证，更突出了张仲景辨证论治的特点。同时，他对仲景的施治法则也有较深的研究。如用黄芪建中加当归汤治伤寒尺中脉迟，用小柴胡加地黄汤治妇人热入血室，都是通过实践，把《伤寒论》的理论作了进一步的发展。所著《伤寒发微论》选例七十二证，广泛地引用扁鹊、华佗、孙思邈诸人的学说作为印证，以说明《伤寒论》在历史上所起的承先启后作用。此外，他还论述了桂枝汤用赤白芍的不同，桂枝和肉桂的不同，伤寒慎用丸药，伤寒当以真气为主，治伤寒当依次第，治虚治劳补法各异等。他这种探颐索隐的研究方法，不仅有助于阐明仲景辨证论治的精神，而且对后世的临床应用尤具启发。

（七）郭雍

郭雍，字子和，其先洛阳人，后隐居峡州（今湖北宜昌市），游浪于长阳山谷间，号白云先生，大约活了 81 岁。他研究《伤寒论》，每折中于朱肱、庞安时、常器之三家之间，朱肱、庞安时的书均传于世，唯常器之论著不传，仅散见于郭雍书中，甚足珍惜。郭雍于《伤寒论》的研究，多于极平凡处见其精细。例如太阳病的有汗无汗二症，一般均以表虚表实言之，少有究其所以然者。郭雍还对厥病的发挥最为突出，其论点有三：其一，要正确认识厥病及其病理变化。其二，他认为："世之论厥者，皆不达其源，厥者逆也，凡逆皆为厥。"其三，他对《伤寒论》寒热二厥从《素问》中提出理论根据，他说："寒热二厥之论始于何时？曰：始于《素问》。岐伯曰：阳气衰于下，则为寒厥；阴气衰于下，则为热厥。故阳气胜则足下热，阴气胜则从五指至膝上寒也。"郭雍在《伤寒补亡论·厥阴证》独创此说，确有独到见解。

以上为宋以前研究《伤寒论》的七大医家，虽各有独到之处，但尚未衍成学派，自此以后，由于师承各别，百家争鸣的局面便日益兴盛而形成各流派。

二、明清时期治《伤寒论》诸家

自明代医家方有执开始研究《伤寒论》的错简问题，至清代便逐渐形成了不同的流派。在这些流派中，以错简重订、维护旧论、辨证论治等诸家最为显著，且富有代表性，现分述如下。

（一）错简重订的代表医家

1. 方有执

方有执，字中行，明代翁县人。他认为《伤寒论》年代久远，早已迭失仲景之原貌，即便是唐代王叔和所编次的版本，也为后人所更易。因此，要想较彻底地研究《伤寒论》，首要的是"心仲景之心，志仲景之志，以求合于仲景之道"，而使其"协陂重明"。换言之，就是要把已经错乱不堪的《伤寒论》按照仲景的本来意图，加以考订移整，而返还其本来面目，这就是方有执持错简的观点。

2. 喻昌

喻昌，字嘉言，明末清初江西新建（今江西南昌）人。喻昌对方有执所著的《伤寒条辨》大加赞赏，特别是对方有执认为《伤寒论》以六经辨证"有纲有目，经为纲，变为目，六经皆然"的观点，喻昌更是从之，并大倡纲目之说，谓之三纲鼎立。喻昌之学虽渊源于方有执，但有一最大不同之处，即喻昌十分强调"法"的问题，这竟成了他订正《伤寒论》的唯一标准。

方有执、喻昌学说影响下的诸家有如下几位。

自方有执提出《伤寒论》错简，并以三纲订正错简之说于前，喻昌继后提倡此说，于是此风兴起，赞其说者竟随其后。如张璐、吴仪洛、程应旄、章楠、周扬俊、黄元御等，都是以错简言《伤寒论》的代表人物。

（1）张璐，字路玉，晚号石顽老人，江南长洲（今江苏苏州）人。他研究《伤寒论》历时30年，面对医病诸家之多歧而不一的情况，见到方有执的《伤寒条辨》和喻昌的《尚论张仲景伤寒论重编三百九十七法》（以下简称《尚论篇》）后，才"觉向之所谓多歧者，渐归一贯"。其中尤其是以喻昌为主要依据，但他对喻昌的伤寒温热不分，又大持异议。

（2）吴仪洛，字遵程，海盐人。他对喻昌的《尚论篇》推崇备至。他认为独嘉言能振举大纲，次详其节目，将397法分隶于大纲之下，很得分经之妙，所以各得其所，书目为《伤寒分经》。该书除承袭喻说而外，无甚发明，只是在条文中略加细注，就其义而连贯疏明。

（3）程应旄，字郊倩，新安人。他对方有执以《伤寒论》为方法具备的全书，而不局限伤寒病之说，颇为欣赏，并据其说进行研究。他著《伤寒论后条辨直解》十五卷，以《伤寒论》的辨证治法统赅百病，程应旄完全与方有执相同，但是对条文错简的订正，便与方有执不尽相同了。

（4）章楠，字徐谷，清代会稽人。他所著的《伤寒本旨》直言"择善而从，即依方氏而分篇目"。从其受方有执的影响可知，所依者亦不过依其以风伤卫、寒伤营、风寒两伤营卫分篇的精神。对于条文的具体订正，与方有执亦不尽相同。

（5）周扬俊，字禹载，清代吴县（今江苏苏州）人。他研究《伤寒论》，兼采方有执和喻昌之说，故名其所注为《伤寒论三注》。但其采方、喻之说，并不完全同于方有执和喻昌。所以他说："前有《条辨》后有《尚论》，于二先生注中觉有未融处，不敢依样葫芦，则于二注之意之外，稍可以补其不及者，又若干条，合为三注焉。"

（6）黄元御，字坤载，号研农，别号玉楸子，清代昌邑人。他治古医经，无不以错简为说。其所著的《素问悬解》《灵枢悬解》《难经悬解》《伤寒悬解》《金匮悬解》都是受方有执和喻昌影响，重订诸条文。黄元御所言错简，与以上诸家的最大不同之处，即畅发五运六气之义，以究诘伤寒脏腑、经络、营卫、表里、阴阳、寒热、虚实诸病变。在这些方面，他持论颇高，实为诸家所未及。

（二）维护旧论的代表医家

维护旧论的代表医家与错简一派相反，他们尊奉王叔和，赞赏成无己，这就是所谓"维护旧论"的一派。尊王赞成的中心思想认为，王叔和不仅没有乱于仲景之学说，而且把仲景学说较完整地流传下来了，实为仲景的大功臣。成无己不仅没有曲解仲景之说，而且引经析义，实为诸注家所不胜。因此，他们认为所流传的旧本《伤寒论》不能随便取去、任意改订，这样才能保持它较完整的思想体系。持此论者，首推张遂辰、张志聪、张锡驹、陈念祖诸家。

1. 张遂辰

张遂辰，字卿子，明末浙江钱塘人。他以善治伤寒病而闻名于乡里。他认为《伤寒论》经过王叔和编次以后，只是卷数有所出入，而大论的内容，仍以长沙之旧，不必改弦易辙。因此，张遂辰所注的《伤寒论》，自辨脉、平脉、伤寒例以至"六经"、霍乱、阴阳易、汗吐下可不可等诸篇次第，都仍其旧貌，即使对于成无己的注解，也毫无变动。他只是在成注之后有选择地增列了朱肱、叔微、潜善、洁古、安常、东恒、丹溪、安道、三阳、宁泰诸家之说。所以，张遂辰实为尊叔和、赞成无己最典型的医家。由于他临床经验丰富，因此对论中条文的体会特别深刻而灵活。

2. 张志聪

张志聪，字隐庵，钱塘人。他师事张遂辰，因此遂辰维护旧论的思想对他影响深远，不仅大大影响了他对《伤寒论》的看法，而且他还强调六经编次的条理贯通，这一点远胜于其师。晚年他著《伤寒论·集注》，不仅认为《伤寒论》397 条没有错简，而且前后条贯，毫无隙漏。他认为经过汇节分章之后，《伤寒论》更是"理明义尽，至当不移"。这比张遂辰的"维护旧论"提出了更有力的证据。这些都和他老师遂辰的见解颇为一致，但也确有其独到的见地。

3. 张锡驹

张锡驹，字令韶，清代钱塘人。他与张志聪同时师事张遂辰，曾有钱塘二张之称。由于师门的影响，他仍然认为《伤寒论》是"章节井井，前后照应，血脉贯通，无有遗漏，是医中诸书之《语》《孟》也"（《伤寒论直解·序》）。因此，他著《伤寒论直解》，更突出《伤寒论》的地位，认为它是治百病的全书，不仅仅为论治伤寒。

4. 陈念祖

陈念祖，字修园，清代长乐县（今福建省福州市长乐区）人。他是继钱塘二张之后，反对错简、维护旧论影响最大的一家。他说《伤寒论》每一节都自成一法，这一点颇有见地。因此，念祖在每一节之后，都扼要地标明其法之所在。在维护旧论的基础上，这一点他和钱塘二张是完全不同的。不过二张从三阴三阳六经六气说伤寒，陈念祖对此还是最为首肯的。

（三）坚持辨证论治的医家

持辨证论治的医家，视《伤寒论》为辨证论治的根本依据。他们不论孰为张仲景的旧论，孰为王叔和所纂集，只要有利于辨证论治的运用，其真其伪就不是主要的问题了。主张这一派的学者，我们称为"辨证论治"学派。这一派大体说来又有三种不同的主张：有以方类证的，柯琴、徐大椿为其代表；有按法类证的，钱潢、尤怡是其代表；有分经审证的，陈念祖、包兴言是其代表。分述如下。

1. 以方类证

（1）柯琴

柯琴，字韵伯，清代浙江慈溪人。他认为《伤寒论》一书，自经王叔和编次后，仲景原篇已不可复见。虽章次有些混淆，但离仲景原面目还不甚远。唯经方中行、喻嘉言各为更定后，便显出距仲景原旨更加遥远。因此，他对"三百九十七法""伤营伤卫"和"三纲鼎立"诸说均持反对意见。所以，他认定《伤寒论》中广泛存在着太阳证、桂枝证、柴胡证等，它必然是以辨证为主的。要想把《伤寒论》的理论运用于临床，最实际的就是要弄清楚仲景辨证的思想方法。他这样证以方名，方随证附，对临床来说，是具有较大的现实意义的。

（2）徐大椿

徐大椿，原名大业，字灵胎，晚号洄溪老人，江苏吴江县（今苏州市吴江区）人。他对前人用考订、错简、尊经诸种方法研究《伤寒论》的做法都不赞同，而着眼于对仲景处方用药的探讨。于是徐大椿把全论 113 方分作桂枝汤类方、麻黄汤类方、柴胡汤类方等 12 类。除杂方类外，以上 11 类方都是各类的主方。主方之下，列论述中有关汤方证治诸条文。其实这些分析与仲景之意吻合与否不是主要的，关键是要通过"见证施治"，经受临床检验，使其所分析的理论能获得验证与提高。不过还需指出，徐大椿与柯琴都是以方类证的，他们的不同点在于：柯琴证从经分，以方名证；大椿则据方分证，方不分经。这两种方法对于临床应用来说都较有实际意义。

2. 按法类证

（1）钱潢

钱潢，一名虚白，字天来，清代虞山（今江苏常熟）人。他认为《伤寒论》中唯六经诸篇的证治为仲景所作。其中辨证候、立法治均极为详尽，很值得加以分析和研究。他说："但就三阳三阴六经之证治，正变之不同，剖明其立法之因，阐发其制方之义而已。"探索六经病证的立法施治是钱潢研究《伤寒论》的主导思想，因而他十分重视六经证治。他以证治为基础分析《伤寒论》，尤以治法为标准分析证候，这对辨证论治是有较大意义的。

（2）尤怡

尤怡，字在京，亦作在泾，别号饲鹤山人，清代长洲人。他研究《伤寒论》时突出治法，尤甚于钱潢。尤怡与钱潢均强调仲景的立法，但钱潢未脱方有执和喻昌之窠臼，论亦细而无准；尤怡则超脱于方有执和喻昌之外，不以风伤卫、寒伤营为眼目。他提纲挈领，将千头万绪总归一贯，是其要旨。

3. 分经审证

（1）陈念祖

陈念祖固然是维护旧论的健将，而他对于伤寒理论的运用，采用分经审证之法，亦最具现实意义。他分经审证，若非深谙六经六气之肯綮，不能道其只字。念祖说："修园老矣，敢谓于此道三折肱。"此乃经验之谈。因此说陈念祖维护旧论，并非食古不化者。

（2）包诚

包诚，字兴言，清代泾县人。从山左张宛邻学医，因得读黄元御《伤寒悬解》，见其六经分证，剖析贯串，进而著成《伤寒辨证表》一卷。钩元提要，证候毕呈，只从经、腑、脏的传变进行分辨，不复蹈黄元御三纲鼎立之窠臼。若非辨证之功夫至纯熟之境地，不可能有这由博返约之成就。

（3）郑寿全

郑寿全，字钦安，清末四川临邛（今邛崃市）人，著名伤寒学家。他精研《伤寒论》，著《伤寒恒论》十卷，释方辨脉，颇切实际。又撰《医法圆通》四卷、《医理真传》，论乾坤坎离，独树一帜，形成火神派。其弟子甚众，门人卢铸之，颇得其传。

（4）彭承祖

彭承祖，字子益，云南大理鹤庆人，清末至中华民国年间著名白族中医学家。其学术思想远循黄帝、岐伯、秦越人、仲景四圣之道，近悟清代名医黄元御之法。其遗作《圆运动的古中医学》经现代医家李可老先生整理后印刷出版，在民间掀起了一股学习中医的热潮。

（5）曹颖甫

曹颖甫，名家达，号鹏南，别号拙巢老人，江苏江阴人，中华民国著名伤寒学派研究者。他对《伤寒论》研究造诣颇深，著有《伤寒论发微》《金匮要略发微》《经方实验录》《曹颖甫医案》，其理论透彻周详而又切于实用。

为了深入探索仲景学说的奥秘，研究《伤寒论》，首当辨明《伤寒论》六经的本义。历代医家，包括近现代医家沈济苍、邓绍先、姜春华、徐荣斋、时振生、何廉臣、程门雪、刘树农、岳美中、刘绍武、张志民、孟庆云、刘渡舟、胡希恕等，分别以经络学、六经分证说、阶段说、三焦说、症候群说、正邪消长说、八纲说、时空说、六病分证说、用控制论模糊识别概念分析六经之说等不同观点和见解进行探讨。同时也引起了笔者对《伤寒论》探索和研究的深思。

总之，历代古今医家从各个不同角度去探讨和研究《伤寒论》，为中医药学的发展作出了巨大贡献。我们作为现代中医人，更应该发扬老一辈著名中医学家的优良传统和治学严谨的精神，进一步更好地传承和弘扬中医药事业，奉献自己的力量。这是历史的重任，也是我们应该做的。

第二节　《伤寒论》的最高层次和至高思想境界

张仲景所著《伤寒论》，历经 1800 多年而疗效不衰，众多古今中外的贤哲对其进行了深入的探索和研究，并给予其无数的赞誉，实可谓"历久弥新"，无有超越者。据说东汉名医华佗见到此书后，深感此书之重要，感叹道："此真活人之书也。"

张仲景的《伤寒论》是经方辨治的法典，是治病救人的千古奇书。那么，它究竟神奇在何处呢？我们首先从它的最高思想层次和至高思想境界谈起。

一、宇宙全息思维思想是《伤寒论》的最高层次

《伤寒论》原序中说："夫天布五行，以运万类。"这即表明先哲用五行功能的属性来划分事物，进而探求宇宙自然万物的本源。人类禀受五行的常规运动，才化育了万紫千红的生命世界。有阴阳气血的交会贯通，以五脏为中心的五大脏腑器官系统、经络信息系统，统归于《伤寒论》所阐述的五运六气、三阴三阳六个靶向时空坐标构架体系中。其间玄妙、隐微、深奥、精细的变化，充分显示了张仲景著《伤寒论》"天人合一""天人相

应"的最高层次象思维的宇宙全息思维思想。

隋代萧吉在《五行大义》中精辟地说道:"夫五行者,盖造化之根源,人伦之资始,万品禀其变易,百灵因其感通。本于阴阳,散乎精象,周竟天地,布极幽明。"先哲之圣言认为,天道运行、月亮盈亏、人伦纲常、自然万物、四时流转、阴阳变化等,莫不以五行规律为法度。阴阳五行作为全息思想的全息元,构成了万物的本质。

《史记·天官书》中说:"仰则观象于天,俯则法类于地。天则有日月,地则有阴阳。天有五星,地有五行。"五星者,金、木、水、火、土五星也,以及天之六气——风、寒、暑、湿、燥、火(外六淫)与人体内六淫相互对应和感应。张仲景认识到了宇宙与人体对应和感应的关系,因为五星出没各有节候,每星各行 72 天,五行合周天 360 度。所以,张仲景在《伤寒论》中提出了"四时八节二十四气七十二候决病法",这也体现了张仲景宇宙全息诊疗思想的最高层次。

《伤寒论》仅以太阳、阳明、少阳、太阴、少阴、厥阴为标杆,构建起一个以出生日为主体的三阴三阳学说的六个靶向时空时阀构膜框架,成为阐述人体生理病理的基本法则。张仲景通过天、地、日、月、五星运动的天象、气候观察,将阴阳学说、五行学说、八卦、六十四卦巧妙地融合起来,并结合周易太极、太玄原理,建立起了一个庞大而精密的学术体系,促进了人体生理病理学的形成,对我国古代医学的发展起到了积极推动作用,也对现代中医学的发展起到了承前启后的作用。

古人认为,河图左旋(顺时针方向)表示五行相生,洛书右旋(逆时针方向)体现五行相克之理。阴阳五行是宇宙万事万物的全息元,河图洛书内含阴阳五行生克机制,变化莫测,不可一概而论。只有把它看作三维立体的六个靶向时空坐标系统,才能入其奥窍。八卦正是一个内含"六虚"的模拟天球,人事万物皆在其中。张仲景以河图洛书九宫为图式建构人体生理病理学,正是基于这种全息观念,从中把握时空节律点上的周期节律性改变,为人体生理病理提供了一种宏观整体的宇宙全息思维模式和方法。

《伤寒论》第 7 条云:"病有发热恶寒者,发于阳也;无热恶寒者,发于阴也。发于阳，七日愈；发于阴，六日愈。以阳数七、阴数六故也。"这反映了人体生理病理变化随宇宙阴阳五行同步升降的规律。如此阴阳升降，反映了事物运动升降往复的周期变化规律的一致性。同时也反映了阳主动、阴主静，阳化气、阴成形的含义，体现了人体生理病理阴阳分居、生成分离的特点。

事实上，这充分证明了张仲景著《伤寒论》立足于宇宙全息律的最高层次，亦是用来诠释人体生理病理机制的高瞻远瞩的最高层次。

二、《伤寒论》的两个至高思想境界

由于张仲景所著《伤寒论》在中华传统医学史上的丰功伟绩和巨大影响力，他成为后世所有中医人的共同导师，实可谓："世之言学者，以先生为圭臬云。"（《履园丛话·耆旧·西庄光禄》）因此，他被历代医家誉为"医圣"，也是中华医学史上配得上"医圣"称号的医学巨匠。

正如清代医家陈修园在《伤寒论浅注》中所说："医门之仲景，即儒门之孔子也。"张仲景这位"医圣"，能与儒家学说创始人孔子相提并论。

"圣"，《说文解字》解释为："圣，通也。"《尚书·洪范》敬用五事中说："五曰思……思曰睿……睿作圣。"孔颖达传曰："于事无不通谓之圣。"这就是说，圣人通过学习和思考，深明道义，精通事理，乃通达万物之人。圣可以说是人的品行才智的至高境界。也就是说，张仲景的人品才智达到了至高的思想境界。

"见病知源"表述了张仲景《伤寒论》在学术领域的至高思想境界。为何这样说呢？《伤寒论·原序》云："乃勤求古训，博采众方，撰用《素问》《九卷》《八十一难》《阴阳大论》《胎胪药录》，并《平脉辨证》，为《伤寒杂病论》，合十六卷。虽未能尽愈诸病，庶可见病知源。若能寻余所集，思过半矣。"这明确告诉我们，这部书的内容纵使不能治愈所有疾病，但或许可以通过它所阐述的有关原理，使人们能够掌握一切疾病的根源。如果能认真地探究一下这部书的内容，对有关疾病的认识，就可能会想通一二。

因此，"见病知源"是张仲景《伤寒论》的至高思想境界。

第三节 《伤寒论》学术体系的结构和内涵

古代医家对《伤寒论》所进行的各种分类研究，充分展现了其学术体系的结构框架。一个学科的学术体系构架，应当涵盖所研究对象的相关基础理论和方法学基础。《伤寒论》作为以人体生命科学生理病理学为主体的知识体系，也同样遵循这一原则。《伤寒论》将其学术体系的结构分为三个理论框架：以日五运六气三阴三阳学说为基础，以宇宙全息思想构建人体生理病理学理论，以及辨病论证施治的全息诊疗方法。

一、以日五运六气三阴三阳学说为基础的理论框架

张仲景在《伤寒论》中，继承了《黄帝内经》五运六气三阴三阳学说的研究成果，并在此基础上进行了发展和创新。他以一日之内太阳出没为依据，提出了"日周期""六经病欲解时""一日一气象""一日十二时辰""一日十二息消卦"等理论，创造性地构建了以人体出生日为主的日五运六气三阴三阳学说构架，用以诠释人体生理病理学机制，从而形成了独树一帜的日五运六气三阴三阳学说理论框架。

二、以宇宙全息思想构建人体生理病理学理论框架

张仲景在《伤寒论》中，立足于宇宙全息思想的制高点，构建了人体生理病理学理论框架。他虽仅言以太阳、阳明、少阳、太阴、少阴、厥阴为标杆，但其中却蕴含着天人合一的全息原理，揭示了宇宙生化运动与人体生命运动的全息对应关系和全息周期规律的一致性。张仲景确立的六个

靶向时空坐标，映射了整个宇宙中万事万物的坐标位置、性状和相互关系，以及与人体生命内部规律的对应和感应的同一性。这为我们从整体上把握疾病的变化规律制定了推勘的律则（治则）。

三、以辨病论证施治的全息诊疗方法于一体的理论框架

《伤寒论》是一部理、法、方、药俱全的以全息诊疗方法为一体的生理病理学巨著。书中包含了 398 法，113 首方剂，它是经方辨证施治的法典，也是中医临床的根本。中药在临床中的使用、配伍和方剂的组合，可以说是《伤寒论》最为精华的组成部分。经方配伍组方的出神入化及疗效的神奇，达到了至高的水准和境界。

第四节　《伤寒论》的学术地位和价值

《伤寒杂病论》可分为《伤寒论》和《金匮要略》两部分，是我国现存最早，也是迄今为止影响巨大的中医生理病理学经典巨著，为中医临床医学的发展作出了伟大贡献。它运用传统的哲学思想、宇宙全息思维辨证方法，以及当时已经掌握的天人合一的日五运六气三阴三阳学说等知识，来探索生命奥妙，揭示人体生命生理病理的本质。从而奠定了中医临床医学的基石，使中医临床医学成为一门独具特殊科学内涵和全息思维方法的分支科学，而独立于世界医学之林。

一、《伤寒论》的学术地位

中医药学四部经典著作《黄帝内经》《伤寒论》《金匮要略》《神农本草经》，其中，张仲景的《伤寒论》《金匮要略》就占据了两部，这足以说明

《伤寒论》和《金匮要略》在中医药学领域中的地位和作用。

　　《伤寒论》是在《周易》太极、太玄原理和《黄帝内经》学术思想指导和影响下，并结合天人合一的临床实践编纂而成的。《伤寒论》是一部以宇宙生命科学为主体的生理病理学巨著，汇集了汉以前中国古代文化、科学知识研究成就与方法，以此来揭示探索人体生命生理病理学的规律。它既有古代汉语文化的共同特征，又有其医学内容的特异性。其防治疾病，疗效如神，独树一帜，这反映了其在医学领域中的独特地位。

二、《伤寒论》的学术价值

　　《伤寒论》是我国古代传统文化的智慧结晶。其三阴三阳学说全息思想的布局，以及六个靶向时空坐标系统，是在日月运行、九星悬朗、寒暑往来、节气推移的天文历法背景中产生的，而且还是在阴阳、五行、八卦与河图、洛书的宇宙全息思想基础上构建而成的，是张仲景宏观把握人体生理病理，运用太极、太玄原理的高度体现。

　　对于《伤寒论》的学术价值和科学价值，应以辩证法的观点去分析和研究，才能揭开长期以来覆盖着的"体系精微，深奥玄妙"的神秘面纱。

　　1.《伤寒论》之所以值得研究，首先是由于它的哲学思想内涵和文化价值。

　　《伤寒论》的三阴三阳学说时空结构模式，是先哲关于宇宙全息状态和人体生命运动变化的一种哲学表述，体现了张仲景整体准确把握宇宙自然世界的思维特征。从《伤寒论》的三个理论框架：①以日五运六气三阴三阳学说为基础的理论框架。②以宇宙全息思想构建人体生理病理学框架。③以辨病论证施治全息诊疗方法为一体的理论框架，构成了一幅以宇宙全息唯象的生理病理学图景。因为它的模式构架是多维的、立体的、运动的，是时间、空间、数理的深刻渗透和融合。所以，它是非常科学的，也是值得后世医家进行深入探讨和研究的。

　　2.《伤寒论》的学术思想和理论体系之所以重要，是因为它的全息辨证思维方法揭示了辨病论证施治的全息规律。后世医学尽管有许多流派，有很大发展，但是并没有离开仲景奠定的理论体系。正如清代方有执在《伤寒论条辨·跋》中所说："昔人论医，谓前乎仲景，有法无方；后乎仲景，有方无法；方法具备，唯仲景此书。然则此书者，尽斯道体用之全，得圣人之经而时出者也。后有作者，终莫能比德焉！是故继往开来，莫善于此。"《伤寒论》距今有 1800 多年的历史，很难被超越，并且经得起长期的临床实践检验。正是由于《伤寒论》的三阴三阳学说理论在一定程度上揭示了人体医学全息思想的客观规律，所以，后世医家奉为医门之规矩准绳。这是医圣张仲景对医学的伟大贡献。

随着自然科学的发展，《伤寒论》理论的科学性和临床实用价值必将越来越多地得到印证，也必将得到进一步的弘扬与发展。

第二章
《伤寒论》两个隐藏背后隐显的
日五运六气三阴三阳学说的全息思想

每当我们学习研读《伤寒论》时，总会心存疑虑地发问：《伤寒论》中那么多问答式条文的出现，究竟说明了什么呢？《伤寒论》中的 398 条条文和 113 首方剂，又是怎样得出的结果呢？这两个问题始终萦绕于笔者脑海中。因此，我们首次大胆提出《伤寒论》的两个隐藏点：一是隐藏着一个强大的医疗研究团队，二是隐藏着《伤寒论》创立日五运六气三阳三阴学说的研究设计方案。我们所见到的《伤寒论》，正是其研究的结果（成果）。笔者愿与同仁商榷，并进一步探讨。

第一节　《伤寒论》隐藏着一个强大的医疗研究团队

笔者在学习《伤寒论》（以赵开美刻本为底本，全书共 22 篇，以条文形式撰写）的过程中，发现以一问一答文笔形式记录的条文多达约 43 条，其中：

辨脉法第一，问答式条文计 12 条；平脉法第二，问答式条文计 22 条；伤寒例第三；痉湿暍病脉证治第四，问答式条文计 1 条；该四篇原文共 120 条，其中问答式条文约 35 条。

辨太阳病脉证并治上第五，问答式条文如第 30 条云："问曰：证象阳旦，按法治之而增剧，厥逆，咽中干，两胫拘急而谵语。师曰：言夜半手足当温，两脚当伸。后如师言。何以知此？"共计 1 条。

辨阳明病脉证并治第八，包含问答式条文 179 条、181 条、182 条、183 条、184 条，共计 5 条。

辨霍乱病脉证并治第十三，包含问答式条文 382 条、383 条，共计 2 条。

再如《金匮要略·脏腑经络先后病脉证》的 17 条条文中，有 14 条是以问答形式出现的。

以上这些问答式条文在《伤寒论》中的出现，说明了什么呢？笔者经过深思，未能得出答案。经过反复思考，认为有以下几种可能性。

古时候，中医被称为坐堂医，如"济生堂、广远堂、同仁堂"等，在仲景时代，其堂号我们不得而知，但可以肯定的是，张仲景也是一位坐堂的高明医生。又因为张仲景曾担任过长沙太守，他是否开设过中医学堂呢？

从《伤寒论》上述 43 条原文中进行分析，"患者问医生答"的可能性很小，这是为什么呢？因为这 43 条原文提出的问题都是医学知识性较强的中医术语，一般患者是不会去提问的，所以"患者问医生答"的情况是可以否定的。

如辨阳明病脉证并治中：

179 条云："问曰：病有太阳阳明，有正阳阳明，有少阳阳明，何谓也？答曰：太阳阳明者，脾约是也；正阳阳明者，胃家实是也；少阳阳明者，发汗利小便已，胃中燥烦实，大便难是也。"

181 条云："问曰：何缘得阳明病？答曰：太阳病，若发汗，若下，若利小便，此亡津液，胃中干燥，因转属阳明；不更衣，内实，大便难者，此名阳明也。"

182 条云："问曰：阳明病外证云何？答曰：身热，汗自出，不恶寒，反恶热也。"

183 条云："问曰：病有得之一日，不发热而恶寒者，何也？答曰：虽得之一日，恶寒将自罢，即自汗出而恶热也。"

184 条云："问曰：恶寒何故自罢？答曰：阳明居中，主土也，万物所归，无所复传，始虽恶寒，二日自止，此为阳明病也。"

上述 179 条至 184 条的问题，明显不是患者提出的，更像是具有一定专业知识的医生以专业术语提出的问题，如"病有太阳阳明，有正阳阳明，有少阳阳明，这指的是什么呢"？医生随后做出了解答。紧接着又提出，"是什么缘故而得的阳明病呢"？医生又做出了详细的解答。后面又提出"阳明病的外证是咅什么？有的阳明病在患病的第一天，不出现发热，反而出现恶寒，这是什么原因呢"？这一系列的提问，医生都——进行了解答。从提问到解答，都是在探讨太阳阳明、正阳阳明和少阳阳明疾病之间的生理病理变化过程。这种问答式条文只能是医生与医生之间的讨论，或者是医学生向老师提出的问答，又或者是下级医生向上级医生的请教和解答。

我们再来看辩脉法第一，其中包含问答式条文共 12 条；平脉法第二，其中包含问答式条文 22 条；痉湿暍病脉证治第四，其中包含问答式条文共 1 条。其中：

《伤寒论·辨脉法第一》第 19 条，师曰："立夏得洪。"《伤寒论·平脉法第二》第 40 条，师曰："病家人请云，病人若发热，身体疼，病人自卧，师到诊其脉，沉而迟者，知而差也，何以知之？"第 41 条，师曰："病家人来请云，病人发热烦极。"第 42 条云："师持脉，病人欠者，无病也。"这些以"师曰"开头的问答式条文，更像是患者请医生出诊，老师带着他的医学生去诊病，老师讲给医学生后由医学生记录整理的笔记。那么"师曰"所指的是中医学老师，是张仲景吗？有可能，也不一定，或者还有更多的其他人。总而言之，其一，这说明我国古代中医有带徒的传统，这是培养中医人才、传承中医药事业的一种路径，"师曰"是学生、徒弟对老师的尊称；其二，以问答形式探讨中医学理论也是《伤寒论》的一大特色。不难看出，张仲景在研究《伤寒论》的背后，很有可能有一个以张仲景为首的强大的医学研究团队。

为什么这么说呢？

一、团队作用

通过分析和探讨，我们可以证明张仲景确有其人，他的故居在东汉南阳郡涅阳县，大约生于 150 年，卒于 219 年。他少年时曾拜请过同郡何颙指教，学医于同郡张伯祖并尽得其术。灵帝时，他被举为孝廉，建安年间又担任了长沙太守。仲景既为官又从医，可见他具有超强的领导能力、组织能力及高水平的专业技术。他可能是当时一个精锐研究团队的主要领导和中医学术带头人。从"问答"式条文可以佐证，这个精锐研究团队很可能是张仲景以"中医学堂"的形式组成的中医药专业组织，是一个以张仲景为学术带头人的精锐集团医疗团队。根据张仲景《伤寒论》以日五运六气三阴三阳学说的严谨设计方案，经过大量临床观察、实践验证、总结分析，张仲景将其具有真实性、朴实性，且能够钤百病的特点，以及理论水平极高的研究成果，撰成《伤寒论》而昭示天下，终成后世千年不衰的中医宝典。

二、从今探古

时值 21 世纪，我国科学技术蓬勃发展的今天，各个领域前沿取得辉煌成就的背后，都有一个团队精神的作用。如杂交水稻研究之父——袁隆平院士，为世界粮食作出了巨大贡献；屠呦呦研究员发现了中药青蒿素的作用，研究出了"中药青蒿素治疟"的成果，并开发利用造福于全世界，她是首位获得诺贝尔生理学或医学奖的中国人。但他（她）们背后都有一个强大的研究团队，为各项研究默默无闻地奉献着自己的才华和力量。

同理，在我国古代取得重大科技成果的模式，是否与现代科技研究模式相类似呢？我想答案应该是肯定的。《黄帝内经》成书于西汉中晚期，是一部以生命科学为主体的中华民族灿烂文化发展过程中里程碑式的巨著，它无不彰显着整个团队通力合作的智慧和力量。

第二节 《伤寒论》中隐显的日五运六气 三阴三阳学说的顶层研究设计方案

笔者在反复学习研究博大精深、科学内涵丰富的《伤寒论》的过程中，常常感叹并想象张仲景团队精神的巨大作用。深深地感悟并认识到，张仲景立三阴三阳学术思想，其形成与宇宙模式相统一，用以揭示和论述人体生理病理理论体系。张仲景仅言"太阳病、阳明病、少阳病、太阴病、少阴病、厥阴病"，其言简意深，成为千古之谜。其实，《伤寒论》不过将其研究成果昭示于世，却将其研究设计方案隐略了而已。我们认为，"日五运六气三阴三阳学术思想"是张仲景及其团队顶层设计方案的核心内容，也是发现和研究《伤寒论》的一条重要途径。

现代中医药院校的教材仅包含《伤寒论》的398条条文和113首方剂的主要内容，略去了《伤寒杂病论》中的"辨脉法第一""平脉法第二""伤寒例第三"等章节的内容。教学和学习时以节选为主，很难全面了解《伤寒论》的真实含义。《伤寒论》的398条条文和113首方剂，文辞简略，含义深奥，不易理解，对学习和全面把握《伤寒论》造成了一定的困惑和障碍，使众多学者望而叹之。破解博大精深的《伤寒论》之奥秘，唯有深究细研日五运六气三阴三阳学术思想设计方案的真实科学内涵，方为有效学习、深刻理解《伤寒论》科学内涵的必由之路。

一、《伤寒论》立"三阴三阳"为标杆，隐藏着什么内涵呢？

《伤寒杂病论》可分为两大部分：《伤寒论》和《金匮要略》。我们从《伤寒杂病论·卷第二》"辨太阳病脉证并治上"，到《伤寒杂病论·卷第三》"辨太阳病脉证并治中第六"，再到《伤寒杂病论·卷第四》"辨太阳病脉证并治下第七"，以及《伤寒杂病论·卷第五》"辨阳明病脉证并治第八""辨少阳病脉证并治第九",再到《伤寒杂病论·卷第六》"辨太阴病脉证并治第十""辨少阴病脉证并治第十一""辨厥阴病脉证并治第十二"。

从以上六篇题目中,张仲景仅立太阳、阳明、少阳、太阴、少阴、厥阴为《伤寒论》之标杆,并且还在其后加了一个"病"字,这说明了什么?隐藏着什么?其真实含义又是什么?

其一,张仲景在《伤寒论》中提出的太阳、阳明、少阳、太阴、少阴、厥阴,我们称其为张仲景创立的日五运六气三阴三阳学术思想。他的"三阴三阳"学术思想形成于《周易》"太极""太玄""阴阳""八卦""河图""洛书"的宇宙观,与《黄帝内经》的"五运六气"三阴三阳学说有着密切联系。太阳意指太阳寒水,阳明意指阳明燥金,少阳意指少阳相火,太阴意指太阴湿土,少阴意指少阴君火,厥阴意指厥阴风木。看上去虽与《黄帝内经》有相似之处,但其意迥异。《黄帝内经》中的三阴三阳是从厥阴风木开始,顺应四季二十四节气而行,而《伤寒论》则是逆行,称为三阳三阴。《黄帝内经》论述的是年五运六气三阴三阳与人体生物节律的关系,而张仲景在其后加一个"病"字,则另有深意。

其二,"病"字加在"太阳、阳明、少阳、太阴、少阴、厥阴"之后,张仲景另有其意。此时的"病"字并非疾病的简单称呼,而是指宇宙自然界与人体生命内环境相结合的时空区域内,生理空间结构发生病理变化的状态。人是宇宙大自然的一分子,宇宙全息统一论认为,人(生物)是一个小太极,与宇宙大自然这个大太极同构共振,节律同步,保持着相对协调稳定的平衡状态。《伤寒论》中张仲景不言"六经",亦是此意。

其三,张仲景立太阳、阳明、少阳、太阴、少阴、厥阴为标杆,其背后隐藏着张仲景《伤寒论》"三阴三阳"学术思想顶层的设计方案——创立日五运六气三阴三阳学说,亦称"内五运六气"。这是张仲景《伤寒论》的伟大创举。他受《黄帝内经》中年五运六气三阴三阳学术思想的影响,重点研究了"外六淫"与"内六淫"之间的关联性。"外六淫"必须通过"内六淫"而起作用。"外六淫"指自然界中六种异常气候,即"风""寒""暑""湿""燥""火",而"内六淫"则系指人体生命与宇宙大自然界相统一的三维时空空间内，三阴三阳六个坐标稳态相互作用、相互协调的生物节律自愈力的自稳态系统。他独创了日五运六气（亦称内五运六气）三阴三阳学说的全息思想，这是张仲景对人类生命科学所作出的重要贡献。

二、"日五运六气三阴三阳学说"全息思想是《伤寒论》的顶层设计方案

《伤寒论》历经久远，其内涵十分丰富的三阴三阳学说全息思想中，"日五运六气三阴三阳"学说便是其中的重要内容之一。我们大胆将其称为《伤寒论》的顶层设计方案。虽未能全面了解日五运六气三阴三阳学术思想顶层设计方案的全貌，但亦可窥见一斑。

（一）张仲景的"日五运六气三阴三阳"学术思想受《周易》启发

阴阳鱼太极图蕴含了宇宙间天地万物，包括人类自然变化的大规律。左旋为"顺"，右旋为"逆"，顺和逆构成了一个"S"形。阴阳鱼互纠，表示阴阳的互根、互动、互为消长。至于白鱼中的黑眼和黑鱼中的白眼，则分别指代两阳含一阴的离卦（☲）和两阴含一阳的坎卦（☵），这正是太极图赋予三阴和三阳变化特征之所在。阴阳鱼太极图形象地表达了一年四时、八节、二十四节气的变化规律。从立春开始，一阳生，白鱼尾部渐起，至春分、立夏，白鱼越来越大，至夏至达到最大，此时为纯阳乾卦（☰），白鱼也大到极点；然后白鱼渐消，黑鱼渐长，标志着立秋的开始，至秋分、立冬，黑鱼越来越大，至冬至达到最大，此时为纯阴坤卦（☷），黑鱼也大到极点。其实，这也是一幅宇宙气象图。此图将四时一分为八，以八卦配属二至、二分、四立等八个节气。中间的太极曲线从立夏至立冬，这条分界线将图一分为二，且呈曲线形式，提示着自然界的运动变化规律。

一年二十四节气配上太极图，说明春生、夏长、秋收、冬藏都体现了年周期律在太极"一年之气象"中的体现。

那么，一日分为十二时辰，配以太极图，说明一日之昼夜明暗，昼夜

节律体现了太极图"一日之气象"的规律。

张仲景在《周易》"一年之气象"和"一日之气象"理论的启发下，对"一年之气象"、二十四节气有了深刻的认识和理解，因此在《伤寒论·伤寒条例第三》中对一年（或一日）内四时八节二十四气七十二候决病法进行了详细论述，阐明了一年之气象对人体功能生理病理的影响。张仲景深刻感悟到二十四节气的重要意义和作用，并且对"一日之气象"产生了浓厚兴趣，有其独到的见解。《素问·至真要大论》指出"内六淫"而病，所谓"内六淫"，即"内稳态系统"，是根据人体固有的组织器官及其所含的气血津液等，经过三阴三阳三维时空结构网巧妙调理整合，各司其职，达到特殊的生理动态平衡功能，与外邪（外六淫）正邪相争。为此，张仲景研究了太阳视运动出没时刻和四季阴阳变化规律，以此作为天人相应的准则，创立了以"一日之气象"——以出生日为主的"日五运六气（亦称内五运六气）的三阴三阳"学说为主体的设计方案，这一方案经过《伤寒论》中记载的有方证条文的特殊病案总结分析，并经过循证临床实践检验，验证了顶层设计方案的科学性，亦证明了人体小宇宙同自然界大宇宙运动变化规律保持着律动自主的一致性，内稳态生物节律自愈力发挥着决定性作用。

（二）"日五运六气三阴三阳"学说是全息思想的时空观

时空观是"日五运六气三阴三阳"学术思想的又一显著特征，它是指把自然界物质、气候、致病因素（外环境）与人体生理病理（内稳态系统）活动都同时空的运动变化联系在一起加以阐述，其描述了生命现象的生理病理变化和宇宙万物的协调统一，形成了整体恒动的时空观。

《伤寒论》是在《黄帝内经》及其时空观的基础上，独创"日五运六气三阴三阳"学说全息思想的临床医学体系，历经千年而不衰，被历代医家奉为圭臬，并经无数实践验证了它的实用性和科学性。

《伤寒论》立太阳、阳明、少阳、太阴、少阴、厥阴为标杆，实质指明太阳寒水、阳明燥金、少阳相火、太阴湿土、少阴君火、厥阴风木，六气标本中见，阴阳开阖枢时序通过熵调控形成耗散结构，维持人体内稳态的三维时空三阴三阳六个坐标系统观。

脏腑、经脉、十二经络、奇经八脉、奇恒之腑，气血津液精等是构成人体内稳态时空的形质器官，但这些形质器官又各自具有太阳、阳明、少阳、太阴、少阴、厥阴开阖枢的生理功能。从西医学来讲，人体脏腑组织器官是由数亿细胞构成的，无论是血细胞、肌细胞、骨细胞、神经细胞等均都视为人体最小基本单位，也喻为一个小太极模式结构。六气（内六淫）是机体内无形的生命物质，气街是空间结构网络信息传导的通路，标本中气和开阖枢则是机体生理功能的综合体现。太阳、阳明、少阳、太阴、少阴、厥阴（即三阴三阳），是中医六经体系对机体生理病理动态演变规律的高度概括。

清代医家陆渊雷先生认为，张仲景识病的本领，神妙欲到秋毫之末，但是他所著的书，只教人对症用药，那么神妙的识病方法，简直不提，并不是守秘密，不肯教人，也没有什么怪异法术，实在是因为"梓匠轮舆，能与人规矩，不能使人巧"的缘故。这个识病方法一语道破了《伤寒论》隐显的研究者的顶层设计。

以上是我们提出《伤寒论》的两个隐藏的思考，那么，《伤寒论》中张仲景日五运六气三阴三阳学说的全息思想究竟是什么？笔者大胆地对其进行了探索，提出了以出生日为主的日五运六气三阴三阳学说全息思想。期待与同道共商，唯一的目的只是深入探讨《伤寒论》的奥秘。

第三节　《伤寒论》张仲景日五运六气三阴三阳学说设计方案的全息思想初探

五运六气三阴三阳学说，堪称中医学术思想的巅峰。那么，《伤寒论》与《黄帝内经》中的五运六气三阴三阳学说是否存在关联呢？答案是肯定的。因为张仲景在《伤寒论》中明确提到的太阳、阳明、少阳、太阴、少阴、厥阴这六个标杆，其根源就在于《黄帝内经》七篇大论中的运气五运六气三阴三阳学说，即太阳寒水、阳明燥金、少阳相火、太阴湿土、少阴君火、厥阴风木。张仲景所论的太阳病、阳明病、少阳病、太阴病、少阴病、厥阴病，显然是以人与宇宙"天人合一"的全息思想为布局，以宇宙观为立论基础，以六个靶向时空时阈坐标系统为构架，全面诠释宇宙与人体生命活动的生理病理变化过程。因此，《伤寒论》的顶层设计——日五运六气三阴三阳学说的全息思想，显得尤为重要。

毋庸置疑，张仲景全面接受并传承了《黄帝内经》的学术思想，对七篇大论中的运气三阴三阳学说有着深刻的理解。在《黄帝内经》年五运六气三阴三阳学说思想的基础上，他独树一帜，创造性地发明了日五运六气三阴三阳学说的六个靶向时空时阈坐标系统全息思想。

一、运气三阴三阳学说中的周期体系

《黄帝内经》七篇大论不仅观察到了一年之中春夏秋冬的循环往复，月圆月缺的月周期，还观察到了跨年度的周期，并由此总结出了运气学中的周期体系。其中主要的周期包括：

60年为一循环的"甲子"周期；10年为一循环的"天干"周期；12年为一循环的"地支"周期；由6个天干周期和5个地支周期构成一个完整的"甲子"周期；以春夏秋冬为基础，每两个月为一个阶段的"六步"年内周期；以月亮的盈亏为基础的"月周期"；以每两天为一个阶段的五行变化"旬（10天）"周期；以一日之内太阳出没为依据的"日周期"。

这些周期体系都是建立在雄厚的天文学观测基础之上的。由于地球在围绕太阳公转的同时，也伴随着自西向东的自转，于是就产生了日出日落的周日视运动及昼夜节律。这是人们最早感知、认识最为深刻的日地关系节律，同时也是对人体生命活动影响最大、最直接、最易体悟感知的时间节律。因此，张仲景深刻认识和体会到宇宙太阳系天体之间与人体之间的关系最为密切，人身时刻和宇宙进行着物质、信息、能量气化的交换。以一日之内太阳出没为依据的"日周期"就显得尤为直观且重要。所以，张仲景从以下三个方面确立了他的日五运六气三阴三阳学说和六个靶向时空时阈坐标系统全息思想。

（一）六经病欲解时表述了人与宇宙日运动的全息思想

张仲景在《伤寒论》中明确写出了六经病欲解时，笔者称其为三阴三阳六个靶向时空坐标——欲解时，具体表述如下：

第 9 条：太阳病，欲解时，从巳至未上。

第 193 条：阳明病，欲解时，从申至戌上。

第 272 条：少阳病，欲解时，从寅至辰上。

第 275 条：太阴病，欲解时，从亥至丑上。

第 291 条：少阴病，欲解时，从子至寅上。

第 328 条：厥阴病，欲解时，从丑至卯上。

"欲解时"表述了人与宇宙日运动的全息思想。有学者（如田合禄教授）认为张仲景创作《伤寒论》的理论体系是五运六气理论，"六经病欲解时"是张仲景创作《伤寒论》的大纲。由此可知，张仲景的五运六气理论是建立在"六经病欲解时"以日为单位的日五运六气三阴三阳学说之上，充分表述了张仲景天、地、生（生物）人三才思维模式诊治疾病的全息思想。

（二）"一日一气象"是《伤寒论》日五运六气三阴三阳学说的指导思想

明代来知德认为，太极图完全体现了伏羲先天六十四卦阴阳消长之理、造化性命变化之道，并提出"一日一气象"之说。此说蕴含着宇宙太极全息原理对人体生命活动和生理病理产生的全息对应影响。一日有十二辰、十二消息卦，配以太极图，可说明一日之昼夜明暗变化，同时也暗含着四时八节二十四气七十二候决病法，即一年之气象。张仲景对此领悟颇深，认为"一日一气象"最贴近人体生命活动，能够真实反映人体生理病理状态。因此，"一日一气象"成为《伤寒论》张仲景日五运六气三阴三阳学说的指导思想。

（三）"出生日"是《伤寒论》中日五运六气三阴三阳学说布局模式的主要内容

我们每一个人都有一个出生时间，即"出生日"。这个"出生日"是人体生命中最重要的一个时间节点。胎儿在母腹中时，必定是依赖母亲脐带供应血液，并受母亲体质的影响。一旦出生为婴儿，剪断脐带落地，随着第一声啼哭，气立打开，婴儿开始吸入大气，双肺肺泡启动，心脏的跳动和双肺的呼吸便随着地球的膨胀收缩而开启，与宇宙生命全息共振自律的生命节律。从此，婴儿便打上了宇宙自然的烙印，受到"天食人以五气"和"地食人以五味"的滋养，正如《黄帝内经》所言："天地为之父母。""天地合气，命之曰人。"从此，人与宇宙自然便建立了密切关系，体现了"天人合一"的全息思想。

张仲景十分关注人体的"出生日"，他认为抓住这个"出生日"的窗口，就可以确定一个人的生物场，即本命出生时的自然禀赋（体质）。因为每一个时空都有一个能量场、气场、生物生命环境场。张仲景依据宇宙全息构成的法则，以"出生日"为架构，创立了日五运六气三阴三阳学说的布局方式。他把人体"出生日"的干支作为主运，把"出生日"这一天十二时辰的二十四节气作为主气，同时考虑"出生日"干支的司天、在泉、客气、客主加临等因素的生克制化关系，形成了别具一格的日五运六气三阴三阳学说理论体系。这一理论创造性地发明了人体生命活动与宇宙全息共振自律的生理病理架构模式。

二、《伤寒论》创立日五运六气三阴三阳学说全息架构模式初探

《伤寒论》张仲景的日五运六气三阴三阳学说全息架构模式，可以说是建立在《黄帝内经》创立的年五运六气三阴三阳学说基础之上。它创立了以人"出生日"为主体的"一年一气象"和"一日一气象"的全息缩影架

构模式。顺着这个思路，我们对《伤寒论》张仲景日五运六气三阴三阳学说全息架构模式进行初探，以供同仁参考教诲。

（一）确立"出生日"的年、月、日、时的干支

在我国古代，每个人的出生时间通俗称为四柱，亦称八字。八字就是四组天干地支的组合，它是五运六气三阴三阳学说中的基本元素。这套古人用来记年、月、日、时、方位等数据的时空符号，也是确定人所处宇宙时空的坐标符号。所有四柱都以天干地支为依据，四柱干支之间的全息元相互关系产生各种不同的力量，这些力量结合起来所形成的合力就是人体时空坐标的基本方向。可以说，干支是四柱理论的表达体系，也是日五运六气三阴三阳学说时空时阈构模的主要内容。

《伤寒论》张仲景十分强调"天人合一""天人相应"的相互感应，他正是以此为基本依据，发展出一套宇宙时空的复合体。他主张将人还原到宇宙时空的坐标中，借助人出生的时空状态，尤其是干支五行时空坐标状态，进行对人体生理病理的全息思维辨证分析，判断疾病的发生发展过程，从而形成独特的日五运六气三阴三阳学说。

1.（甲子纪年）年干支的确立

①年干支的确立同样可以在手掌上进行推算，然而其推演过程较为复杂。为此，笔者特编制了"六十甲子生岁运气三阴三阳年干支信息表"，以供读者查阅使用，具体见表2-1。②例如，2021年和1961年出生的人，均属牛，其年干支均为辛丑岁。以此类推。③六十甲子生岁运气三阴三阳年干支信息表中蕴含着一个值得注意的规律：甲子、甲戌、甲申、甲午、甲辰、甲寅的公元年份尾数均为4，代表土太过；乙丑、乙亥、乙酉、乙未、乙巳、乙卯的公元年份尾数均为5，代表金不及；丙寅、丙子、丙戌、丙申、丙午、丙辰的公元年份尾数均为6，代表水太过；丁卯、丁丑、丁亥、丁酉、丁未、丁巳的公元年份尾数均为7，代表木不及；戊辰、戊寅、戊子、戊戌、戊申、戊午的公元年份尾数均为8，代表火太过；己巳、己卯、己丑、己亥、己酉、己未的公元年份尾数均为9，代表土不及；庚午、庚

辰、庚寅、庚子、庚戌、庚申的公元年份尾数均为0，代表金太过；辛未、辛巳、辛卯、辛丑、辛亥、辛酉的公元年份尾数均为1，代表水不及；壬申、壬午、壬辰、壬寅、壬子、壬戌的公元年份尾数均为2，代表木太过；癸酉、癸未、癸巳、癸卯、癸丑、癸亥的公元年份尾数均为3，代表火不及。

表2-1　六十甲子生岁运气三阴三阳年干支信息表（以2021年为例）

干支	土	金	水	木	火	土	金	水	木	火
	甲子	乙丑	丙寅	丁卯	戊辰	己巳	庚午	辛未	壬申	癸酉
	＋	－	＋	－	＋	－	＋	－		
年	1984	1985	1986	1987	1988	1989	1990	1991	1992	1993
	1924	1925	1926	1927	1928	1929	1930	1931	1932	1933
岁	38	37	36	35	34	33	32	31	30	29
	98	97	96	95	94	93	92	91	90	89
	海中金		炉中火		大林木		路旁土		剑锋金	
干支	土	金	水	木	火	土	金	水	木	火
	甲戌	乙亥	丙子	丁丑	戊寅	己卯	庚辰	辛巳	壬午	癸酉
	＋	－	＋	－	＋	－	＋	－		
年	1994	1995	1996	1997	1998	1999	2000	2001	2002	2003
	1934	1935	1936	1937	1938	1939	1940	1941	1942	1943
岁	28	27	26	25	24	23	22	21	20	19
	88	87	86	85	84	83	82	81	80	79
	山头火		涧下水		城墙土		白蜡金		杨柳木	
干支	土	金	水	木	火	土	金	水	木	火
	甲申	乙酉	丙戌	丁亥	戊子	己丑	庚寅	辛卯	壬辰	癸巳
	＋	－	＋	－	＋	－	＋	－		
年	2004	2005	2006	2007	2008	2009	2010	2011	2012	2013
	1944	1945	1946	1947	1948	1949	1950	1951	1952	1953
岁	18	17	16	15	14	13	12	11	10	9
	78	77	76	75	74	73	72	71	70	69
	井泉水		屋上土		霹雳火		松柏木		长流水	
干支	土	金	水	木	火	土	金	水	木	火
	甲午	乙未	丙申	丁酉	戊戌	己亥	庚子	辛丑	壬寅	癸卯
	＋	－	＋	－	＋	－	＋	－	＋	

（续表）

年	2014	2015	2016	2017	2018	2019	2020	2021	2022	2023
	1954	1955	1956	1957	1958	1959	1960	1961	1962	1963
岁	8	7	6	5	4	3	2	1	60	59
	68	67	66	65	64	63	62	61		
	沙中金		山下火		平地木		壁上土		金箔金	
干支	土	金	水	木	火	土	金	水	木	火
	甲辰	乙巳	丙午	丁未	戊申	己酉	庚戌	辛亥	壬子	癸丑
	+	−	+	−	+	−	+	−	+	−

年	2024	2025	2026	2027	2028	2029	2030	2031	2032	2033
	1964	1965	1966	1967	1968	1969	1970	1971	1972	1973
岁	58	57	56	55	54	53	52	51	50	49
	覆灯火		天河水		大驿土		钗钏金		桑拓木	
干支	土	金	水	木	火	土	金	水	木	火
	甲寅	乙卯	丙辰	丁巳	戊午	己未	庚申	辛酉	壬戌	癸亥
	+	−	+	−	+	−	+	−	+	−

年	2034	2035	2036	2037	2038	2039	2040	2041	2042	2043
	1974	1975	1976	1977	1978	1979	1980	1981	1982	1983
岁	48	47	46	45	44	43	42	41	40	39
	大溪水		沙中土		天上火		石榴木		大海水	
年份尾数	4	5	6	7	8	9	0	1	2	3
五行太过不及	土太过	金不及	水太过	木不及	火太过	土不及	金太过	水不及	木太过	火不及
属相	子鼠	丑牛	寅虎	卯兔	辰龙	巳蛇	午马	未羊	申猴 酉鸡	戌狗 亥猪

2.（甲子纪月）月干支的推算方法

甲子纪月，即用干支来标记月份。一年有十二个月，每个月份都与一个地支相对应。从十一月开始，依次为子月，接着是丑月、寅月、卯月、辰月、巳月、午月、未月、申月、酉月、戌月，最后是亥月。这个顺序是固定不变的。天干与月份的配对虽然是依次进行的，但由于天干只有十个，而月份有十二个，所以它们的配对并不是固定不变的。然而，天干与月份的配对还是遵循一定的规律。根据前人总结的经验，我们有一个口诀来帮助推算甲子纪月的干支：

口诀推算法："甲己起甲子，乙庚起丙子，丙辛起戊子，丁壬起庚子，戊癸起壬子。"在这五句口诀中，每句前两个字代表年天干，后两个字代表当年起始月份的干支组合。例如，"甲己起甲子"意味着每逢甲年或己年，当年第一个月（前一年的十一月）的干支就是甲子；"乙庚起丙子"则意味着每逢乙年或庚年，当年第一个月（前一年的十一月）的干支就是丙子。其他口诀的解读以此类推，具体可参见表2-2。

表2-2 十干逐年（或日）所属十二个月（或十二时辰）干支表

年干（或日干）		甲己	乙庚	丙辛	丁壬	戊癸
十二个月（或十二时辰）所属干支	十一月	1.甲子	13.丙子	25.戊子	37.庚子	49.壬子
	十二月	2.乙丑	14.丁丑	26.己丑	38.辛丑	50.癸丑
	正月	3.丙寅	15.戊寅	27.庚寅	39.壬寅	51.甲寅
	二月	4.丁卯	16.己卯	28.辛卯	40.癸卯	52.乙卯
	三月	5.戊辰	17.庚辰	29.壬辰	41.甲辰	53.丙辰
	四月	6.己巳	18.辛巳	30.癸巳	42.乙巳	54.丁巳
	五月	7.庚午	19.壬午	31.甲午	43.丙午	55.戊午
	六月	8.辛未	20.癸未	32.乙未	44.丁未	56.己未
	七月	9.壬申	21.甲申	33.丙申	45.戊申	57.庚申
	八月	10.癸酉	22.乙酉	34.丁酉	46.己酉	58.辛酉
	九月	11.甲戌	23.丙戌	35.戊戌	47.庚戌	59.壬戌
	十月	12.乙亥	24.丁亥	36.己亥	48.辛亥	60.癸亥

3. 甲子纪日

甲子纪日，即以干支来标记日期，也就是日干支。其推算方法不分大月、小月，也不必考虑闰月，直接按照表2-1中所列的次序，依次推算，周而复始，日日相接，月月相接，年年相接。

4. 甲子纪时

甲子纪时，是指用干支来标记每日的时辰。其推算方式与前面所述的甲子纪月法基本相同。一年有十二个月，一日也有十二个时辰。一年的月干支是从前一年的十一月开始，而一日的时干支则从前一日的夜半子时开始。一日的十二个时辰：子时（夜半十一时至凌晨一时）、丑时（凌晨一时至三时）、寅时（凌晨三时至五时）、卯时（早晨五时至七时）、辰时（上午七时至九时）、巳时（上午九时至十一时）、午时（上午十一时至下午一时）、未时（下午一时至三时）、申时（下午三时至五时）、酉时（下午五时至七时）、戌时（下午七时至夜九时）、亥时（夜九时至夜半十一时）。

甲子纪时的口诀推算法："甲己之日起甲子，乙庚之日起丙子，丙辛之日起戊子，丁壬之日起庚子，戊癸之日起壬子。"

例如，癸亥日的时辰，按照"戊癸之日起壬子"的口诀，第一个时辰子时（昨日夜半十一时至凌晨一时）为壬子，以此类推，第十二个时辰亥时（夜九时至夜半十一时）为癸亥。

甲子纪年、月、日、时，可备一本通用万年历方便查阅。

（二）确立以"出生日"为主体的十天干化生五运

张仲景在学习和总结《黄帝内经》中的五运六气三阴三阳学说时，深刻认识到宇宙自然对人体健康有着重要影响。他认为，一个人出生的那一瞬间，为了与天地同步，人的身体会自动接受此时的宇宙气化全息律，并且由于遗传惯性的作用，一生都会受到这一宇宙律动的影响。因此，张仲景独创的以"出生日"为核心的日五运六气三阴三阳学说，具有历史现实意义，值得深入研究。

1. "出生日"十干化运之源

《伤寒论》中的日五运六气三阴三阳学说——"出生日"十干化运之源，来源于《素问·天元纪大论》中的论述："甲己之岁，土运统之；乙庚之岁，金运统之；丙辛之岁，水运统之；丁壬之岁，木运统之；戊癸之岁，火运统之。"张仲景在此基础上，以出生日的十天干化生五运，使这一学说更贴近大自然对人体生理病理的影响。一年有一年的气候，一日有一日的天气。古人经过长期对天象、气象、物候的观察，发现天地虽然千变万化，但也是有周期和规律可循的。张仲景根据 60 年甲子变化的周期，发现每个人"出生日"的十天干化生五运是大自然造就的。大自然中存在着种种生克制化的平衡力量，这些平衡力量的综合作用，不断地在"纠正"大自然与人体生命生理病理的稳定性，促使万物生长，人类得以生存。

2."出生日"十天干化生五运

"出生日"的十天干化生五运，即凡是甲己日出生的人都是化土运统治；乙庚日出生的人都是化金运统治；丙辛日出生的人都是化水运统治；丁壬日出生的人都是化木运统治；戊癸日出生的人都是化火运统治。

以上所述的"出生日"天干所化的运，我们称为日中运。因为天气在上，地气在下，而运则居于天地之气的中间，所以叫日中运。这个日中运主管一日之气运，因此又称为一日之"大运"或"日运"。它按照土运、金运、水运、木运、火运的次序逐日递变。例如，2023 年 2 月 11 日出生的人为庚子日，因为逢乙或庚的日子都属金，所以庚子日化金运统治。

由于十天干有阴阳之分，阳干代表太过，阴干代表不及，所以十天干所化的运就有太过和不及之别。然而，由于六气与日支等的相互作用，可以对一些太过之日运形成抑制，而对不及之日运形成相助，从而形成既非太过又非不及的平气日。

3."出生日"十天干化生五运的太过、不及与平气

（1）太过与不及

太过，指的是日之运气旺盛而有余。如逢甲日、丙日、戊日、庚日、壬日，这些都是阳干之运，阳代表太过，所以其运气太过。

不及，则是指日之运气衰减而不足。如逢乙日、丁日、己日、辛日、癸日，这些都是阴干之运，阴代表不及，所以其运气不及。例如，甲己之日，都是土运主事。逢六甲日（甲子、甲戌、甲申、甲午、甲辰、甲寅）

为土运太过；逢六己日（己巳、己卯、己丑、己亥、己酉、己未）为土运不及。土气太过，则雨湿流行，这是本气盛的表现；土气不及，则风气盛行，这是因为本气衰而木气乘之。

其余如丙辛之日的水运、戊癸之日的火运、乙庚之日的金运、丁壬之日的木运，其太过与不及的情况和所对应的气候变化，以及疾病情况，均可按照上述逻辑进行类推。

总的来说，凡是太过之日，时未至而气先至；不及之日，时已至而气未至。如甲、丙、戊、庚、壬这些太过之日，各运之气都会先于大寒节而至；而乙、丁、己、辛、癸这些不及之日，则各运之气都会后于大寒节而至。

有趣的是，"十天干"实际上包含着两个周期：一个是五行的"木、火、土、金、水"的循环周期；另一个是"太过"和"不及"的循环周期。因此，在每一个十日周期中，即十天干中，每一行都会出现"太过"和"不及"各一次，相隔五日循环一次。

我们从表2-3六十甲子与公元年逢尾数的规律中，可以了解到"出生日"与五行、太过不及之日以及病位之间的关系。

表2-3 "出生日"与五行太过不及和病位

出生之日	五行太过不及	病位	公元年	弱脏
凡逢"0"日出生	属金太过之人	肝木、肺金、心火	1950 1960	肝
凡逢"1"日出生	属水不及之人	肾水、脾土、心火	1951 1961	肾
凡逢"2"日出生	属木太过之人	脾土、肝木、肺金	1952 1962	脾
凡逢"3"日出生	属火不及之人	心火、肾水、肺金	1953 1963	心
凡逢"4"日出生	属土太过之人	肾水、脾土、肝木	1954 1964	肾
凡逢"5"日出生	属金不及之人	肺金、心火、肝木	1955 1965	肺
凡逢"6"日出生	属水太过之人	心火、肾水、脾土	1956 1966	心

（续表）

出生之日	五行太过不及	病位	公元年	弱脏
凡逢"7"日出生	属木不及之人	肝木、肺金、脾土	1957 1967	肝
凡逢"8"日出生	属火太过之人	肺金、心火、肾水	1958 1968	肺
凡逢"9"日出生	属土不及之人	脾土、肝木、肾水	1989 1969	脾

（2）平气

如上所述，日运有太过与不及之分。然而，日运也有既非太过又非不及的所谓平气之日。为何能产生平气呢？平气的产生，是运与运、运与日支、运与气相合，日运受其制约或资助，结果形成了日运的既非太过又非不及之平气，也就是明代张景岳《类经图翼》中所说的"运太过而被抑，运不及而得助"之意。

①运与运相合：包括当日中运与新运交接之日的日干相合和时干相合两种情况。

运与交接的日干相合，如1925年乙丑日，乙为阴金，金运不及，而初交的大寒日为前一年十二月八日，其日干支为庚戌，日干为庚，庚为阳金，金运太过，不及的乙运得太过的庚运相助，从而形成了平气。

运与交接的时干相合，如1912年的壬子日，新运交接的时辰为庚寅，其时干为庚，壬为木运太过，太过的木运被太过的金运所抑，于是形成平气。

②运与日支相合：是指当日运的天干与日支方位的五行属性相合，形成同气相助而成平气。如癸巳日，癸为阴火，主火运不及，而巳为南方之火，火遇火而得助，则可形成平气。逢乙酉、丁丑、己丑、己未、辛亥、癸巳日，可为平气日。

③运与气相合：是指中运之气与司天之气相合，即太过的中运之气被在上的司天之气所抑而形成平气。如戊辰日，戊为阳火，主火运太过；辰

为太阳寒水之日，亦为太过，水能克火，太过的火运被太过的寒水所抑，则形成平气。即戊辰、戊戌、庚子、庚午、庚寅、庚申之日，皆可形成平气。

（三）确立逐日十二时辰与逐日二十四节气对应全息感应的日主运（主气）

1. 日气全息对应

这一步，就是将"一年气象"的二十四节气与"出生日"的十二时辰对应，转为"一日一气象"。

"出生日"的主运六气，年年如此，固定不变，因此称为主运六气。

寅时，即 3 ～ 5 时，对应正月；卯时，即 5 ～ 7 时，对应二月。木运（初之气）从大寒日开始，即 1 月 20 日 ～ 3 月 20 日，包括大寒、立春、雨水、惊蛰四个节气，为厥阴风木。

辰时，即 7 ～ 9 时，对应三月；巳时，即 9 ～ 11 时，对应四月。火运（二之气）从春分后开始，即 3 月 21 日 ～ 5 月 20 日，包括春分、清明、谷雨、立夏四个节气，为少阴君火。

午时，即 11 ～ 13 时，对应五月；未时，即 13 ～ 15 时，对应六月。火运（三之气），从小满后开始，即 5 月 21 日 ～ 7 月 22 日，包括小满、芒种、夏至、小暑四个节气，为少阳相火。

申时，即 15 ～ 17 时，对应七月；酉时，即 17 ～ 19 时，对应八月。土运（四之气）从大暑后开始，即 7 月 23 日 ～ 9 月 22 日，包括大暑、立秋、处暑、白露四个节气，为太阴湿土。

戌时，即 19 ～ 21 时，对应九月；亥时，即 21 ～ 23 时，对应十月。金运（五之气）从秋分后开始，即 9 月 23 日 ～ 11 月 21 日，包括秋分、寒露、霜降、立冬四个节气，为阳明燥金。

子时，即 23 ～ 1 时，对应十一月；丑时，即 1 ～ 3 时，对应十二月。水运（终之气）从小雪后开始，即 11 月 22 日 ～ 1 月 19 日，包括小雪、大雪、冬至、小寒四个节气，为太阳寒水。

如此，便形成了木（厥阴风木）、火（少阴君火）、火（少阳相火）、土（太阴湿土）、金（阳明燥金）、水（太阳寒水）逐日循环的主运六气全息对应关系，见表2-4。

表2-4 逐日十二时辰与逐日二十四节气六气六步客主加临全息表对应

日时辰		寅卯 3～5时 5～7时	辰巳 7～9时 9～11时	午未 11～13时 13～15时	申酉 15～17时 17～19时	戌亥 19～21时 21～23时	子丑 23～1时 1～3时
月份		正月、二月	三月、四月	五月、六月	七月、八月	九月、十月	十一月、十二月
二十四节气		大寒、立春雨水、惊蛰	春分、清明谷雨、立夏	小满、芒种夏至、小暑	大暑、立秋处暑、白露	秋分、寒露霜降、立冬	小雪、大雪冬至、小寒
年日气序		初之气 1/20～3/20	二之气 3/21～5/20	三之气 5/21～7/22	四之气 7/23～9/22	五之气 9/23～11/21	终之气来年 11/22～1/19
年日三阴三阳主气		厥阴风木	少阴君火	少阳相火	太阴湿土	阳明燥金	太阳寒水
气位		左间	右间	司天	左间	右间	在泉
子午年日	客气	客生主 太阳寒水	客生主 厥阴风木	（亢害） 少阴君火	（亢害） 太阴湿土	（客胜从） 少阳相火	客生主 阳明燥金
丑未年日	客气	同气相求 厥阴风木	同气相求 少阴君火 （亢害）	主生客 太阴湿土 （逆）	客生主 少阳相火 顺	同气相求 阳明燥金	同气相求 太阳寒水
寅申年日	客气	主生客 （逆） 少阴君火	主生客 （逆） 太阴湿土	同气相求 少阳相火	主生客 （逆） 阳明燥金	主生客 （逆） 太阳寒水	主生客 （逆） 厥阴风木
卯酉年日	客气	主克客 太阴湿土	（易位）逆 少阳相火	主克客 阳明燥金	主克客 太阳寒水	主克客 厥阴风木	主克客 少阳相火
辰戌年日	客气	（逆） 少阳相火 母临子上	主克客 阳明燥金	客克主 太阳寒水	客克主 厥阴风木	客克主 少阴君火	客克主 太阴湿土
巳亥年日	客气	客克主 阳明燥金	客克主 太阳寒水	客生主 （顺） 厥阴风木	客生主 （顺） 少阴君火	客生主 （顺） 太阴湿土	主克客 少阳相火

"相得则和"——此言客气和主气之间若相生，或客气与主气为同气，以及客气克主气者，皆可谓之相得。

"不相得则病"——此言主气克客气，一则为不相得，便可能引发疾病。

"主胜逆，客胜从"——此言主气克客气加临之后，若客气反克主气则为顺；若主气持续克客气，则为逆。

母临子上者为顺，子临母上为逆，此言五行相生之序，母生子为顺，子克母则为逆。

2. 五运交司时刻

每日主运（主气）分为五步，即始于初之木运，而后依次为二运火、三运土、四运金、终运水。每一运所占之日虽已述及，但每一运究竟起于何时、终于何时，则需进一步确定，以期预测主运客运之常变与异常。现将五运具体交司的日时分列于表2-5。

表2-5　各日主运的五运交司日时表

季节		春	夏	长夏	秋	冬
五运分步		初运木	二运火	三运土	四运金	终运水
交司日		大寒节日	春分后十三日	芒种后十日	处暑后七日	立冬后四日
交司时刻	申、子、辰日	寅初初刻起	寅正一刻起	卯初二刻起	卯正三刻起	辰初四刻起
	巳、酉、丑日	巳初初刻起	巳正一刻起	午初二刻起	午正三刻起	未初四刻起
	寅、午、戌日	申初初刻起	申正一刻起	酉初二刻起	酉正三刻起	戌初四刻起
	亥、卯、未日	亥初初刻起	亥正一刻起	子初二刻起	子正三刻起	丑初四刻起

表2-5中，列有初初刻、初刻和正刻，它们代表一个时辰中前后不同的时刻数。古人曾将一昼夜分为百刻，并划分为十二个时辰，故每个时辰分得八刻二十分（一刻为六十分）。这八刻二十分又被分成前后两半，前四刻前的十分称为"初初刻"，前四刻称为"初刻"，后四刻前的十分称为"正初刻"，后四刻则称为"正刻"。

表2-5中，列有申、子、辰日，巳、酉、丑日，寅、午、戌日，以及

亥、卯、未日。它们代表日支，并有阴阳之分：申、子、辰、酉、午、戌为阳，巳、酉、丑、亥、卯、未为阴。在日的干支相配中，阳支必然与阳干相配，阴支与阴干相配。例如，壬申、甲申、丙申、戊申、庚申日，甲子、丙子、戊子、庚子、壬子日，以及戊辰、庚辰、壬辰、甲辰、丙辰日等，均为阳支与阳干相配；而己巳、辛巳、癸巳、乙巳、丁巳日，癸酉、乙酉、丁酉、己酉、辛酉日，以及乙丑、丁丑、己丑、辛丑、癸丑日等，则为阴支与阴干相配。阳支配以阳干，构成阳日；阴支配以阴干，则构成阴日。

在表 2-5 中，各日五运交司在日上的起始点是相同的。如初运皆起于大寒日，二运皆起于春分后十三日，三运皆起于芒种后十日，四运皆起于处暑后七日，终运皆起于立冬后四日。然而，在各运的交织时刻上，则存在细微的差异。

就每日各运的具体交织时刻而言，初运与二运、三运与四运的时刻并不相同。具体而言，三运、四运比初运、二运错后一个时辰，而终运又比三运、四运错后一个时辰。以申、子、辰日为例，初运与二运皆起于酉时，但所起刻数有差异；三运与四运皆起于卯时，所起刻数亦有所不同；三运、四运起于卯时，相较于初运、二运的酉时错后一个时辰；而终运则起于辰时，比三运、四运的卯时又错后一个时辰。其他各日的情形也与此类似。

若按各日日支的阴阳属性进行分组，同一运的各日交司之时辰虽有差异，但交司之刻数却完全相同。以初运为例，各日交司之时辰虽有寅时、巳时、申时、亥时之不同，但所起刻数均为初初刻；二运时，各日交司之时辰虽有寅时、巳时、申时、亥时之差异，但所起刻数均为正一刻；三运时，各日交司之时辰虽有卯时、午时、酉时、子时之不同，但所起刻数却均为初二刻等。

总之，日主运的五运交司时刻揭示了一日一气象的常令气候的起始与终结。掌握此规律者，方能观察日客运的先至与后至，从而及早防范。

以上三个步骤确立了"出生日"十二时辰与对应的二十四节气"日主运"的时刻，实现了将年五运六气的一年一气象转变为"一日一气象"。这便是《伤寒论》中日五运六气三阴三阳学说与《黄帝内经》中年五运六气三阴三阳学说的不同之处。可以说，张仲景以六个时空坐标为核心，独创了以日五运六气三阴三阳学说为特色的全息生理病理学和靶向时阈时空构模的生物病理学。

此外，日客运、日六气（十二支化气）、日主气、日客气（司天在泉、左右间）、日客主加临等，均是以"出生日"十二时辰为主体。它们的功能作用和意义与《黄帝内经》中的年五运六气三阴三阳学说相同，只是将年干支变换为日干支和时辰干支，在此不再赘述（相关内容参见表2-4）。

在探讨《伤寒论》日五运六气三阴三阳学说构模的过程中，我们不难发现，《伤寒论》中的六经病欲解时不仅蕴含着疾病向愈"自愈力"的时间医学，还蕴含着其他丰富的内容。例如，日五运六气三阴三阳学说的设计方案，以及"出生日"十二时辰与六经病欲解时的高度一致性。这正是张仲景创立日五运六气三阴三阳学说的高明之处，也是值得我们深入探讨和研究的内容。

三、日五运六气三阴三阳学说临床应用简析

张仲景在《伤寒论》中创立了日五运六气三阴三阳学说，确立了人体与宇宙自然界六个靶向时空时阈坐标体系气的六种状态及五种运动形式。只要找到开阖枢的三个点，即可确定由这三个点交叉线所决定的那一点的坐标，即形成三角关系的三阴三个点和三阳的三个点。其特点在于动态的开阖枢，以及与宇宙信息物质和能量的交换，从而维持系统的平衡状态。GPS卫星定位系统所依据的，正是这一原理。

《伤寒论》所创立的日五运六气三阴三阳学说坐标定位系统，在临床"脉证并治"全息诊疗疾病和预测疾病的过程中具有十分重要的意义，我们有必要对此进行深入的探讨和研究。

《李阳波·开启中医之门》说："当我们对于一个疾病能否治好有所怀疑时，特别当我们对一个疾病总是治不好的时候，我们应该用相关性的思考方法，通过相关性的方法去寻找。"

1. 出生日的天气变化与人一生的体质有相关性

张仲景在《伤寒论》中极为重视从阴阳的角度来分析天、地、人的关系。如第 7 条所述："病有发热恶寒者，发于阳也；无热恶寒者，发于阴也。发于阳，七日愈；发于阴，六日愈。以阳数七、阴数六故也。"阴阳的关键在于阳气的致密，阳气致密则阴气能固守于内。阴阳的协调配合、相互作用，是维持正常生理状态的重要标准。《伤寒论》提出了人体健康的最高标准是阴阳协调，因此判断一个人的健康首先要看阴阳。第 7 条先辨阴阳，其中阴病可概括为里证、寒证和虚证，阳病可概括为表证、热证和实证。"八纲"是指阴、阳、表、里、寒、热、虚、实，所以八纲为各种辨证之纲领，而阴阳又是八纲之总纲。

总之，判断一个人的健康，首先要看阴阳。

（1）出生日与大自然的烙印和影响

一个人的阴阳状态在精卵结合、十月怀胎时就已经建立。然而，它并没有马上显现，因为此时由母亲的脐带供血调节着它与气的关系。但是，一旦婴儿落地，深吸一口（烎）气，出生日天地宇宙自然的感应便启动了其气立，而首先所使用的气立是由当时的天道所决定的。

例如，在丙寅日的第五之气出生，其中运是水太过，司天（上半天）是少阳相火，在泉（下半天）是厥阴风木，主气是阳明燥金，客气是太阳寒水。在出生日的第五之气生下来的孩子，他的气立便立即启动，以使机体与宇宙的共振自律相协调。

那么，在众多气立中，是哪个气立最先启动的呢？

就是出生日五之气这个时相框架内的气立最先启动。首先是水运的气立打开，以便与中运发生联系；然后，少阳相火的气立打开，与司天发生联系；厥阴风木的气立打开，与在泉发生联系；阳明燥金的气立打开，与主气发生联系；太阳寒水的气立打开，与客气发生联系。

人（生物）作为运动宇宙的一分子，这个孩子的出生日初始状态就是他（她）首先使用的运动方式，而这个初始的运动方式就在一定程度上影响着他（她）的生命进程，包括他（她）的生、长、壮、老、已，以及健康、疾病、个性和寿命等，都会受到这个初始运动状态的影响。

出生日运气的五个因素，即日运、司天、在泉、主气、客气共同的作用，在一定程度上决定了一个人的阴阳状态。这取决于六气风、寒、暑、湿、燥、火在日运气学五因素或五层次中的力量对比。哪个力量大，哪一个就对体质起着决定性的作用，并且还要看哪一个因素重复的次数多。在临床实践中，要结合具体出生日运和气的变化进行具体分析，并做出相应的判断。

（2）出生日与五脏的预测

出生日的天气（包括气象、物候等）是影响人体五脏的主要因素。在日五运六气三阴三阳学说中，这又被分为日中运、日司天、日在泉六步各自的主气、客气，以及日内五运各自的主气和客气等。在这些因素中，日运的覆盖面最广，与五脏的关系最贴近、最直接（同属五行）。因此，日运的层次最高。笔者首先选择"日运"作为预测人体五脏健康强弱的方法。

（3）"太过"之日的规律

"日运"有"太过"之日和"不及"之日之分。我们首先来看"太过"之日的规律。

《黄帝内经》告诉我们，五行在天地人之间是对应的。《素问·气交变大论》曰："岁木太过，风气流行，脾土受邪……岁火太过，炎暑流行，肺金受邪……岁土太过，雨湿流行，肾水受邪……岁金太过，燥气流行，肝木受邪……岁水太过，寒气流行，邪害心火。"同理，一日一气象亦可用于太过之日与五脏的对应关系。

太过之日与五脏：木太过之日，对应肝气太过，因此脾土受邪；火太过之日，对应心气太过，因此肺金受邪；土太过之日，对应脾气太过，因此肾水受邪；金太过之日，对应肺气太过，因此肝木受邪；水太过之日，对应肾气太过，因此心火受邪。并且，木对应肝，火对应心，土对应脾，金对应肺，水对应肾。

中医学认为，五脏和六腑存在对应关系，互为表里，即肝对应胆，肝胆互为表里，言肝即包括胆；心对应小肠，心与小肠互为表里，言心即包括小肠；脾对应胃，脾胃互为表里，言脾即包括胃；肺对应大肠，肺与大肠互为表里，言肺即包括大肠；肾对应膀胱，肾与膀胱互为表里，言肾即包括膀胱。这一关系也体现在经络上：足太阳膀胱经与足少阴肾经相表里，足少阳胆经与足厥阴肝经相表里，足阳明胃经与足太阴脾经相表里，手太阳小肠经与手少阴心经相表里，手少阳三焦经与手厥阴心包经相表里，手阳明大肠经与手太阴肺经相表里。

（4）"不及之年"的规律：以水运不及为例

"不及之年"与"太过之年"的情况类似。以水运不及为例，"水不及"首先是肾水偏弱。本来脾土与肾水是平衡的，但因肾水弱而显得脾土过强。由于肾水弱，水不制火，于是心火偏旺。因此，在水不及之日，肾水"病虚"，而脾土和心火则可能"病实"。这同样是以日运同气为中心，包括相邻的两个相克因素而形成一个"人体三角"关系。与"太过之日"不同的是，不及之日"人体三角"关系的中心因素是"病虚"，而太过之日，"人体三角"关系的中心因素是"病实"。

当某一个"太过"或"不及"之日出现的时候，天上的星星、地上的草木山川，以及人体的不同部位都会出现特殊反应。天气太过或不及，人都可能生病，但病与病之间是有区别的。例如，木气太过可能致病，而脾土受邪也可能致病；其中肝木病在太过，即"病实"；而脾土病因受克而"病虚"。"病实"和"病虚"在治法上完全不同，实则泻之，虚则补之。然而，大自然具备"自衡机制"，当太过之日或不及之日出现时，第三个因素就会出来纠正太过或不及的因素。

例如，木气太过，金气就会兴起，称为复气，来制约木气。金克木，因此能制约木气，恢复平衡。从五行上来看，金为土之子，当土气受克而无力制衡时，土气之子金气就会"为母来复"。

由此可见，自然界会有三股力量相互冲撞，这三股力量可称为天地三角关系，以太过或不及之气为中心，而这一日人体相应的脏腑可称为人体三角关系。

太过不及之日三角关系与病位：木太过之日，病位主要涉及脾土、肝木和肺金；火太过之日，病位则关联肺金、心火和肾水；土太过之日，病位主要关乎肾水、脾土和肝木；金太过之日，病位则牵涉肝木、肺金和心火；水太过之日，病位主要涉及心火、肾水和脾土。相应地，木不及之日，病位主要在肝木、肺金和脾土；火不及之日，病位则关联心火、肾水和肺金；土不及之日，病位主要关乎脾土、肝木和肾水；金不及之日，需注意其病位在肺金、心火和肝木；水不及之日，病位则主要涉及肾水、脾土和心火。

2. 特异日期对人体质影响的相关性

《伤寒论》详细记载和论述了"寒厥""热厥""蛔厥""气厥"等多种厥证。为何会出现如此众多的厥证呢？我们可以探究一下这些患者出生的日期。例如，热厥证患者，其出生日的日运为"火太过"，日司天为"少阴君火"，日在泉为"阳明燥金"，日主气同样为"阳明燥金"，而日客气则为"少阳相火"。在运气学的五个因素中，有三个与"火"相关，占据了一大半。尤为重要的是，对人的体质影响最为显著的是日运（也即年运）。这提示我们，凡是在运气学五因素中有三个或更多因素相同时，便很可能对此人一生的体质产生重要影响。因此，我们将此现象称为特异日期对人体质影响的相关性。

再如某人出生于 1945 年五之气期间，具体为乙酉日（初八），其日运为金不及，日司天为阳明燥金，日在泉为少阴君火，日主气同样为阳明燥金，而日客气则为厥阴风木。在这五个天气因素中，阳明燥金占据了三个，其中还包括日运（年运），而日运（年运）的影响尤为显著。因此，此人很可能偏离了金不及之人的一般体质规律。由于"燥"的因素过强，从而形成了特殊偏燥的体质。这类人很可能具有"燥"性的典型特征，因此极易患上燥证。燥证易伤津液，症状包括干咳少痰、咽干鼻燥、舌干少津、牙龈红肿、咽喉作痛，以及干燥无汗等。

在特异日期对人体质的影响中，还有一种特殊情况，即五个天气因素中相同的因素竟占据了四个。例如，1968 年三之气出生的人，具体为戊申（农历十二）日，这一日的日运为火太过，日司天为少阴相火；日在泉为厥阴风木，日三之气的主气为少阳相火，而日客气同样为少阳相火。在这五个因素中，火的因素占据了四个，并且此人的日运（年运）也为火太过之年。因此，此人极有可能为热性体质，易患热病，尤其在夏季或冬季应寒反温时更易发病。

总之，根据日五运六气三阴三阳学说，我们提出了"出生日"预测方法。如果五个天气因素中有三个或更多因素相同，如相同因素为木者，易患风证；为火者，易患热证；为土者，易患湿证；为金者，易患燥证；为水者，则易患寒证。

3. 初发病时间与特异日期的相关性

每一年、每一日，某些脏腑的负担都会相对较重，因此更容易生病。以 1986 年为例，丙寅日出生之人，其日运为水运，日司天为少阳相火，日在泉为厥阴风木。在天之少阳与人之少阳所属的胆、三焦相关；在泉之厥阴则与人之厥阴所属的肝、心包相关；而且日主运之水又与人之肾水、膀胱相关。在与宇宙相互联系的过程中，存在一个复杂的问题。承担执行任务的脏腑会有负荷，得不到充分休息。如果原本就存在遗传性疾病或器官组织的问题，那么在这些特定的日期（如出生日），这些部位就可能会出现超负荷运行的情况，而原本遗传的毛病也可能会显现出来。因此，人会在这些部位生病。

综上所述，是我们对《伤寒论》中日五运六气三阴三阳学说全息思想的粗浅认识和体会。《伤寒论》中日五运六气三阴三阳学说的全息思想内容丰富，我们只是初步触及、略知皮毛。笔者旨在抛砖引玉，恳请各位同道有识之士指正教诲，以便我们对《伤寒论》中日五运六气三阴三阳学说的全息思想进行更深入、更广泛的探索，为发展和弘扬中医药事业作出应有的贡献。

第三章
《伤寒论》三阴三阳六个靶向时空时阈坐标系统的全息思想

医圣张仲景的深奥玄妙天机，隐匿且彰显于《伤寒论》的三阴三阳六个靶向时空时阈坐标（以下简称"六个时空坐标"）系统之中。之所以尊称其为医圣，是因为张仲景拥有深厚的"内功"与独具的慧眼。在中国古代，"内功"乃有志之士为认识宇宙、生命，不断超越自我，提升道德修养，促进人类社会共同进步而常用的探索、观察和求知之方法。张仲景的"内功"一则源自老师张伯祖的传授，二则得益于自己努力奋进、敬业的精神。

《伤寒论》中的六个时空坐标，是张仲景运用自己特有的"内功"，汲取中国古代《周易》《太玄经》《黄帝内经》和老子《道德经》等典籍中的哲学思想和先进传统文化精髓，总结得出的独具中国传统文化特色的成果。同时，它也是中国古代科学技术研究的一项重要科技成果，成为东方文化中的一颗璀璨明珠，至今仍闪耀着灿烂的光辉。

在信息化的今天，宇宙全息统一论与古老的《伤寒论》跨越时代相遇，彼此交相辉映。在这纷繁复杂的现象中，两者隐藏着深刻的同一性，又表现得如此统一、和谐，使我们惊叹不已。其实，人们发现宇宙全息统一论是现代科学与中国古典哲学有机结合的产物和成果。

《伤寒论》的六个时空坐标系统，是医圣张仲景的杰出贡献，是传统文化的巨著和宝藏。其中蕴含着丰富的宇宙全息思想，我们作为中医的传承者，有责任、有理由去探索和研究，使之发扬光大。

第一节　《伤寒论》篇目背后的全息思想

学习和研读《伤寒论》，首要任务是对其篇目有一个清晰的认识和理解，对其进行深入的剖析和解读显得尤为必要。医圣张仲景凭借其高超的智慧，通过简洁的篇目概述，展现了《伤寒论》的全貌。

《伤寒论》开篇言：辨太阳病脉证并治上（1～29条），辨太阳病脉证并治中（30～126条），辨太阳病脉证并治下（127～177条），以上共178条；辨阳明病脉证并治（178～261条），共84条；辨少阳病脉证并治（262～271条），共10条；辨太阴病脉证并治（272～279条），共8条；辨少阴病脉证并治（280～324条），共45条；辨厥阴病脉证并治（325～380条），共56条；辨霍乱病脉证并治（381～390条），共10条；辨阴阳易差后劳复病脉证并治（391～398条），共7条；以上总共398条条文。

从开篇的篇目设置中，我们不难体会到医圣张仲景的匠心独运。他巧妙地运用"辨"，太阳、阳明、少阳、太阴、少阴、厥阴"六个标杆"，以及"病""脉证并治"等关键词，高度概括了《伤寒论》的全貌。这些关键词的背后，隐含着张仲景的全息思维方法和辨病论证施治的全息思想。

一、"辨"的寓意

"辨"，即运用概念来反映思想，用判断来表达思想，用推理来说明原因，通过抽象揭示事物的本质。这一思维过程在《墨辩》中得到了系统的总结和阐述，它作为我国古代较为系统的综合逻辑学，蕴含了一定的辩证法因素。

中医学的形成，可追溯至秦汉时期。它深受当时《周易》"象思维"朴素的唯物论的影响，同时借鉴了"墨辩"逻辑作为理论论证的工具，从而在医学领域取得了卓越的科学成就。这一时期的医学巨著，如《黄帝内经》《伤寒论》等，都蕴含了丰富的宇宙全息辨证思维方法，不仅丰富了古代逻辑学的内容，还为"象思维"理论的发展作出了重要贡献。

近年来，运厈宇宙全息辩证思维方法研究《伤寒论》，已引起一些学者的兴趣，并取得了一定的成果。这一研究对于推动中医学理论的发展，实现中医学理论的现代化，将具有深远意义。

二、"六个标杆"的含义

《伤寒论》中，张仲景仅言太阳、阳明、少阳、太阴、少阴、厥阴为六个标杆，这让初学者可能感到困惑。然而，这六个标杆实则蕴含着张仲景全息思想的精髓。

1. 张仲景通过这六个标杆，表述了"天人合一""天人相应"的人与天地相对应的六个时空坐标系统。这一系统是科学的，并已得到现代科学的验证。

2. 张仲景利用这六个时空坐标的科学性，以三阴三阳为布局，构建了《伤寒论》的三阴三阳学说。

3. 《伤寒论》还蕴含了以这六个时空坐标为体系，独创的以日五运六气三阴三阳时空时阈为构模的生理病理学全息思想。

4. 六个标杆的来源可追溯至《黄帝内经》，这表明张仲景充分继承了《黄帝内经》的学术思想，并在此基础上进行了升华和发展。

5. 在《周易》思想的影响下，《伤寒论》构建了自己的术数宇宙全息构模理论。它依据《周易》的太极、太玄、阴阳、八卦、河图、洛书等理论，创造性地提出了"病有发热恶寒者，发于阳也；无热恶寒者，发于阴也"的论断，并据此提出了病愈的时日规律。这一理论不仅体现了《伤寒论》以河图洛书为框架的构模思想，还深刻揭示了地球膨胀和收缩产生的六气风寒暑湿燥火对人体生理病理变化的影响。

6. "自愈力"是《伤寒论》张仲景首次提出的概念。他在书中多次提及疾病的自愈时日，这表明他早已认识到人体内存在一种奇妙而神奇的自愈力量。这种力量不仅是全息智能的，而且还具有全息自治的特性。这与古希腊医生希波克拉底和 17 世纪英国医生托马斯·西登哈姆的观点不谋而合，他们都强调了人体自愈力的重要性。张仲景在《伤寒论》中通过众多辨证的条文，进一步印证了人体具有自动"抢修"故障并恢复到正常状态的能力，即自愈力。这一发现比西方人早了 1800 多年。

用现代语言来说，控制人体各种功能修复的力量就是自愈力。它包括人体的自我适应、自我防御、自我净化、自我修复，以及自我管理等多种功能。这些功能在人体出生时就已具备，并与张仲景在《伤寒论》中的论述相吻合，这充分展示了张仲景超越时代的思想境界。

三、"病"的含义

在《伤寒论》中，"病"主要指人与宇宙相互对应的时空坐标受六气之邪相互感应于人体的病理状态。书中所述的太阳病、阳明病、少阳病、太阴病、少阴病、厥阴病，充分体现了医圣张仲景从宇宙观立论，从宏观上把握人体与宇宙相互感应的全息病理机制状态。这包括三阴三阳六个时空坐标系统区域间的病理状态和病理变化的全过程。

这种全息病理机制状态具体包括以下几个方面：

1. 病性：疾病的性质，如发热恶寒者发于阳，无热恶寒者发于阴，以及阴阳、寒热、虚实、表里等八纲之性质。

2. 病位：指病邪所在的位置，如阳之表太阳、阳之里阳明、阳之半表半里少阳；阴之表太阴、阴之里少阴、阴之半表半里厥阴。

3. 病因：宇宙自然界的风寒暑湿燥火六气，包括七情心理因素在内的疾病原因。

4. 病机：《伤寒论》在《黄帝内经》病机十九条理论的指导下，提出了六个时空坐标发病的全息机制。

5. 病势：疾病在六个时空坐标间的相互传变和病态发展的顺逆轻重等，如顺传、逆传、越经传、直中、并病、合病等。

四、"脉证并治"的意义

"脉证并治"是《伤寒论》张仲景循证医学的重要内容。他践行并诠释了《素问·至真要大论》中的气化理论，即"夫百病之生也，皆生于风寒暑湿燥火，以之化之变也"。在此基础上，他形成了以"脉证并治"为主体的全息诊疗方法。

以上是笔者对《伤寒论》篇目的初步解析。其中蕴含的医圣张仲景古朴而光辉的全息思想，对我们今后探索和研究《伤寒论》将大有裨益。

第二节　六个时空坐标隐显的古代哲学的全息思想

古老的东方哲学孕育出灿若星辰的文化明珠，在这些明珠中，医圣张仲景《伤寒论》中六个时空坐标所绽放的全息思想光芒，越来越引人注目。

一、六个时空坐标中的阴阳、五行和八卦说

《伤寒论》三阳三阴学说蕴含了阴阳、五行和八卦的深刻内涵，这与《周易》中的太极生两仪（阴阳），两仪生四象（太阳、少阳、太阴、少阴），四象生八卦（乃至六十四卦）的哲学体系一脉相承。

《黄帝内经》在《周易》四象的基础上，创造性地于两阳之间加入阳明，两阴之后加入厥阴，从而完善了三阴三阳学说。

《伤寒论》不仅深受《道德经》"道生一，一生二，二生三，三生万物。万物负阴而抱阳，冲气以为和"的影响，而且汲取了《周易》太极、太玄序列理论的丰富精髓，更是结合《黄帝内经》三阴三阳学说原理，创造性地发明了独具特色的日五运六气三阴三阳学说。其中的太阳寒水、阳明燥金、少阳相火、太阴湿土、少阴君火、厥阴风木，便涵盖了中医学的阴阳、五

行和八卦理论，并被用来解释宇宙万物相关的根源。

　　阴阳五行学说产生于殷商之际，是"阴阳"和"五行"两说的合流，《尚书·洪范》中对"五行"进行了论述："五行：一曰水，二曰火，三曰木，四曰金，五曰土。水曰润下，火曰炎上，木曰曲直，金曰从革，土爰稼穑。润下作咸，炎上作苦，曲直作酸，从革作辛，稼穑作甘。"这段描述简要地阐述了构成宇宙最基本的五种物质形态的性质和作用，同时也揭示了人的味觉来源于与外界五种不同物质的接触，如中药的四气五味等。五行学说进一步认为，五种基本元素以"土"为核心，与其他四种元素共同构成万物。金、木、水、火、土五种元素按照相生相克的变化规律，制约着自然现象和运动的过程，这充分展示了宇宙全息律中全息元在五行中的重要作用。现代学者孙占忠将阴阳五行学说与生物物理、生物化学紧密结合，科学地探讨了人类的生命现象和人体运动结构，这也证明了宇宙全息律在人体生命运动中的重要作用。

　　阴阳学说，用阴和阳的矛盾运动来解释自然现象。天气属于阳，性质是上升的；地气属于阴，性质是沉滞下降的。阴阳二气上下对流而生成万物，这是天地的秩序，阴阳二气的相互作用是一切自然现象变化的根源。

　　张仲景所著《伤寒论》立足于三阳三阴学说，构建了靶向时空时阈的体系，充分体现了以阴阳五行为骨干，以一分为三为规则，以天地人三才为宇宙全息统一运行的过程。这一体系构成了一个总括时间与空间、包容天地生（生物）人的世界自然模式，向人们描绘了一幅把自然、社会联系为一个整体的宇宙全息画面。

　　阴阳五行既然是万物的本源和各种自然现象的根源，那么从现代观点来看，阴和阳与万物乃至自然现象之间都是全息的；"五行"与自然万物之间也是全息的；无疑，三阴三阳学说亦是全息的。"阴阳五行"和"三阴三阳"是万物和自然现象的全息元，而万物和变化万千的自然现象则是"阴阳""五行"和"三阴三阳"的组合。万物之间、各种自然现象之间，都包含着"阴阳五行"和"三阴三阳"，从而构成了无数层次和各种显现模式的全息对应关系。

八卦说大致产生于殷周之际，相传八卦的形成与河图、洛书有一定的联系。八卦主要分为伏羲八卦（先天八卦）、后天八卦和中天八卦三种，其主要思想记载在《周易》一书中。《周易》从人们经常接触到的自然界中选取了八种东西作为说明宇宙万物的根源，它们是天（乾☰）、地（坤☷）、风（巽☴）、雷（震☳）、水（坎☵）、火（离☲）、山（艮☶）、泽（兑☱）。这八种自然物中，天地又是根源，天地为父母，产生雷、火、风、泽、水、山六个子女，却孕育着三阴三阳学说形成的雏形。因此，"乾坤"两卦在八卦中占有特别重要的位置，是自然界和人类社会一切现象的"原始代码"。八卦中的八种基本图形，由阴（- -）和阳（—）两爻的不同排列组合而成。再把八卦按一定次序相互排列为重卦，便产生出六十四卦，每个卦又有六爻，共三百八十四爻。其中，三阴三阳的二十卦都是从否泰变化而来，表述了春秋时期古人对人体寿命的自然极限是 120 岁的观点，真是奇妙无比。

这些卦象象征着"道"的各种形式，是由阴阳相互作用而产生的，反映了宇宙自然和人类的所有情况。这充分说明了八卦说、三阴三阳说包含了由阴、阳的不同排列而构成宇宙万事万物，以及由阴、阳排列变化导致宇宙万事万物变化发展的全息思想。这是自发的朴素的辩证法思想，它试图用有限的变化模式来概括宇宙的万事万物。

古老的东方哲学和《伤寒论》的三阴三阳学说，六个时空坐标至今还散发着青春活力，而其全息思想的萌芽却刚刚引起少数人的注意。

阴阳八卦、三阴三阳学说中的六个时空坐标，那些先天的模式决定了宇宙万物的先天构造，而那些变化万端的排列组合则反映了宇宙万事万物的现象。这说明阴、阳两爻和太极图、太玄序列三阴三阳六个时空坐标反映了宇宙中阴阳与三阴三阳和宇宙万物的全息关系。从阴阳、三阴三阳的整体来看，它反映了万事万物构成的宇宙整体全息统一体；而从万事万物以不同方式和不同程度分为阴阳和三阴三阳来讲，阴阳、三阴三阳六个时空坐标又是宇宙万事万物最小的全息元。

总之，既然每一事物都包含着"阴阳""八卦""三阴三阳"，那么，这也就说明万事万物之间乃至万事万物同整体宇宙之间存在着内在的全息对应关系。简而言之，周易、太极、太玄序列和《伤寒论》三阴三阳学说中的六个时空坐标，蕴含着深刻而玄妙的全息思想，而这一思想还远远没有被人们所理解和重视，这是值得我们深入思考的。也许这一全息思想就像一把金钥匙，将会在探讨和研究《伤寒论》时起到非常重要的作用。《周易》六十四卦，每卦有六爻，共三百八十四爻，用于演绎宇宙万事万物的动静变化。其中爻的排列和爻数蕴含着现代数理、物理和哲理知识，如《周易》的阴阳两爻，其为三画，代表一生二，二生三，三生万物。八卦中的一生二、二生四的过程中的三，与氨基酸生成过程中的三元结构高度吻合，都说明"周易三角"的精密数字结构是精妙的。这充分说明它与《道德经》"道生一，一生二，二生三，三生万物。万物负阴而抱阳，冲气以为和"的思想是相统一的。《周易》与《伤寒论》三阴三阳学说全息示意图见图 3-1。

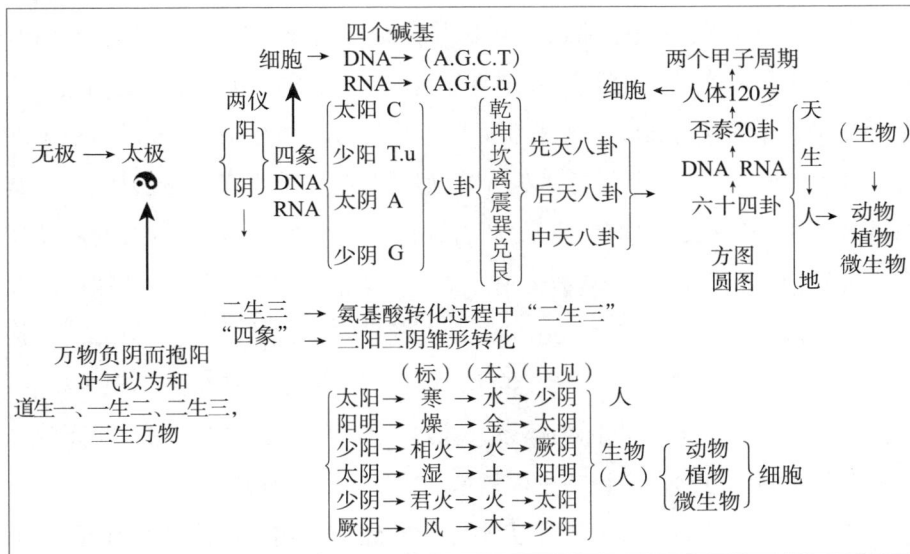

```
                            四个碱基
              细胞→ DNA→（A.G.C.T）        两个甲子周期
                    RNA→（A.G.C.u）   细胞 ← 人体120岁
        两仪｛阳      太阳 C    ｛乾坤      否泰20卦   天 （生物）
无极→太极｛     四象 DNA 少阳 T.u  坎离 先天八卦 DNA RNA  生
        ｛阴      RNA 太阴 A   八卦 震巽 后天八卦 六十四卦  人 →动物
                    少阴 G    ｛兑艮 中天八卦      方图  地 植物
                                                圆图     微生物

           二生三
万物负阴而抱阳 "四象" → 氨基酸转化过程中"二生三"
冲气以为和        → 三阳三阴雏形转化
道生一、一生二、二生三，   （标）（本）（中见）
三生万物        太阳→ 寒 → 水 →少阴  人
                阳明→ 燥 → 金 →厥阴  生物 ｛动物
                少阳→ 相火→ 火 →厥阴  （人）植物 ｝细胞
                太阴→ 湿 → 土 →阳明      微生物
                少阴→ 君火→ 火 →太阳
                厥阴→ 风 → 木 →少阳
```

图 3-1 《周易》与《伤寒论》三阴三阳学说全息示意图

二、日五运六气三阴三阳学说之六个时空坐标与古代哲学全息思想之对应

中国古代哲学，其渊源可追溯至《周易》，并与儒家并立的老庄道家学派，共同构成了周易的重要支脉。此哲学观念对中医学之影响甚为深远。

"道"乃《道德经》之核心体系，道为万物之本源，德为万物之本性。《道德经》指出道生万物之规律："道生一，一生二，二生三，三生万物。"《淮南子·天文训》亦云："道曰规，始于一，一而不生，故分为阴阳。阴阳合而万物生，故曰：一生二，二生三，三生万物。"此言道明"道"如太极，为万物化生之始源。"道生一"，乃对宇宙本体生成论的又一表述，其中"三生万物"又成"一分为三"的原胚。《道德经》之"道"，既强调其循环性、运动性"周行而不殆"，又突显其转化的思想"反者，道之动"，亦即强调事物间的对立统一规律。

中医学深受老庄道学派的影响，并接纳了道家对宇宙本体论的认识。如《素问·阴阳应象大论》所言："阴阳者，天地之道也，万物之纲纪，变化之父母，生杀之本始。"此言即强调"道"为万物之宗。《黄帝内经》亦极为重视"知道""法道"与"奉道"，如《素问·上古天真论》所言："其知道者，法于阴阳，和于术数。"此言即谓人必掌握宇宙运动的规律。《素问·天元纪大论》所言"谨奉天道"等，其意皆为人应顺应自然法则。此皆说明《黄帝内经》受道家之影响，认为道即自然规律，人应遵循之。《伤寒论》亦不例外，遵循"道"之规律，以三阴三阳学说的全息思想为布局，独树一帜，立六个时空坐标为体系，诠释人体生理病理之机制。此充分显示了三阴三阳全息诊疗学说在中医领域的重要地位与作用。

老子的卓越成就，在于对宇宙本体论的建树。如《道德经》所言："道生一，一生二，二生三，三生万物。万物负阴而抱阳，冲气以为和。"老子强调"道"为万物之本源，并在《周易》一分为二的基础上，提出一分为三。老子之"一分为三"，源于《周易》之卦爻。《周易》的八经卦，由初爻、中爻、末爻组成，表示阴阳消长的三个阶段。六十四别卦亦分为三象，

每两爻为一象，自下而上，分为三位，分别象征地、人、天，实为"一分为三"之范式。其优点在于将阴阳消长转化为更为精确的阶段，更具使用价值。

《黄帝内经》中关于阴阳一分为三的论述颇多，如三阴三阳的开阖枢理论、三阴三阳的标本中气理论、热病的三阴三阳传变理论，以及《黄帝内经》七篇大论的运气三阴三阳学说，为《伤寒论》的三阴三阳理论奠定了坚实基础。此说明中医《黄帝内经》的三阴三阳学说、《伤寒论》的三阴三阳学说，与《周易》《道德经》的一分为三理论密切相关。

《伤寒论》共有398条条文，113首方剂，距今已有1800多年的历史。历代医家众说纷纭，各抒己见。时至今日，笔者从全息思想的观点出发，探讨与研究《伤寒论》的三阴三阳学说，将是一件极有意义之事。

张仲景《伤寒论》仅言及太阳、阳明、少阳、太阴、少阴、厥阴，其余皆未提及。此论颇耐人寻味，发人深思。其立标杆的玄机奥妙何在？实则张仲景立此六者为标杆，并暗含诸多实质内容与概念，留待后人探索研究其中的奥妙与真谛。这或许便是张仲景留给我们的一个"谜"。

张仲景以此六者为标杆，以三阴三阳之六个时空坐标为布局开论，却潜藏着一个"道"之天机。此"道"为何物？《道德经》有云："天下之物生于有，有生于无……道生一，一生二，二生三，三生万物。万物负阴而抱阳，冲气以为和。"从现代全息的观点看，老子此言道出了宇宙过程全息与万物之间的全息性。

医圣张仲景便是站在宇宙起源的高度论"道"。若从信息的观点考察《伤寒论》日五运六气三阴三阳学说六个时空坐标的生理病理过程，则不难看出，"无"包含着"有"的全部信息，"有"包含着万物的全部信息。从"无"至"有"再至"万物"的过程，显示出宇宙自身发展过程中的阶段全息性，而"万物负阴而抱阳"则说明万物之间亦具有全息对应的关系。

从老子"道"的全息思想与《伤寒论》三阴三阳学说的全息时空坐标对应图中，不难发现人与宇宙之对应、感应的朴素全息思想。我们只是做了一些重点性的说明，挂一漏万，点到为止。未来还望有识之士对其进行详细阐述。老子"道"与《伤寒论》三阴三阳全息时空坐标示意图见图 3-2。

	人体六个坐标 （宇宙坐标）（病理）		人与宇宙自然时空坐标 六气与五行	对应关系 中见

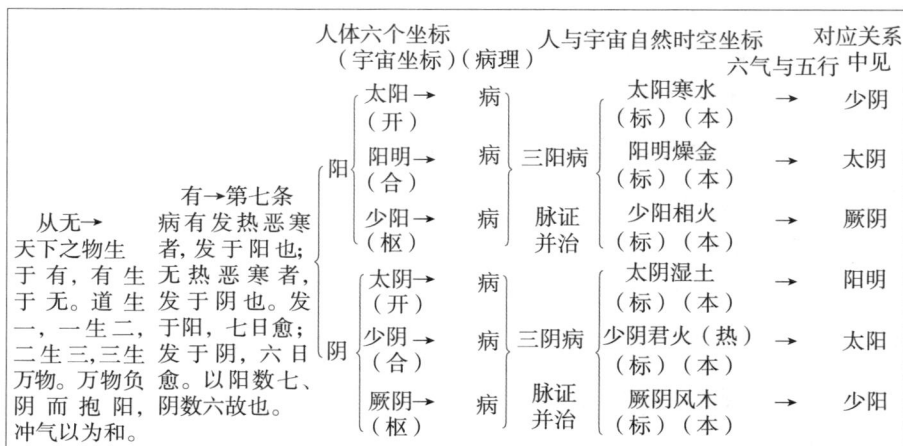

图 3-2 老子"道"与《伤寒论》三阴三阳全息时空坐标示意图

三、《伤寒论》日五运六气三阴三阳六个时空坐标潜隐《太玄经》宇宙全息思想

《伤寒论》中潜藏着深刻的全息思想萌芽，值得我们深入挖掘。

研读《伤寒论》，首要在于明晰三阴三阳的来龙去脉。为此，我们有必要穿越时空，回溯至古代的《太玄经》，以探寻其本原与真相。

《太玄经》乃扬雄潜心思索之杰作，构筑了一个宏大的哲学体系。其在形式上效仿《周易》，既有经文又有传文，虽道理相通但方法各异。

与《周易》相比，《太玄经》独具特色。《周易》历经多人整理加工，才逐渐形成系统化的形式，而《太玄经》则是由扬雄独自完成，从天、地、人三道出发，采用三分法展开其体系，所谓："玄有二道……以一起，一以三生。"《周易》的卦画表现了二进制数零至六十三这六十四个数字，而《太玄经》则严格按照三进制数零至八十的次序排列，这与任何一种易卦的排列方式都不同。因此，八十一首与六十四卦无法一一对应，不能机械地加以对比。《太玄经》将卦名与天文、历法、季节、气候相联系，用以说明天象的运转和节气的变换，显示出人们试图赋予其更多意义，使之具有更广泛的应用价值。因此，它对我们探索和研究《伤寒论》具有十分重要的意义。

《太玄经》体系的结构模式以"玄"为核心。"玄"的概念源自《道德经》："无，名天地之始；有，名万物之母……此两者同出而异名，同谓之玄，玄之又玄，众妙之门。"两者均用以形容一种幽暗深远、不可捉摸的状态。然而，扬雄对此进行了改造，将其作为宇宙全息的初始和万物的根本。

《太玄经》认为，太阳东升西落，天体西行，天体与太阳交错运行，阴气与阳气交替运行，衰亡与生长相互交织，如此天下万物便联系在一起。玄便是利用宇宙的普遍联系将万物联结在一起的力量。它能使万物按不同类别相连属，按一定方式得到相应的结果，使天下模糊的事物变得清晰，使天下晦暗的事物变得明朗。

玄不显露自己的方位和范围，深藏自己的本原，隐蔽自己的功能。寂静而能囊括一切的是玄，挥动而散布万物的是人。只有掌握了玄的基本性质，才能使玄道发挥作用，否则是不行的。

《太玄经·玄图》有言："夫玄也者，天道也，地道也，人道也，兼三道而天名之。"《太玄经》又说："天以不见为玄，地以不行为玄，人以心腹为玄。"这些说法与《太玄·玄摘》对玄的描述相结合，可以认为玄是万物及其运动的根源，又是万物性能及其运动方式的支配者。整个宇宙是在玄的基础上形成的统一整体。玄无处不在、无所不能，却又无形无象。它深藏于事物背后，在幽冥之中发挥着自己的功能。人们只能顺应它，不能违逆它。

整个《太玄经》的体系都是依据玄道而推演出来的。该体系反映出宇宙全息的全貌和事物发展变化的各种规律，是人类行为必须遵守的准则。

扬雄认为，事物的变化都遵循玄道，如天一般运行而无止境。玄分阴阳，阴阳结合为统一体，其中阳为主导，于是万物得以形成。如此一玄三方，一方三州，一州三部，一部三家，九九八十一首便产生了。九的循环和扩展是事物发展的规律。从"天到九天"，便是阴阳二气消长的过程。随着气候的变化，万物表现出潜藏、萌生、发育、壮大、衰落、灭亡的过程。

扬雄还认为，九段循环的运动规律具有普遍意义。八十一首的"九天"体现了一年的周期，是大的循环圈；每首的"九赞"则体现了小范围内波动，是小的循环圈。"中首"表示一年之始，阳气潜生于地下，万物生长的种子已包含在其中。但"中首"本身又是一个小的发展过程，"初一"为混沌初始，"次二"分阴阳分立，"次三"始见造物之功，"次四"物性未能大受，"次五"象日正于天，"次六"象月而亏，"次七"像秋而物成，"次八"像秋而将败，"次九"有生之终。这"九赞"是借自然现象的盈虚盛衰，比喻社会人事的起伏升迁。如同《周易》爻辞一样，每一赞的赞辞都可以做出不止一种解释，说明不止一种现象；各种事物都可以从中连类而推止，从而做出相应的结论。

扬雄很注重五行的方位性。五行迭胜表示方位的转移，四时的更替表示时间的变化。把这两者结合起来，便构成一个包含时间和空间的宇宙全息框架，万事万物蕴含生息于其中。

《太玄经》揭示了事物的全部规律，能把宇宙在空间和时间上已经发生和将要发生的事物全部囊括进去，从而具有真理的性质。扬雄扩展了以五行四时相配为中心的世界图式（河图洛书），如《玄数》所言："三八为本，为东方，为春，日甲乙……色青，味酸，臭膻，形诎，生火，胜土，时生。"其他四九、二七、一六、五五则分别与金、木、水、土、西南北、中央、秋、夏、冬、四维相配，并组成与之相应的一系列事物。这五个概念是模仿《周易》的河图、洛书而设计的，用以说明一种事物发展的全过程。

综上所述，扬雄的哲学体系可以概括如下：玄是宇宙的初始和万物的本体，天地人间的一切事物都是玄分化产生出来的，都是玄在某一阶段、某一方面的表现。催生阴阳二气，阴阳消长以三分法的方式形成万事万物。事物的运动以九之数为周期，遇九则变，周而复始，永无穷尽。阴阳的消长与五行生克相结合，决定着一切事物的产生、发展、衰落和灭亡。万物存在的过程都是从无到有、从有到无。总之，扬雄以玄为本体，以阴阳五行为骨干，以一分为三为规则，以九为度数，以罔直蒙酋冥为过程，构成了一个总括时间与空间、包容天地人的世界全息模式，向人们描绘了一幅把自然、社会联系为一个整体的宇宙全息画面。其中蕴含着丰富的宇宙全息律思想，是值得探索和发掘的。

《伤寒论》创立的日五运六气三阴三阳六个时空坐标，与《太玄经》的宇宙全息思想密切相关，并且与《周易》的阴阳、四象、八卦，以及《黄帝内经》的三阴三阳学说相互贯通。它们之间以全息律思想这座桥梁作为感应中介，才统一起来，在不同的时代发挥着相互之间统一、同一、同构律动的宇宙全息律思想。这一思想还得到了现代科学界的论证，证明了人与宇宙三维时空间三阴三阳的存在。从此，三阴三阳学说被赋予了科学的内涵。

在全息时空观上，科学和哲学的认识是不同的。但在太极、太玄模式中，由于有限与无限得到了统一，使科学和哲学也得到了统一。由此可以看出，中华民族先祖的思维是多么高超。这便是宇宙全息过程和万物之间的全息性，从"无"到"有"再到"万物"，说明了宇宙发展过程从简单到繁杂、由潜在到显现地不断展开。太极、太玄序列与三阴三阳学说全息示意图见图 3-3。

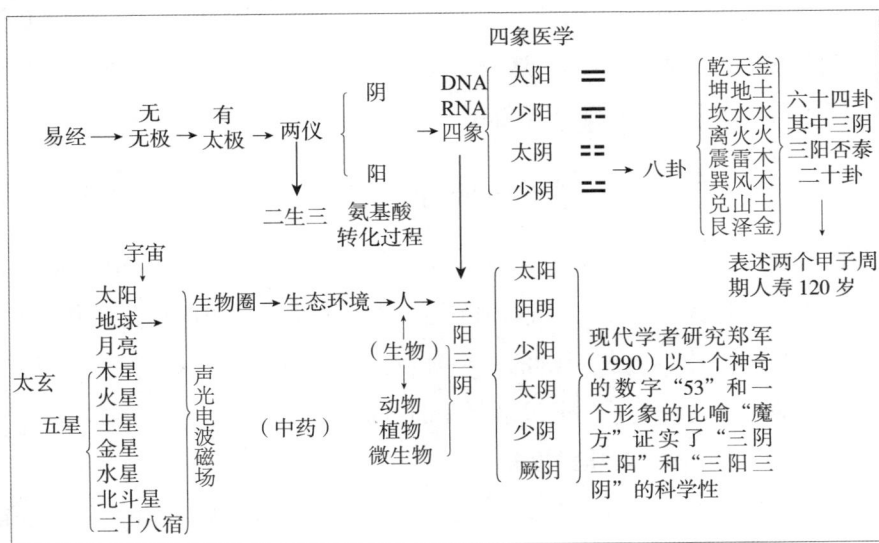

图 3-3　太极、太玄序列与三阴三阳学说全息示意图

第三节 《伤寒论》三阴三阳学说全息思想的科学内涵

《伤寒论》所创立的日五运六气三阴三阳学说，以六个时空坐标为框架，对宇宙全息思想的认识，是在长期与疾病斗争中总结和发展起来的。该学说深刻揭示了宇宙全息律与人体生命活动生理病理过程中的全息律，在宏观整体关系上保持着高度协调的一致性。这一学说不仅得到了现代科学的论证，其丰富的科学内涵和理论根据也得到了当今生物全息律的证实，彰显了其客观性。

一、《伤寒论》日五运六气三阴三阳学说时空坐标的科学观

《黄帝内经》中的运气三阴三阳学说和《伤寒论》中的日五运六气三阴三阳学说，其六个时空坐标并非凭空臆想，而是有着坚实的科学依据。我国著名学者郑军从科学观的角度出发，对《周易》太极太玄序列进行了深入研究和探讨，发现了"53"这一神奇数字，并以"魔方"为喻，形象地证实了宇宙三维时空三阴三阳坐标的科学性。

（一）"53"——一个神奇的数字

在古代，天干、地支就被用作纪年、月、日的方法。六十年构成一个完整的周期，称为一个甲子。这种以同一系统表达不同时间单位（年、月、日）的方法，是中国古代历法的一个独特之处。近年来，对于干支纪年与日、月、地三体运动关系的研究取得了新进展。

1. "53"——神奇数字的发现

傅立勤通过计算得出，以冬至为参考系的日月地三体运动的最小相似周期为742.1朔望月，这是基于九年七闰的历法规则。因此，六十年既等于12乘以60，即742.1朔望月，也等于60乘以365.25天，即21915天。一

朔望月近点月会合周期为 413.32 天，所以六十年中包含 21915 除以 413.32，约等于 53.02 个朔望月近点月会合周期。一个朔望月近点月会合周期等于四个近点月，即 60 个月亮单位。一年则等于 53 乘以 27.5545，也约为 53 个月亮单位，即一个近点月划分为四个月亮单位。傅立勤认为公式中出现的 53 这个数字值得注意，但未进行进一步探讨。

2. "53"——数字的现实意义

郑军对 53 这个数字进行了深入研究：①根据古代老子《道德经》的"道生一，一生二，二生三，三生万物"，郑军提出了以三进制为基础的"太玄模型"。在太玄结构中，0 至 53 个面构成最一般的三维立体结构，其中 53 是 54 进制中的最大数。53 个月亮单位构成的立体结构相当于一年，而 53 年的朔望月近点月会合周期构成的立体结构则正好等于六十年的甲子周期。②郑军还指出，在月地两体运动中，月亮具有近点月的一种速度，一近点月有四个特征点，一年月行 53 点；在日、月、地三体运动中，月亮出现了近点月和朔望月两种速度，其角速度之比为 15：14，即 60：56。在朔望月近点月会合周期（413.32 天）中，月行 60 点，但对于回归年（365.25 天）来说，月行 53 点。因此，第二年开始时月亮的位置会退后 7 点（月亮单位）。每年退行 7 位，即古代所谓的"隔八相生"，这里找到了它的天文机制。这是日、月、地运行的一个固有韵律（有序性），经过六十年才重复到初始位置。这样，甲子六十年就是由 53 年的朔望月近点月会合周期构成的。53 作为三维结构数，可以对应三阴三阳六个结构面，每个结构面由九宫八卦组成。这与古代《黄帝内经》和《伤寒杂病论》中的三阴三阳学说理论不谋而合，为中医三阴三阳学说奠定了坚实的理论基础，并为其时空概念找到了科学依据。因此，53 这个神奇的数字具有重要的规律意义。

（二）"魔方"——一个形象的比喻

郑军用大家熟知的魔方（立方体）来比拟太极太玄体系。魔方有六面，共有二十七个小方块，表面由 54 个面（表面单位）组成。在二十七个小方块中，中心一块是不可见的，它相当于二十七部，可分解为三层，每一层都有一组九宫八卦。三组九宫八卦可以有三种组合方式，共九种排列方式。

在类似于魔方的六面体的六个表面上，分布着六组九宫八卦，共五十四个表面单位。它们分布在 X、Y、Z 三个方向轴的垂直面上，每一轴上都有两组对立存在并与轴线垂直的九宫八卦，上下、左右、前后共有三组。若以每一轴线上的两个垂直表面分别表示为阴和阳，则共有三组阴阳，即三阴三阳的表达形式。每一垂直平面上的代表点是中宫，六个中宫中心点的连线即为 X、Y、Z 三维坐标的轴。

八个顶点是表面性质充分暴露的八部，即八卦。从三维角度来看，八卦各为一立方体，有三面暴露可对应三爻。十二条棱中间位置上的 12 个小立方体各暴露出两个面，而每个面的中宫只暴露出一个面。对 54 个面进行编号，从 0 号开始，其最大值为 53。

按照先天八卦的排列形式给这 6 组九宫八卦编码。首先，一个中宫记号为 0，则相对的中宫记号为 1（阴阳始判，故为 0、1），构成 0–1 轴，而 0 位下面的坤位即为 2。

魔方的转动情况可出现四千多亿种组合类型，但不论何种情况，三坐标轴线上的中宫是恒定不变的，它们是三阴三阳的代表点。

"魔方"这一比喻揭示了世界物质运动最原始、最基本的形态，为研究《黄帝内经》和《伤寒论》中三阴三阳学说的时空观、层次说指明了方向。

1. 周期运动的时空结构特征

人类生活在三维空间中，从时空统一的角度可推知，既然空间为三维，那么时间也应为三维。时空是物质运动表现出来的阴阳两种属性，因此，在三维时空中，就表现为三阴（空间）三阳（时间）六种单元。三阴三阳构成了事物的完整过程，它是一种六维时空。

《太玄经》认为周期运动中有始、中、终三种状态（黑格尔称为正、反、合）。用现代语言表达就是"发生—发展—消亡"（事物发展的三个阶段）。在数学上，这可以记为 0、1、2。物质从初始状态 0 开始运动，经过中间状态 1，进入终点状态 2，完成一个基本周期，同时也为高一级周期运动准备了必要的条件，然后万事万物得以出现。从空间来看，它主要表现为"太极函三为一"。

以上描述的事物周期运动的始、中、终三种状态，与我国古代医学《素问·阴阳离合论》中的"太阳为开，阳明为阖，少阳为枢""太阴为开，厥阴为阖，少阴为枢"的记载有着极其相近的论述，这也为《伤寒论》创立的日五运六气三阴三阳学说六个时空坐标找到了科学依据。

2. 宇宙的根本法则

在现实的三维世界中，三维时间和三维空间构成了宇宙中最基本、最一般的三阴三阳结构。宇宙并非真正随机，其看似杂乱和随机的背后隐藏着严格的规律性、有序性。

在对比化学元素和日、月、地系统的有序性时，可以发现前者的微观空间结构与后者的宇宙观时间结构竟然完全一致。化学元素的周期变化构成三维空间中的 54 个立方体，元素的结构在周期表中每前进一位，则出现一种新元素。日、月、地系统运动的有序性及由低级向高级发展的层次性是由时间表现出来的。月亮运动的 53 个特征状态加上始点 0 状态，上升为 1 个地球回归年。两者都是太玄 54 位三维立体结构，都可分为三阴三阳六个结构面。由此可知，从时空统一的角度来看，微观和宇宙面的时空结构是一致的。可以说，太极太玄模型所表述的规则是宇宙的根本法则，对探索古老的《黄帝内经》运气三阴三阳学说和《伤寒论》日五运六气三阴三阳学说构模都是十分有益的。

（三）三维时空坐标的构成

现代学者严春友、周复原、赵建功等持此观点，他们的共同观点是将太极图看成一个立体的太极球。周复原认为，这个太极球揭示了一个五维时空的宇宙结构。这个球体由两个面积相等、色彩相异的环带垂直相交而成。两色带表示正反物质，选择适当的角度观察，它就是一幅太极图的形象。正反两种物质流相互掩蔽的地方呈现四边形，两个四边形上的八个角构成球体的内接正方体，这正好就是八卦的编码。如果从球心和正方体六个面的中心做垂直线，便构成了三维的空间坐标，把球体分成八个象限，反正物质流（阴与阳）各居其半。时间维则寓于阴阳物质流的中心线上，阴阳物质流的运动方向便是两时间维的矢向，构成五维时空宇宙。

以上足以说明《黄帝内经》中"七篇大论"所阐述的运气三阴三阳学说，以及《伤寒论》中的日五运六气三阴三阳学说，其构模均基于宇宙客观存在，且有科学证据支持。那么，它们又是如何与生物体、人体相互联系并产生互动的呢？我们认为，"律动"（或称为"周期节律性振荡"）和"涨落理论"在其中起着十分重要的作用。

二、律动在《伤寒论》创立日五运六气三阴三阳学说自组网构坐标系统中的作用

律动，乃是对各种规律性起伏的统称，包括涨落、振荡、波动、有序、周期等现象，其概念出现于卡普拉1988年的著作中。卡普拉认为，在整体观的指导下，对未来新世界图景的深入探索中，律动概念或将发挥举足轻重的作用。

日五运六气三阴三阳学说描绘了天、地、生物、人之间自然界宇宙全息与生物全息同构共振的动态循环过程。在此过程中，唯有形成律动模式，方能确保过程与系统的稳定性并存。例如，在生物学领域，涨落在自组织动力学中占据核心地位，是生命世界有序性的基石。律动模式对于有序结构的形成颇为有利，而中医学的运气三阴三阳学说，正是自组织系统中律动模式的一种表述方式。

律动作为一种普遍现象，广泛存在于自然界与科学领域。例如，化学元素具有周期表，郑军所提出的太极太玄体系，不仅应用于日、月、地体系的研究，还拓展至化学元素周期表的研究，证明了"第一至第五周期共同构成了一个三阴三阳的九宫八卦结构"。其中，0至53号元素组成了第一层，57至167号元素组成了第二层，而第1至第7周期则构成了五行结构。如此，0至53号元素均可在此结构中展现，共分为6面，每面9个元素，依先天八卦排列，6个中心点以线相连，形成了正交三维直角坐标。总之，

元素周期表的太极太玄结构，展示了一幅由低级至高级不断进化、螺旋式上升发展的周期运动图景。这表明运动是分层次的，每一层都蕴含着三维时空结构，为中医学的运气三阴三阳学说提供了科学依据。

再者，从分子生物学的视角审视，律动模式对人体生命活动的节律具有至关重要的作用。分子具备振动结构，有机体是多维且相互依赖的波动模式。植物、动物及人均经历了工作与睡眠、活动与休息的周期，因此，其生理功能与病理变化均呈现出各种不同周期的节奏振荡。整个地球在自转与绕太阳公转的过程中，也展现出自然的律动与循环。由此可见，律动模式是一种普遍现象，而《伤寒论》早在 1800 多年前就已认识到这一普遍现象的存在。

现已证实，无论是宏大的天体运行，还是微小的有机分子结构、原子及原子核结构，均存在共振现象。共振现象最早是在乐器与人声这类声学系统中进行研究，《周易》中的"同声相应"即表示古人早已认识到自然界中存在的周期性现象。这表明，古人不仅认识到周期节律现象的存在，还进一步认识到事物因周期性现象而产生的相互作用机制，并将其高度概括为"同声相应"与"同气相求"。

由于某些事物具有与太极太玄序列对应的周期，但周期的组合方式不尽相同。仅在特定的时空条件下，当两个不同事物展现出相同或相似的周期节律时，便会发生共振作用，产生突然的加强或削弱效果，从而形成相互作用或相互关系，即"相应"与"相求"现象。

《黄帝内经》与《伤寒论》亦运用"同声相应"与"同气相求"的原理，并将其实践应用于中医学的五运六气三阴三阳学说中，以阐明天地生物人共振的周期全息节律现象。

正如《黄帝内经》中的《素问·六元正纪大论》所述，用"同正徵、同正商"等理论探讨了岁运与司天之气的关系，指出在运气太过之年，若逢司天之气为所胜之气，则可转为平气。"太阳、太徵、太阴……同正徵"与《素问·五常政大论》中的"赫曦之纪……上羽与正徵同"相类似，而在运气不及之年，若逢同属之气司天，则因得天之助而变为平气。如《素问·六元正纪大论》所述阳明从少角、少阴，以及《素问·五常政大论》所云："从革之纪……上商与正商同。"这些均表明，古人已认识到自然界五音宫、商、角、徵、羽十二音律的声音所产生的声波（频率），在很大程度上是通过律动的同步与周围环境取得同步共振，从而产生同声相应的效应。

三、气街：日五运六气三阴三阳学说六个时空坐标气化信息的通道

"气街"一词，在《黄帝内经》中凡见 18 处。其一，指腧穴名称，即气街穴，又名气上穴。《素问·气府》有云："足阳明脉气所发者六十八穴……气街动脉各一。"其二，指除经络之外，人体经脉营卫气血汇聚、运行，并与宇宙自然界进行交换、传递能量信息的另一条通道。如《灵枢·卫气》所述："胸气有街，腹气有街，头气有街，胫气有街。"《针灸甲乙经》将"四街"记为"四冲"。其中，"街"与"冲"在《说文解字》中均解释为"通道"，即纵横相交的大道（《辞源》）。可见，《黄帝内经》所谓之"气街"，乃指人体脉络系统中另一种气血通行的路径。

《灵枢·卫气》有云："能知六经标本者，可以无惑于天下。"东汉医圣张仲景对此领悟颇深，受益匪浅。他认识到"气街"不仅包含经络、脏腑及各个组织，而且具有独特的结构特征：一是相对独立的区域分段结构；二是纵横交错，以横向为主的网络结构；三是前后相贯、上下相连的纵横结构；四是以脏腑为中心，向全身呈辐射状的结构。除这些独特结构外，"气街"还具有特殊的功能与作用。其一，气街具有沟通联络作用，在标本中气中发挥着纵横辐射、网状联系的作用，使得这些脉络与统摄营卫气血的太阳、阳明、少阳、太阴、少阴、厥阴连为一体。这也是《灵枢·卫气》将标本与气街一并放在卫气篇中论述的深刻含义。其二，气街具有蓄积气血，与宇宙自然间能量信息进行交换、存储、调配等功能作用。其三，气街具有阴阳离合自动调节控制的作用，即太阳为开，阳明为阖，少阳为枢，太阴为开，厥阴为阖，少阴为枢。其四，气街还具有代偿替补的作用，可

以通过脉络之外的旁路，调节开放通向病变部位的通道，有利于经气及卫气营血的回环运行（相当于西医学中自主形成的侧支循环），以保障生命活动的进行，达到功能自愈的目的。可见，气街的关闭与开放是根据人体生理或病理的具体情况自动进行修复的。

医圣张仲景独辟蹊径，立太阳、阳明、少阳、太阴、少阴、厥阴为标杆，创立了日五运六气三阴三阳学说，后世称为"六经"。然而，此"经"非经络之经，而是营卫气血在五运六气三阴三阳学说中的另一条重要通道，那便是气街这条具有特殊意义的通道。正如《灵枢·动输》所指出："四街者，气之径路也。"因此，我们认为"气街"是日五运六气三阴三阳学说六个时空坐标"气化"信息的通道。

第四章
《伤寒论》张仲景的全息整体思维辨证方法与应用价值

　　《伤寒论》包含 398 条条文和 113 首方剂，集"理、法、方、药"于一体，构成了一个不可分割的整体。所谓"理"，乃是探究人体生命活动与医学病理之客观规律的理论；而"法"，则是依据此理论所引申出的方法。唯有在"理"与"法"的指引下，方能谈及方剂与中药的正确应用。

　　《伤寒论》文辞简练而意义深奥，对初学者而言，犹如步入迷宫，难辨方向，这无疑增加了学习《伤寒论》的困惑与难度。因此，方法论的学习显得尤为关键。

　　世间万物，形形色色，千差万别。认识各种事物、解决各种问题，自然各有其独特的方法。然而，尽管万物各异，却也存在共同的原则与规律，如物质的多样性与统一性，以及物质对立统一的运动法则等，这些均在宇宙全息统一论的基础上实现统一、同构和同一。因此，万物皆有其最一般的规律——宇宙全息律，这也意味着存在一种放之四海而皆准的方法论，《伤寒论》便体现了这种方法论的特点。

　　张仲景在《周易》"象思维"的启发下，以太阳、阳明、少阳、太阴、少阴、厥阴为标杆，采用日五运六气三阴三阳学说为布局模式，确立了以六个时空时阈坐标的"辨病论证施治"为核心的诊疗方法，这充分展现了《伤寒论》张仲景天人相应的宇宙全息整体思维模式。他所运用的这种具有普遍意义、能反映共同规律的思维方法，正是我们应当学习和掌握的全息整体思维辨证方法。

第一节 天人感应的全新整体思维模式

《伤寒论》开篇直白，以"辨太阳病脉证并治"为始，直接切入主题，展现了医圣张仲景的质朴与睿智。尽管开篇看似简洁，却蕴含着丰富的全息整体思维辨证方法，这是值得我们深入探索和研究的问题。

一、天、地、人整体全息思维模式

张仲景在《伤寒论》中，以太阳、阳明、少阳、太阴、少阴、厥阴为标杆，构建了以太阳寒水、阳明燥金、少阳相火、太阴湿土、少阴君火、厥阴风木为布局的六个时空坐标系统，创立了日五运六气三阴三阳学说。这一学说充分体现了张仲景天人相应的天地人全息整体思维模式。

人作为天地的产物，时刻与宇宙进行着物质、信息、能量的交换。人与自然相通，与天地相合，人与天地万物本是一个有机的整体，它们之间对立统一、和谐共处，遵循着共同的运行规律，因此可以实现天人相通、万物相感。天、地、人的全息整体思维模式将人与自然融为一体，不可分割。

作为地球上具有生命的物体（太极宇宙整体的组成部分），人的生理病理变化会受到天体中星辰（至少是太阳系中的行星）如金、木、水、火、土五星及其他星球变化的影响。这意味着人体与太阳系全息，特别是与金、木、水、火、土五星全息。因此，疾病的发生是由于人与自然和环境的关系失去平衡所致。这种人与宇宙自然环境全息的整体思想是中医学的宝贵财富，也是中医学相较于西医学的优势之一。

天地之间是相互感应的。宇宙星辰影响着地球，地球也同样影响着相关星球（如地球对月亮的作用）。天地之间的相互感应又影响着自然变化及人类生命活动。现代科学已证明：太空中日、月、星辰等星体的引力作用，不仅影响着地球上的人类，而且对其他事物也有着巨大影响，包括植物、动物等生物体。这种引力影响还有着不同周期的交错重合，形成一系列的"准周期"。以太阳活动周期为例，其周期多数为 11.8 年。有关专家分析认定，木星的标准周期为 11.8622 年。又如木星、土星会合周期为 19.86 年，而会合黄经要前移 242.7°，会合三次等于两个圆周，达到原来的黄经位置，这就是六十年相似的天文背景，而六十年周期又与天干、地支组合的天文干支纪年六十纳音相一致。同时，地球上的气候变化也有六十年周期。一日有十二时辰，一日有十二消息卦，于是便形成了一日一气象的时辰周期变化，这对人的出生日期有着重要影响。由此可见，天地之间并非孤立存在，而是相互对应和感应的。地球的运动同时受到日、月及其他星辰的影响，而作为天地精华的人类自然与其休戚相关。天、地、生（生物）、人相互影响、彼此相关，互为一个统一的整体。由于相互之间存在着物质、能量和信息的交换，从而形成天地万物的自然规律。这就充分证明了古人"天人相应"和"人与天地参"的科学论断。

张仲景在《伤寒论》中遵循天人合一的科学观，将阴阳五行与四时八方二十四节气相结合，构成了一个以日五运六气三阴三阳学说的六个时空为坐标系统的动态模拟天地万物的生理病理系统。由于这六个系统及其子系统中的子系统都包含着宇宙整体的全部信息（外六淫），且分别在六个时空坐标的框架中发展变化，达到"合一"（信息感应沟通）。这种以天人感应为核心的生理病理学理论，是张仲景从多维立体时空的宇宙全息整体的角度对人体生理病理进行全方位综合分析与论证的体现，展现了天人相应、天人合一的全息整体思维模式，这可以说是医圣张仲景对中医药学的伟大创造和发明。因此，这种全息整体思维是科学和符合客观实际的，并且对指导临床实践具有重要的现实意义。

二、《伤寒论》天人感应案例

《伤寒论》中天人感应的案例比比皆是，其中，张仲景对妇女热入血室的论治尤为引人注目。

现在我们引用相关资料，以月相变化对人体影响的关系为例进行简要论述。月球绕地球的公转是由西向东而行的。当月球在绕地球公转的同时，也随着地球一起绕太阳公转。因此，地球上的人类观察到月亮呈周期性变化。月亮的这种盈亏变化称为月相，月相变化的周期叫朔望月。当月球运行到太阳与地球中间时，地球、月亮、太阳基本上处在同一条直线上，即月亮和太阳都在地球的同一侧。此时，太阳光照射不到的月球的半球对着地球，所以，从地球上看不到月亮，这时为"朔"，也叫新月。此时，太阳和月亮对地球方向的引力汇聚在一起，对地球形成了同一方向的巨大引力。随着地球的公转，被太阳照射的那半个月面逐渐开始朝向地球。由于月亮对着地球的一面正好有一半被太阳照亮了，所以从地球上看到的月亮形状为向左凸出的弯镰形，被称为"上弦"月。这时，月亮与地球的连线和太阳与地球的连线呈 90° 的夹角，其综合引力小于朔、望期的引力。上弦之后，从地球上逐渐看到越来越大的月面。当太阳直射月球的那半球正对着地球时，看到的将会是一轮满月。这是由于月亮对着地球的一面被太阳全照亮了，这种月相被称为"望"，也叫满月。此时，地球处在太阳与月亮的中间，日、地、月基本上处在一条直线上，使得处在日、月中间的地球受到的引力强于平时。过了望月之后，看到月亮的部分又会逐渐变小。看到左边明亮的半圆时，称为"下弦"月。这时，月亮与地球的连线和太阳与地球的连线呈 270° 的夹角，其综合引力小于朔望期的引力。之后，月亮又逐日减小，呈弯镰形，称为"亏月"，也叫残月。接着是下一个月朔的开始，以此周而复始。

早在 2000 多年前，《黄帝内经》就已认识到月相对人体周期性的影响。《素问·八正神明论》云："月郭满，则血气实，肌肉坚；月郭空，则肌肉减，经络虚，卫气去，形独居。是以因天时而调血气也""月生无泻，月满无补，月郭空无治。是谓得时而调之。"这就是顺应天时调治的方法。月亮初生时用泻法，会耗损内脏；月满时用补法，会使血气过盛，经络中血液留滞，这叫重实；月郭空时治疗，会扰乱经气。《灵枢·岁露》也说："人与天地相参也，与日月相应也。故月满则海水西盛，人血气积。肌肉充，皮肤致，毛发坚，腠理郄，烟垢着，当是之时，虽遇贼风，其入浅不深。至其月郭空，则海水东盛，人气血虚，其卫气去，形独居，肌肉减，皮肤纵，腠理开，毛发残，腠理薄，烟垢落，当是之时，遇贼风则其入深，其病人也卒暴。"因此，张仲景在先哲贤人思想的影响下，以月相变化对人体影响的关系为例，对妇女热入血室的生理病理展开了论治。诸如《伤寒论》第 143 条所说："妇人中风，发热恶寒，经水适来，得之七八日，热除而脉迟身凉，胸胁下满，如结胸状，谵语者，此为热入血室也，当刺期门，随其实而取之。"第 144 条说："妇人中风，七八日续得寒热，发作有时，经水适断者，此为热入血室，其血必结，故使如疟状，发作有时，小柴胡汤主之。"第 145 条说："妇人伤寒，发热，经水适来，昼日明了，暮则谵语，如见鬼状者，此为热入血室，无犯胃气及上二焦，必自愈。"以上三条，张仲景论述了妇人中风或伤寒期间，经水适来或经水适断时，出现发热恶寒、胸胁下满、谵语等诸症，诊断为热入血室，并指出可用小柴胡汤治疗。这是因为经水适来或经水适断时，妇人气血亏虚，自身免疫功能失调或下降，受到月球引力的影响而发生了中风、伤寒，张仲景称其为"热入血室"。古人早在 1800 多年前就有如此惊人的认识和发现，与现代科学不谋而合，真是令人惊叹不已，实属难能可贵，值得我们赞誉。

热入血室病证在临床上并不罕见，笔者曾遇一中年妇女，患新型冠状病毒感染后，恰逢经期，中风发热，恶寒咳嗽，吐出白色泡沫样痰液，胸胁满闷，历时两个多月未愈。余诊其脉弦细且数，遂拟以下方剂：柴胡25g，黄芩 12g，半夏 15g，党参 15g，当归 15g，细辛 9g，干姜 9g，五味子 15g，炙甘草 12g，生姜 12g，红枣 6 枚。共 5 剂。以上 11 味药，以水1400mL，煎煮取 600mL，去渣后，分 3 次温服。5 剂药服完后，患者诸症悉除而愈。

第二节　六个时空坐标系统的信息演示功能

　　《伤寒论》的全息宇宙观，源于《周易》之太极与太玄序列，阴阳为道，四象初具雏形，三阴三阳，八卦成列，象寓其中，日月运行，寒暑更迭，由此构建了一种以宇宙生成的六个时空坐标为框架的模式系统。宇宙万物，生生不息，新陈代谢，消息盈虚，皆处于一个能量信息转化的系统之中，这便是《伤寒论》所揭示的宇宙时空结构的全息模式。

一、系统的整体全息思维演示模式

　　我国著名科学家钱学森教授认为，系统乃"由相互作用和相互依赖的若干组成部分结合而成的具有特定功能的有机整体"。西方系统论创始人贝塔朗菲亦定义系统为："处于一定相互关系中并与环境发生关系的各组成部分（要素）的总体（集）。"《伤寒论》中，张仲景综合模拟天、地、人三才之道的风、寒、暑、湿、燥、火（六气）自然环境的系统联系和相互影响，建立起一个客观反映人体生理病理的统一整体宇宙系统模型，即太阳病、阳明病、少阳病、太阴病、少阴病、厥阴病所组成的六个时空坐标系统。每个系统均由两个以上要素按一定方式组成，如太阳寒水、阳明燥金、少阳相火、太阴湿土、少阴君火、厥阴风木，这些要素本身亦自成系统。组成系统的各个要素（天干地支、阴阳五行、三阴三阳六气等）之间相互联系、相互制约，其中某一要素在特定时空的变化，皆会影响其他要素及整体。系统在特定的时空环境中，其生克制化即物质、能量和信息的提取与交换。将三阴三阳六个时空坐标动态自律的开、阖、枢时空符号系统全面展开，对天地运行、时空流转、阴阳变化及对人体生理病理的影响进行整体统一推演，为人们提供了一个从时间、空间、环境（六气）、人体状态条件等方面直观认识生理病理状态和分析问题的思维与推测模式。

　　《伤寒论》所讨论的"伤寒"概念，并以此命名书名，深刻揭示了"寒"字的寓意。医圣张仲景为寻求人与宇宙的同一性，视水为万物之始基，一切事物皆与水的构成相关联，其思想源于河图"天一生水，地六成之"。西医学亦证实，人体细胞的60%是水，即人的体重60%由水构成。因此，《伤寒论》开篇张仲景即以太阳寒水作为万物之始基，概述了太阳、地球与寒水的关系，并以地球表面70%是水为类比，水属阴，其性为寒。故而，张仲景以"伤寒"命名《伤寒论》，实乃有理有据。笔者认为，这才是《伤寒论》书名中"寒"字真实确切的寓意。

　　张仲景又根据伤寒时空发展不同阶段的病理机制，将属于系统概念的伤寒划为太阳病、阳明病、少阳病、太阴病、少阴病、厥阴病等六个时空坐标为体系的病理状态。在确定概念的同时，又对每一个概念做出了病理状态的表述，如"太阳之为病，脉浮，头项强痛而恶寒"（第1条）；"阳明之为病，胃家实是也"（第180条）；"少阳之为病，口苦，咽干，目眩也"（第263条）；"太阴之为病，腹满而吐，食不下，自利益甚，时腹自痛。若下之，必胸下结硬"（第273条）；"少阴之为病，脉微细，但欲寐也"（第281条）；"厥阴之为病，消渴，气上撞心，心中疼热，饥而不欲食，食则吐蛔。下之，利不止"（第326条）。这些提纲式的表述，概括了六个时空坐标系统的证候特点，揭示了每个坐标子系统中病的本质，为全息整体思维辨病论证施治提供了判断、推理的依据。论中所谓"脉浮者，病在表，可发汗，宜麻黄汤"（第51条）及"太阳病，外证未解，脉浮弱者，当以汗解，宜桂枝汤"（第42条）等，便是根据全息整体系统内"太阳病"这个时空坐标子系统的内涵和外延所进行的信息功能演示。这充分体现了《伤寒论》在信息演示过程中将"病""证""时空"融为一体的宏观整体思维模式。正因其蕴含着微妙玄通的深刻原理，并依托天、地、人三才之道的三阴三阳学说而探索宇宙与人体生命及其生理病理运动变化的规律，这种玄妙深奥的哲理和科学原理才使得《伤寒论》历经千年而不衰，具有强大的生命力。

二、系统内子系统信息演示的相互作用

宇宙万物，皆自成体系，又互为系统。《伤寒论》中的三阴三阳六个时空坐标系统，其互为系统的过程颇为复杂，是由多种因素或子系统信息相互作用所构成的。因此，我们需要运用系统的方法来进行识别和分析，而《伤寒论》的理论体系，正是将人体生命活动视为一个有机整体，再通过分项功能去分析人体生命运动变化的规律，从各种子系统的相互作用中认识和发现生理病理方面的规律。通过归纳和演绎，分析现状，把握未来，面对各个子系统之间的变化，调整施治方案，从而选择最佳实施方案，达到最佳功能目标。这才是张仲景撰写《伤寒论》的真实目的和意义。

任何信息，必以一定的物质为载体，因为信息源于物质。以《伤寒论》而言，张仲景所立的太阳、阳明、少阳、太阴、少阴、厥阴，便是主要的物质载体。这些物质载体的主要特点，是三阴三阳之间运算的辨病论证施治的科学性，其间蕴含了人与宇宙万象及其运动变化的客观规律。其原因就在于三阴三阳六个时空坐标系统中，蕴藏着深奥的哲理和科学内涵。这种六个时空坐标的三阴三阳学说，模拟了宇宙自然运动和人体生理病理的变化规律，是通过对物质现象的演绎归纳与分析，以预测未知领域的变化。因为自然界本身是一个合乎规律的体系，它与人体生命活动相互对应和感应，所以，自然界与人体各部分都是相互联系的。

《伤寒论》中的三阴三阳六个时空坐标系统，皆为全息系统。系统之所以能够控制子系统，是因为系统与子系统、子系统与子系统之间相互联系、相互作用，从而产生全息协同效应。

张仲景在《伤寒论》中认为，自然界是一个有机整体（天地人一体），人体也是一个有机整体（与自然界对应）。在全息思维方法的影响下，他提出了三阴三阳六个坐标系统的辨病论证施治方法。从疾病发生发展的病变过程中，根据病机的转变，来辨明病变部位（三阳之表、里、半表半里，三阴之表、里、半表半里）的阴阳性质，分析证候所反映出来的寒热属性和邪正消长的虚实情况，从而做出明确诊断，并根据辨病论证的结果，制

定有效的治疗方法。这种根据疾病运动发展变化来认识和治疗疾病的思想和方法，正是辨病论证施治全息思维过程中的具体体现。

（一）全息思维方法中子系统病与证的推理、判断

在《伤寒论》中，张仲景在三阴三阳六个时空坐标整体系统中，根据病与证之间的全息元进行推理，并推演出若干个整体的子系统。

1. 太阳病两个分证的子系统

太阳病的提纲证为"太阳之为病，脉浮，头项强痛而恶寒"。这句话以全息元的三大主症——脉浮、头项强痛、恶寒，概括了太阳病的特征。临床上，凡是见到这三大主症同时出现，就可辨为"太阳病"。依据太阳病整体系统内含的全息元，又可推断出太阳中风证和太阳伤寒证两个全息子系统。这两个子系统中都含有太阳病的全息元，即三大主症。《伤寒论》第2条云："太阳病，发热，汗出，恶风，脉缓者，名为中风。"第3条云："太阳病，或已发热，或未发热，必恶寒，体痛，呕逆，脉阴阳俱紧者，名为伤寒。"凡言"太阳病"，必有全息元的三大主症。

2. 阳明外证（经证）与阳明中风的两个子系统

《伤寒论》第179条明确指出："问曰：病有太阳阳明，有正阳阳明，有少阳阳明，何谓也？答曰：太阳阳明者，脾约是也；正阳阴明者，胃家实是也；少阳阳明者，发汗利小便已，胃中躁烦实，大便难是也。"阳明病的三种类型，无论是太阳阳明、少阳阳明和正阳阳明，都隐含着正阳阳明"胃家实"全息元的病理机制。另外，还可依据"胃家实"全息元病理机制，推论判断出阳明外证（经证）和阳明病中风证两个子系统。

（1）阳明病外证（经证）子系统的证候和病机

《伤寒论》第182条云："问曰：阳明病外证云何？答曰：身热，汗自出，不恶寒，反恶热也。"阳明病的特征是里热实证，胃中（大肠）干燥，大便难，但还有反映在机体外部的证候，表现为"身热"。因为阳明病为里热证，里热亢盛，内外充斥，故全身发热。所以，阳明病外证（经证）的病机为"里热亢盛，充斥表里"，可用白虎汤或白虎加人参汤清热生津治之。

（2）阳明中风子系统的证候和病机

《伤寒论》第 189 条云："阳明中风，口苦咽干，腹满微喘，发热恶寒，脉浮而紧，若下之，则腹满，小便难也。"刘世祯对此条进行了详解："阳明经证，亦有中风伤寒之辨。曰阳明中风者，言胃家本燥，外中于风。口苦咽干，证类少阳；腹满，脉浮而缓，证象太阴；发热、恶风、微喘，证似太阳。所以属阳明者，以胃实、大便难、脉大故也……但宜从少阳阳明，以和表里，自濈然汗而解……宜小柴胡汤加厚朴、杏仁，和其津液，降其逆气。"

3. 少阳中风证的证候与病机

《伤寒论》第 264 条云："少阳中风，两耳无所闻，目赤，胸中满而烦者，不可吐下，吐下则悸而惊。"显然，少阳中风证由"少阳"与"中风"组合而成，表明此证兼具"少阳病"与"中风证"之特性。病邪偏于表则呈现为少阳中风，偏于里则呈现为少阳本证。少阳中风应理解为少阳病之表征。关于少阳中风，胡希恕先生解释道："太阳中风不解而转属少阳者，名为少阳中风。"

4. 太阴中风证的证候与病机

《伤寒论》第 274 条云："太阴中风，四肢烦疼，阳微阴涩而长者，为欲愈。"太阴病主要呈现为里证虚寒、饮盛之态，其子系统即为太阴中风证，此乃太阴寒饮又复感外邪之证。太阴里虚寒盛，水饮不化津液，感风邪后，风为阳邪，易燥伤津液，四肢不得津液滋养，故而烦疼。阳微阴涩而长者，乃仲景据脉象判断中风将自愈之征。

5. 少阴中风证的证候与病机

《伤寒论》第 290 条云："少阴中风，脉阳微阴浮者，为欲愈。"此条仅述少阴中风证，以脉象判断其可自愈。那么，少阴中风证具体为何？《伤寒论》第 20 条云："太阳病，发汗，遂漏不止，其人恶风，小便难，四肢微急，难以屈伸者，桂枝加附子汤主之。"此条所述即为少阴中风证。

6. 厥阴中风证的证候与病机

《伤寒论》第 327 条云："厥阴中风，脉微浮为欲愈，不浮为未愈。"此条引出了厥阴中风的概念。具体为何？《伤寒论》第 147 条云："伤寒五六日，已发汗而复下之，胸胁满微结，小便不利，渴而不呕，但头汗出，往来寒热，心烦者，此为未解也，柴胡桂枝干姜汤主之。"柴胡桂枝干姜汤证，即为典型的厥阴中风证及其病理机制。

总之，《伤寒论》中系统与系统之间、系统与子系统之间、子系统与子系统之间，皆隐含着整体系统全息元对病证演变中生理病理内在机制的调控作用。

（二）全息思维方法中的比较与分类

在全息思维方法中，比较与分类二者既相互区别，又相互联系。

1. 比较

比较需遵循一定标准，确保可比性，即比较对象间需存在一定关系，并在相同条件下进行。比较是确定对象间差异与共同点的方法。在比较过程中，常采用同中求异和异中求同两种方法。

（1）同中求异法

此法通过比较具体相同或相似的事物，以找出它们的不同点。如《伤寒论》中"结胸"与"脏结"两证的鉴别即为此法之例。结胸与脏结虽均有硬满疼痛的症状，但其病机有阴阳寒热之别，本质不同。二者虽反映出一些类似症状，但必然还有相异的症状。此时，只有将二者临床出现的症状和体征进行比较，方能进行鉴别。如《伤寒论》第 128 条与第 129 条所述，通过详细比较，方能明确结胸与脏结的不同。再如少阴病证，同是阴寒内盛、格阳于外的厥利，病因、病性和症状几乎相同，但治疗却根据不同证候，分别采用通阳止痢的白通汤，宣通上下佐以辛苦的白通加猪胆汁汤，逐寒回阳、通达内外的通脉四逆汤。这便是通过对阴盛格阳数种相似的证候进行鉴别后所确定的治法。

（2）异中求同法

此法通过比较不同特征事物间的差异性，从而归纳其共性规律。如《伤寒论》中"咽喉干燥"（第 83 条）、"淋家"（第 84 条）、"疮家"（第 85

条）、"衄家"（第86条）、"亡血家"（第87条）、"汗家"（第88条）都明确指出"不可发汗"。这是为何呢？通过比较，我们发现这些病证的共同点是阴液已伤。若重发汗，将重耗阴血，犯虚虚之戒，故都"不可发汗"。再如《伤寒论》第64条、第65条和第118条所述病证，虽临床表现各异，但其病机均属心阳虚。因此，治疗方剂虽有所不同，但都使用了桂枝、甘草，以温通心阳为共同点。

比较能够揭示事物的本质。在临床上，当病情寒热真假难辨时，更需要进行认真比较，方能抓住疾病的本质，从而做出正确的诊断。如《伤寒论》第11条所述，张仲景通过患者对衣被的远近进行区别，以判断其病情的寒热真假。

2. 类分法

在科学研究中，人们要根据研究对象本身的某些属性或关系，对其进行分类。《伤寒论》便是依据病、证、方、药的共同点和差异点，采用了多种分类方法，概述如下：

（1）类病证

《伤寒论》以六个时空坐标为体系，详细论述了人体感受风、寒、暑、湿、燥、火六淫侵袭后所发生的生理性与病理性改变，并将这些改变归纳为太阳病、阳明病、少阳病、太阴病、少阴病和厥阴病六大类型。此外，还列举了另外32种病证进行深入论述，如中风、伤寒、中寒、脏结、水逆、结胸、热入血室、奔豚、疟疾、温病、风温、合病、并病、戴阳等。

（2）类症状

《伤寒论》从五个方面对症状进行了详尽分类：①全身症状，如发热、潮热、往来寒热、恶寒、恶风、汗出等。②头面症状，如头痛、头眩、口苦等。③四肢症状，如厥逆、手足温、拘急等。④脏腑症状，如烦躁、不得眠、惊悸等。⑤胸腹症状，如胸胁满、腹痛、腹胀满、少腹痛、痞等。

（3）类脉

张仲景在《伤寒论》中，将脉诊作为全息辨病论证施治的重要客观依据。其诊脉虽以寸口诊法为主，但也常结合诊察趺阳、太溪脉，以推断胃气、肾气的盛衰存亡。《伤寒论》和《金匮要略》中，张仲景总结记载了浮、沉、迟、数等35种脉象。由于仲景平脉辨病论证施治，结论均出自临床实例，且验之于疗效与转归，故《伤寒论》中对类脉的记载及其诊断意义的阐述均甚为可靠，且脉诊方法更为客观和实用。如太阳脉浮，中风脉浮缓，伤寒脉浮紧；阳明病脉迟，外证脉洪且大；少阳病脉弦细；太阴病脉沉弱；少阴病脉微细且沉；厥阴病脉细欲绝等。

（4）类八纲气血

在《伤寒论》的六个时空坐标系统中，张仲景始终以气血的阴阳为总纲，分别深入论述了表、里、虚、实、寒、热的生理、病理变化。胡希恕先生认为，《伤寒论》实际上就是以八纲辨证为主体的辨证施治方法。

（5）类治八法

《伤寒论》充分体现了类治八法——汗、吐、下、和、温、清、消、补的精髓，这些方法贯穿全书，为辨证施治起到了重要作用。例如，对于汗法，有应汗、宜汗、可汗、再汗、发汗不当等多种情况；对于下法，也有应下、可下、宜下、急下（包括阳明三急下、少阴三急下等）的详细论述。这些方法确实对临床起到了指导作用。

（6）类方证

类方证是研究《伤寒论》的一种重要方法和途径，值得我们深入探索和发扬光大。

① 桂枝汤类方：包括桂枝汤、桂枝加桂汤、桂枝加芍药汤、桂枝加大黄汤、桂枝加附子汤、桂枝加芍药生姜各一两人参三两新加汤、桂枝加厚朴杏子汤、桂枝加葛根汤、桂枝甘草汤、桂枝去芍药汤、桂枝去芍药加附子汤、桂枝去桂加茯苓白术汤、桂枝甘草龙骨牡蛎汤、桂枝去芍药加蜀漆牡蛎龙骨救逆汤、茯苓桂枝甘草大枣汤、小建中汤、桂枝麻黄各半汤、桂枝二麻黄一汤、桂枝二越婢一汤，共计19首方剂。② 麻黄汤类方：包括麻黄汤、麻黄杏仁甘草石膏汤、大青龙汤、小青龙汤、麻黄附子细辛汤、麻黄附子甘草汤，共计6首方剂。③ 葛根汤类方：包括葛根汤、葛根黄芩黄连汤、葛根加半夏汤，共计3首方剂。④ 柴胡汤类方：包括小柴胡汤、大

柴胡汤、柴胡加芒硝汤、柴胡桂枝汤、柴胡桂枝干姜汤、柴胡加龙骨牡蛎汤，共计 6 首方剂。⑤ 栀子豉汤类方：包括栀子豉汤、栀子甘草豉汤、栀子生姜豉汤、栀子干姜汤、栀子柏皮汤、栀子厚朴汤、枳实栀子豉汤，共计 7 首方剂。⑥ 泻心汤类方：包括半夏泻心汤、生姜泻心汤、甘草泻心汤、大黄黄连泻心汤、附子泻心汤、黄连汤、黄芩汤、黄芩加半夏生姜汤、干姜黄芩黄连人参汤、旋覆花汤、厚朴生姜半夏甘草人参汤，共计 11 首方剂。⑦ 承气汤类方：包括大承气汤、小承气汤、调胃承气汤、桃核承气汤、抵当汤、抵当丸、大陷胸汤、小陷胸汤、大陷胸丸、十枣汤、麻子仁丸、白散，共计 12 首方剂。⑧ 白虎汤类方：包括白虎汤、白虎加人参汤、竹叶石膏汤，共计 3 首方剂。⑨ 五苓散类方：包括五苓散、猪苓汤、茯苓甘草汤、文蛤散，共计 4 首方剂。⑩ 四逆汤类方：包括四逆汤、四逆加人参汤、茯苓四逆汤、通脉四逆汤、通脉四逆加猪胆汁汤、干姜附子汤、白通汤、白通加猪胆汁汤、四逆散、当归四逆汤、当归四逆加吴茱萸生姜汤，共计 11 首方剂。⑪ 理中类方：包括理中丸（汤）、真武汤、附子汤、甘草附子汤、桂枝附子汤、桂枝附子去桂加白术汤、茯苓桂枝白术甘草汤、芍药甘草附子汤、桂枝人参汤，共计 9 首方剂。⑫ 杂方类：包括赤石脂禹余粮汤、桃花汤、吴茱萸汤、甘草汤、桔梗汤、猪肤汤、半夏散及汤、苦酒汤、甘草干姜汤、芍药甘草汤、炙甘草汤、茵陈蒿汤、麻黄连翘赤小豆汤、麻黄升麻汤、黄连阿胶汤、乌梅丸、白头翁汤、牡蛎泽泻散、瓜蒂散、蜜煎导方、烧裈散、禹余粮丸，共计 22 首方剂。

通过以上全息思维比较和类分的方法，我们可以认识到比较与类分之间既有区别又相互联系。若要认识和学习《伤寒论》，首先要运用比较的方法去区分病、证等，而要进一步认识和提高学习效率，则需在比较的基础上进行分类，也即类比。比较是分类的前提和依据，分类是比较的结果。这样，我们才能比较准确地把握《伤寒论》的特殊性质。如果不将《伤寒论》中各种病、证、脉、法、方等的特性进行比较，就无法找出它们之间的共同点和不同点，分类也就无法进行，对《伤寒论》的认识也就无从谈起。

（三）全息思维方法中的归纳与演绎

张仲景在《伤寒论》中，运用全息思维方法，从大量临床病案中观察得来的材料中发现了规律，总结出了人体生命活动的生理病理发生、发展、变化的普遍规律性。这一过程中，他采用了归纳与演绎两种方法，二者之间是对立统一的。

1. 归纳

归纳是从个别到一般、从特殊到普遍的一种思维方法。《伤寒论》主要运用了不完全归纳法，得出了对人体生理、病理、诊断和治疗中带有普遍性的理性认识。例如，《伤寒论》第 7 条中的论述："病有发热恶寒者，发于阳也；无热恶寒者，发于阴也。"这是张仲景长期临床观察寒热病证与疾病阴阳关系后得出的结论。即太阳病发热恶寒同时出现，阳明病但发热不恶寒或背微恶寒，少阳病寒热往来，而太阴、少阴、厥阴病则不发热而反恶寒。

2. 演绎

演绎是从一般到个别、从普遍到特殊的一种推理方法。关于《伤寒论》中太阳病经证属何经的问题，人们一般认为是膀胱、小肠经的病变。通过演绎，李时珍提出了疑问。他认为："风寒之邪，皆由皮毛而入。皮毛者，肺之合也。肺主卫气，包罗一身，天之象也。"李时珍以此为前提，推演出"是证虽属于太阳，而肺实受邪气"的结论，并由此推出了"麻黄汤虽为发汗重剂，实为发散肺经火郁之药；桂枝汤虽为太阳解肌轻剂，实为理肺救肺之药也"的新观点。

归纳与演绎是对立统一的两种思维方法，二者之间相互对立、相互依存、相互补充。《伤寒论》在认识人体生理功能、病理变化及辨证施治的过程中，就是不断地进行归纳和演绎，从简单到复杂、由低级到高级的全息思维过程。张仲景从掌握外六淫与内六淫疾病变化中复杂的临床表现，到分析这些材料，找出疾病的一般规律并做出结论，这是归纳过程，而从疾病的规律出发，依次分析具体证候，确定治法，则是运用了演绎法。渐次深入地演绎也伴随着更多的归纳，即从个别情况中引出一般的概念和结论，也从一般原理中引出个别结论，这确实是难能可贵的。

（四）全息思维方法中的分析与综合

分析与综合是人类认识事物的基本思维方法，二者之间也是对立统一的。

1. 分析

分析就是把认识对象的整体分解为各个方面、各个环节、各种因素进行考察的思维方法。在天人合一的思想指导下，张仲景在《伤寒论》中把人和宇宙联系为一个整体，并分解为六个时空坐标系统。这一系统中包含了外六淫和内六淫等多种因素，以及中风、伤寒等子系统。

《伤寒论》的层次分析是根据病邪由表及里、由此及彼的思维过程进行的。如三阳为表，三阴为里，太阳→阳明→少阳→太阴→少阴→厥阴这六个层次就体现了这一过程。

《伤寒论》的阶段分析则是基于疾病在不同时期的表现和所要解决的问题不同这一认识。只有分析了疾病发展的各个阶段的特点，才能正确认识和治疗疾病。如《伤寒论》的六个时空坐标系统的病证就属于阶段分析。伤寒发展过程中的太阳病证、阳明病证、少阳病证、太阴病证、少阴病证、厥阴病证标志着伤寒病变过程中不同而又相互联系的六个阶段，反映了疾病由表入里、由阳转阴、由轻到重的病进情况，也有由里出表、由阴转阳、由重到轻的病退转机。

2. 综合

综合就是在全息思维过程中，将分析对象的各个部分、各个方面、各个因素联合起来进行考察的一种方法。只有用综合的方法，才能克服分析造成的局限性，发现事物在割裂状态下不能显现出来的特征，从矛盾整体上掌握事物的本质和规律。疾病发展有不同层次和不同阶段的病变，分析方法只能认识某层次、某阶段的病理变化和病证特征，而不能认识疾病演变的全过程及其传变规律。要对疾病有全局的认识，就必须将疾病发展的不同阶段、不同层次、不同因素综合考察。只有将太阳、阳明、少阳、太阴、少阴、厥阴六个时空坐标的病证按照六个层次、六个阶段进行综合考察，并根据它们的病理变化，找出它们之间的相互关系，才能进一步认识疾病发生发展变化的全过程，并把握其本质和演变规律。临床上对任何一个病证所下的结论，都是综合全息思维的结果。如《伤寒论》第 3 条所述："太阳病，或已发热，或未发热，必恶寒，体痛，呕逆，脉阴阳俱紧者，名为伤寒。"如临床上患者出现发热、恶寒、头身疼痛、咳嗽无汗、舌苔薄白、脉浮紧等病证，通过对各具体病证的分析，可推论病因为风寒，病位在体表，病性属太阳之表实邪盛而正不衰。综合考察这些情况，就可以得出风寒表实外感的结论，并从麻黄汤类方论治。

分析与综合是对立统一的两种思维方法。分析的目的是透过现象抓住事物的本质；综合方法则能从矛盾整体上把握事物的本质和规律。分析既是综合的前提和基础，又能克服综合不深入的不足；综合既是分析的必然结果，又能克服分析造成的局限性。《伤寒论》的辨病论证施治过程，就是不断分析和综合的过程。

总之，张仲景在《伤寒论》中，以天人合一的思想为指导，把人与宇宙自然界作为一个特定功能的整体进行综合模拟，建立了天、地、人系统联系和相互影响的信息模型。这一模型客观反映了人与自然的六个时空坐标系统的功能，为人们提供了一个从时间、空间、环境、条件等方面直观认识疾病、分析病理、综合辨病论证施治的全息思维方法和推测判断模式，自然也就起到了临床决策的作用。

第五章
"脉证并治"在全息统一诊疗系统中的作用和科学原理

《伤寒论》犹如中国古代医学乃至世界医学宝库中的一颗璀璨明珠，尽管历经 1800 多年的漫长岁月，但其光芒依旧耀眼。因此，运用宇宙全息统一论来揭示《伤寒论》中三阴三阳学说，阐释六个时空坐标系统中"脉证并治"在全息统一诊疗中的作用及其科学原理，显得尤为必要。三阴三阳学说的六个时空坐标系统中蕴藏着诸多深奥的道理，这些道理的揭示，对于探索、研究和发扬《伤寒论》的学术思想，将具有深远意义。

众所周知，《伤寒论》中的三阴三阳学说源自《周易》与《黄帝内经》，而其中的易、象、数之理也巧妙地蕴藏于三阴三阳学说的六个时空坐标之中。因此，医圣张仲景洞察到易卦中蕴含着宇宙日月风云的奥妙，万物皆蕴藏着天地阴阳变化的玄机，整个宇宙实则是一个三阴三阳的统一体。古人秉持天人合一的观念，认为任何事物都是一个"小天地""小宇宙"。进而，古人还提出了天人相应的观点，即"小宇宙"与"大宇宙"之间通过阴阳交感作用而相互感应、相互包含。用宇宙全息统一论的语言来阐述，宇宙是一个全息统一体，每一事物都蕴含着宇宙本体的信息。当然，古人无法用今日的术语去思考和描述自己的认识成果，但他们对宇宙全息思想已经有了深刻认识。于是，张仲景设立了三阴三阳六个时空坐标系，以"脉证并治"来论述人体生理病理的全息之理。由此可见，古朴的宇宙全息思想是张仲景创立《伤寒论》三阴三阳学说六个时空坐标的基石。在此基础上，张仲景创立了"脉证并治"的全息统一诊疗方法论，并据此创造出一套全息决策方法，即古朴的信息分析法，从而找到了实践"脉证并治"的有力武器。于是，运用这一武器，他巧妙地创立了以日五运六气三阴三阳学说为基础的六个时空坐标系统。

从古至今，《伤寒论》的实用价值无疑是一流的，宇宙全息统一论则是打开这座迷宫的一把钥匙。《伤寒论》是借助阴阳、五行、八卦的模式来构建三阴三阳学说这座大殿的，该模式的构建既深刻又简易。运用这一模式，可以将天、地、人和宇宙万物进行全息统一，把内在相关的同类项按照全息的分析方法归纳为"脉证并治"的诊疗方法。经过信息分类后，按照五行生克制化的原理，即全息同类项与非全息同类项之间对立统一的具体规律，来构建以三阴三阳学说六个时空坐标系统为模式的生理病理学理论。然后，根据这一全息统一诊疗模式进行辨病论证施治，这就是医圣张仲景对中医药学的伟大创举和卓越贡献。

第一节 "脉证并治"是全息统一诊疗系统中的核心内容

《伤寒论》在创立日五运六气三阴三阳学说六个时空坐标系统的过程中，将疾病分为太阳病、阳明病、少阳病、太阴病、少阴病、厥阴病，古人称为"六经病"，这一称谓沿用至今。陕西西安的杜雨茂教授归纳总结了十四种对《伤寒论》六经含义的不同见解。然而，也有人（如山西刘绍武先生）称《伤寒论》为"三部六病"之说等。那么，究竟应如何理解、认识《伤寒论》的六经内容呢？张仲景在《伤寒论》中并未言及"经"，这又是为什么呢？迄今为止，《伤寒论》中的三阴三阳学说仍然是一个谜。许多人经常提出这样一些问题：《伤寒论》的实质是什么？为什么它能够"钤百病"，能够历久弥新而不衰呢？又是根据什么原则来筛选、优化，从而找出最佳施治方法呢？对于上述这些问题，可以说过去是没有真正解决的，因为答案常常只是基于临床经验。但是，当我们运用宇宙全息统一论来思考上述问题时，不仅从理论上给出了正确的答案，而且在医疗实践中也取得了令人满意的效果。在此基础上，我们根据《伤寒论》"脉证并治"的核心内容，总结概括出了全息统一诊疗法。

全息统一诊疗法是宇宙全息统一学说在中医医疗方面的具体应用，这一学说中的三阴三阳全息理论和"脉证并治"全息理论，共同构成了《伤寒论》全息统一诊疗法的理论基础。

一、三阴三阳全息律

医圣张仲景在《伤寒论》中为何以太阳、阳明、少阳、太阴、少阴、厥阴为标杆，将太阳寒水与太阳病、阳明燥金与阳明病、少阴相火与少阳病、太阴湿土与太阴病、少阴君火与少阴病、厥阴风木与厥阴病相对应，独创日五运六气三阴三阳学说呢？在古代，张仲景自然不可能知道现代科学的宇宙全息律，但他却高瞻远瞩，早已意识到了人与宇宙之间存在的对应、感应的相互关系。因此，《伤寒论》以天人相应为基础，以人体生理病理为重心，以"脉证并治"为核心，以日五运六气三阴三阳学说的六个时空为坐标，诠释了《黄帝内经》中"夫百病之生也，皆生于风寒暑湿燥火，以之化之变也"这一生理病理机制。其内容蕴含着人类六个时空坐标自律发展的深刻规律和丰富的宇宙全息律思想，只有借助现代科学的原理，才有可能探索和解开《伤寒论》的千古之谜。

（一）三阴三阳：人与宇宙全息的共同规律

三阴三阳是人与宇宙全息的共同规律，那么，我们首先要认识三阴三阳是什么，它为什么是人与宇宙全息的共同规律？

1. 三阴三阳的科学观

我们首先从太极太玄体系来探讨三阴三阳的科学观。

我国著名学者郑军（1990）提出了将《周易》的太极和《太玄经》的太玄结合在一起，称为太极太玄体系。两者结合构成的太极太玄序列，可以描述物质世界的多种周期运动，以及运动的时空结构特征。

《太玄经》认为周期运动有始、中、结三种状态，用现代语言表达即"发生—发展—消亡（事物发展）"三个阶段。在数字上，这可以记为 0、1、2。物质从初始状态 0 开始运动，经过中间状态 1，进入终点状态 2，完成一个基本周期，同时也为高一级周期运动准备了必要条件，然后出现了万事万物。从空间来看，它主要表现为"太极函三为一"。有时候，空间和时间又是可以统一在一起的，难以区分。《太玄经》的这一认识观点与《黄帝内经》《伤寒论》三阴三阳学说中的"开、阖、枢"理论不谋而合。

人类生活在三维空间中，从时空统一的角度可以推知，既然空间为三维，那么时间也应为三维。时空是物质运动表现出来的阴阳两种属性。因此，在三维空间中，就表现为三阴（空间）三阳（时间）六种单元。三阴三阳构成事物的完整整体（过程），它是一种六维时空。郑军用大家熟知的魔方（立体方）来比拟太极太玄体系，他认为共有三种阴阳，即三阴三阳的表达形式。从魔方的转动情况可知，可出现四千多亿种组合类型。不论何种情况，三坐标轴线上三对中宫是恒定不变的，它们是三阴三阳的代表点。

另外，郑军（1990）还对 53 这个数进行了研究。他根据老子《道德经》的基本思想"道生一，一生二，二生三，三生万物"和扬雄《太玄经》的基本思路，得出 60 年由 53 个朔望月近点月会合周期构成。53 是三维结构数，60 年可有三阴三阳六个结构面，从而充分证明了六十甲子纪年五运六气三阴三阳学说的科学观。

郑军深入地研究了日月地系统的时空变化（如干支、五行的有序性等），发现太极太玄模型所表述的三维时空结构规则是宇宙的根本法则。在三维世界中，三维时间和三维空间构成了宇宙中最基本的三阴三阳结构。从这里我们可以看出，古人的智慧是多么高超。

2. 三阴三阳时空全息律：人与宇宙的共同奥秘

自古以来，《伤寒论》在医学科学与时空这两大神秘领域的交汇处探索前行。尽管这两大领域深邃莫测，但科学却揭示了它们的一个核心秘密——三阴三阳时空全息律,这是人与宇宙共有的规律。

（1）三阴三阳空间全息律

空间在逻辑上先于时间而存在,因此,我们首要探究的是《伤寒论》中的空间全息律。

物质、能量、信息所存在的空间模式具有同一性;它们与空间相互包含,蕴藏着相同的信息;空间的任一位点都蕴含着整个宇宙空间及物质（能量、信息）世界的全部信息。这便是三阴三阳的空间全息律。

空间既是一种状态,拥有其独特的性质,而这些性质又被所有空间位点所共享。例如,《伤寒论》中张仲景所确立的太阳、阳明、少阳、太阴、少阴、厥阴这六个空间位点,它们与宇宙全息相通或相契,所有部分都蕴含着宇宙空间的性质。如太阳寒水、阳明燥金、少阳相火、太阴湿土、少阴君火、厥阴风木,它们与宇宙共同构成了一个整体。然而,空间也有着相对独立的结构和性质,这体现在太阳病、阳明病、少阳病、太阴病、少阴病、厥阴病上。尽管这些空间具有独立的结构和性质,但它们的每一部分都具有整体性,因为它们包含了整个空间的全部信息。《伤寒论》中关于太阳病的条文共 177 条,其不仅论述了太阳病,还涉及多个系统中空间信息的交流。因此,理解这 177 条条文的真实含义便显得尤为重要。

空间具有层次性,《伤寒论》中的三阴三阳学说以太阳、阳明、少阳、太阴、少阴、厥阴为六个空间层次,每个层次都展现出不同的特性。例如,三阳为表,其中太阳主阳之开,阳明主阳之阖,少阳主阳之枢;三阴为里,其中太阴为阴之开,少阴为阴之阖,厥阴为阴之枢。然而,这种作用和性质的差异只是对应于不同层次所显现出的空间信息的不同。实质上,从潜在与显现的总和角度来看,每一层次都是一个空间整体,它以一定方式包含了所有层次,又被包含在所有层次之中。它构成了所有的层次,又为所有层次所构成。层次的不同,只是同一空间在不同角度上显示出不同的"脉证并治"规律。

同一层次的事物之间在空间结构上存在着整体关系。每一个体都与它所在层次的所有个体具有相同的结构、功能和信息,因此,它们被归为同类。如《伤寒论》太阳病系统中的中风证、伤寒证等，无论在结构还是功能上都有相似之处。这些个体之间只有信息量上的区别，而没有本质上的不同。这就是说，同一层次的事物具有相同的结构信息，由此又决定了它们之间具有相同的功能信息。正是由于三阴三阳开、阖、枢这种相同的六个空间状态信息，构成了同一层次事物同类的本质。因此，每一个体都浓缩了整个层次的信息，是整个层次的缩影，而整个层次不过是所有同类的个体全息协同作用的结果。整体的功能只是个体潜能的全息发挥。

进一步观察，当我们把目光投向不同层次和系统之间的事物时，也发现了同样奇妙的全息律。各个系统、各个层次都具有相同的空间模式，即包含着相同的空间结构信息。现代科学所揭示的天、地、日、月、星空间运动模式与《伤寒论》中的三阴三阳六个空间坐标系统具有相同的空间模式。因此，医圣张仲景以此将太阳、阳明、少阳、太阴、少阴、厥阴作为人体的六个空间结构，与宇宙相应层次之间进行全息对应，形成了物质空间结构模式的同一性，从而证实了空间结构的全息性，即三阴三阳空间全息律。

（2）三阴三阳时间全息律

标准时间由时间量子构成，任一时间量子均蕴含着时间整体的性质，包含时间整体的全部信息。作为时间整体的部分，时间量子与时间整体相互渗透、相互联系，二者不可分割。可以说，每一时间量子由所有其他时间量子构成，同时又构成其他所有的时间量子，所有时间量子间的全息协同作用，共同构成了时间整体，这便是时间全息律的基本内涵。

常规状态下，时间与物质（能量）紧密相连，处于全息联系之中，无法将它们割裂。任一时间量子中都蕴藏着整个物质（能量）世界的信息。因此，物质（能量）的时间结构可视为纯时间结构的一种表现形式。物质（能量）时间结构全息律是时间全息律的显现形态，也是其有力证据。

张仲景在《伤寒论》中以三阴三阳学说为布局，以六个时空坐标为体系，这恰恰印证了时间全息律在中医临床全息诊疗"脉证并治"中的运用。

关于宇宙的初期状态和最终状态，科学尚未给出明确答案，但已预言宇宙终将"回归"其初始状态。在太阳系中，九大行星最初源自原始太阳，最终也将复归太阳。即便不追求最佳状态，从某一阶段观察也能发现这一规律。例如，天文学家发现宇宙正在膨胀，这一现象便蕴含了宇宙最初处于极致密状态的信息。现在作为结果，已包含最初的信息。人类社会也存在同样的规律。所有这些都表明，一切事物的结果都蕴含开端，开端也蕴含结果，二者包含相同的信息。如此，每一事物自身便形成了一个自洽的"圆运动"，最终回归自身。

正如《伤寒论》中的三阴三阳六个时空坐标，它们相互包含，是同一过程的不同阶段。以三阳的太阳为开端，经阳明、少阳至三阴的太阴、少阴、厥阴为结果，整个过程时时全息。事物虽千变万化，但三阴三阳每时每刻都是其自身，并未变成他物。只是随着时间流逝，形成了首尾相接的"圆运动"。例如，睿修得遇清代彭子益的《圆运动的古医学》一书后，遂写作完成《圆运动的伤寒论》一书。书中对《伤寒论》原文中的每一"证"都用圆运动理论进行了详细解说，充分证明了《伤寒论》三阴三阳学说六个时空坐标在"脉证并治"过程中"证"的全息性，这便是时间全息律在《伤寒论》中的实际应用。

（二）三阴三阳时空全息律：《伤寒论》的显著特征

前文我们分别探讨了空间层次和时间层次的全息性。然而，这种分别考察是有局限的，因为现实的时空是相互渗透、不可分割的。事实上，当我们谈论空间结构上的全息性时，实际上是在谈论不同时空中的空间结构；而当我们谈论时间结构上的全息性时，已涉及事物在空间上的分布规律。实际上，时间是空间的纵向展开，空间则是时间的横向排列。

以古老的《伤寒论》为例，三阴三阳六个时空坐标系统中的"欲解时"，如第9条"太阳病，欲解时，从巳至未上"（以及第193条、第272条、第275条、第291条、第328条等），便说明了时间是空间的纵向分布；而"六个之为病"，如第1条"太阳之为病，脉浮，头项强痛而恶寒"（以及第180条、第263条、第273条、第281条、第326条等），则表明空间是时间的横向排列。这一纵一横构成了立体式纵横交错的脉证并治的时空全息网络结构系统。实际上，时间量子和空间量子是完全融为一体的，二者包含相同的信息，只是形态不同。

时空全息律表明，六个欲解时与六个空间病（太阳病、阳明病、少阳病、太阴病、少阴病、厥阴病）在"脉证并治"全息统一疗法中是相互包含的，而欲解时与空间病整体也是全息的。因此，空间与时间整体也是全息的。时间与空间的结构体即时空全息律。时间不过是纵向的空间，空间则是横向的时间；空间是静止的时间，时间是运动的空间，两者实为一体。如此，"脉证并治"全息统一诊疗法中的每一"证"都成为时空结合体，都具有 N 维的立体全息性。在《伤寒论》中，时间和空间达到了高度统一。

二、"脉证并治"乃全息统一疗法之精髓

《伤寒论》含 398 条条文和 113 首方剂。此 398 条条文由三部分构成：其一为纲领性条文，共计 21 条；其二为警示性（及其他类型）条文，共计170 条；其三为脉证并治条文，涵盖主之、宜、与等条文，共计 207 条，约占条文总数的一半，足见"脉证并治"实为《伤寒论》全息诊疗法之核心。那么，这些核心条文"脉证并治"是如何形成的呢？其形成机制何在？下文将从全息视角揭示《伤寒论》"脉证并治"中普遍存在的宇宙全息脉动现象及其规律。故而，对此问题的深入探讨兼具理论与现实意义。

关于脉动现象的描述，现代科学已分别从微观和宏观层面入手，探究其中的全息脉动规律，进而从普遍角度将这些特殊的全息脉动规律统一于宇宙全息脉动的普遍规律之中。

当我们以全息脉动的视角来审视《伤寒论》时，医圣张仲景之伟大及其至高思想境界便显而易见。

（一）"出生日"的脉动现象

《伤寒论》以"出生日"为核心，构建了日五运六气三阴三阳学说。

"出生日"作为一个重要时间节点，每个人都拥有独特的"出生日"。为完成大自然赋予我们的使命，我们每时每刻都在进行此种"呼吸"般的脉动。婴儿出生时，气立开启，初次深吸入气，因得宇宙大自然之物质、能量与信息，则肺泡膨胀；呼气时，则肺泡收缩。此动态"呼吸"有节奏，故大自然之粒子亦随心脏跳动而脉动，此脉动又似人之呼吸运动。呼气时伴收缩，吸气时因获新鲜氧气之能量而膨胀。于是，人便在呼吸层面因运动而脉动。心脏跳动、肺脏呼吸皆因脉动而完成人体生命活动之全过程。因此，人体生命活动始终伴随着宇宙全息脉动律。

（二）三阴三阳六个时空坐标"欲解时"蕴含波场与人体共律的脉动波

现代科学证实，任何物质系统，无论是小至分子、原子、电子、夸克，还是大至行星、恒星、星系乃至总星系，均以某种方式发射与吸收各种能量，如热辐射、光辐射、电能、磁能、电磁辐射、宇宙线等。这些能量的传播均以波的形式完成。一切粒子均处于波场之海洋，而一切波场均为全息脉动场。光波、电磁波、引力波、声波等均为脉动波。因此，所有波场实质上均为全息脉动场。波长的全息脉动性正说明波源是全息脉动的。从全息观点看，太阳光中包含无数个太阳，即太阳光波场的每一空间位点上均有一个如太阳般脉动的小太阳。正是这些小太阳的脉动引发了太阳光的不断传播。这无数层次的小太阳实质上是无数层次上的次级光源，这些次级光源的依次脉动作用于三阴三阳六个时空坐标系统之波场，与人体共律的脉动波相互作用，从而产生一系列生理病理性改变，即《伤寒论》中"脉证并治"的临床表现。

例如，熊熊燃烧的太阳每日为我们送来光与热的能量，对人体生命活动产生影响。因此，我们常说："万物生长靠太阳。"早在1800多年前，医圣张仲景便已意识到太阳光照（光波）对人体生命活动的影响与重要性。他依据周日视运动的规律，创造性地提出了三阴三阳六个时空坐标（六经病）"欲解时"的科学论断。这确实是非凡的成就。

三、脉动：脉证并治之根源与机制

脉动，实为"脉证并治"之根源与机制。何以言之？此问题值得深思。

在喜悦与沉思中，我们发现《伤寒论》中的"脉证并治"在人体生理病理各个层次上的运动形式，实为全息脉动现象综合效应的体现。

让我们从细胞运动谈起。科学家利用高压电子显微镜对单细胞动物进行研究，发现这些微小生物的生命功能亦存在有节律的变化。例如，草履虫的生命中枢——细胞粒的大小以 24 小时为周期发生变化。中午 12 点时最小，随后逐渐增大，至夜间 12 点时达到最大。至次日中午 12 点，其体积又恢复至最小。这是一种与人的心脏跳动相比周期较长的脉动规律。此发现与《伤寒论》中三阴三阳六个时空坐标（六经）欲解时的昼夜节律不谋而合。因此，我们将从以下几个方面阐述"脉证并治"产生的机制。

1. "发热恶寒"与"无热恶寒"：探秘宇宙波场之膨胀收缩全息脉动

"发热恶寒"与"无热恶寒"二词，源自《伤寒论》第 7 条所述："病有发热恶寒者，发于阳也；无热恶寒者，发于阴也。发于阳，七日愈，发于阴，六日愈。以阳数七、阴数六故也。"医圣张仲景缘何以此二者为据，论病发于阳（三阳）与病发于阴（三阴）之分？吾辈以为，此"发热恶寒"与"无热恶寒"之症，实乃宇宙波场膨胀、收缩全息脉动之所致也。

膨胀与收缩，犹如形影不离之"恋人"，膨胀之时必伴收缩，收缩之际亦必随膨胀。此乃对立统一之关系，二者互为条件、相互依赖，缺一不可，共构一膨胀—收缩—膨胀的循环圈。宇宙于能量得失的运动中，不断膨胀与收缩，于总体膨胀的进程中，亦伴随着短周期的膨胀、收缩现象，即于大膨胀的时期内，尚存在相互对应、相互依赖的小膨胀与小收缩运动。

医圣张仲景早已洞悉宇宙大自然膨胀、收缩的现象对人体生理病理的影响，遂提出三阴三阳时空六个坐标（六经）"欲解时"的科学论断。他认为，周期视运动所生的昼夜节律，少阳病欲解时，从寅至辰上（见第 272 条）；太阳病欲解时，从巳至未上（见第 9 条）；阳明病欲解时，从申至戌上（见第 193 条），此为白昼阳气渐升而至降衰之过程。太阳光照（波场）

与人体生理病理共振而产生脉动，人体感邪之后，血管内血液受太阳光照（波场）热能量的影响，血液膨胀，流速增快，而自觉发热恶寒（然体温并不高，仅为热感），此乃膨胀中寓收缩的自我感觉。

自太阴病欲解时，从亥至丑上（见第 275 条）；少阴病欲解时，从子至寅上（见第 291 条）；厥阴病欲解时，从丑至卯上（见第 328 条），此为夜间，太阳光照（波场）开始收缩，阴气渐盛而阳气渐升，而自觉"恶热恶寒"，此乃太阳光照（波场）开始收缩之中又初现膨胀的自我感觉。这充分说明，人体的体温（温度）呈节律性起伏，机体随昼夜太阳光照（波场）而呈现周期性膨胀与收缩的现象。正是人体功能感受外六淫，历经一个温度变化的周期，故产生"发热恶寒"与"无热恶寒"的临床表现。这或许便是"发热恶寒"与"无热恶寒"产生的机制与缘由。

2."热入血室"与引力波全息脉动

"热入血室"一语，源自《伤寒论》第 143 条："妇人中风，发热恶寒，经水适来，得之七八日，热除而脉迟身凉，胸胁下满，如结胸状，谵语者，此为热入血室也，当刺期门，随其实而取之。"又见第 144 条云："妇人中风，七八日续得寒热，发作有时，经水适断者，以为热入血室，其血必结，故始如疟状，发作有时，小柴胡汤主之。"以及第 145 条云："妇人伤寒发热，经水适来，昼日明了，暮则谵语，如见鬼状者，此为热入血室，无犯胃气及上二焦，必自愈。"医圣张仲景对"热入血室"认识深刻，此即表明其在长期医疗实践中，已观察并认识到"热入血室"在人体生理病理上的效应，实乃受宇宙中引力波相互影响所致。譬如，海洋潮汐主要由月球引力波所引发，而潮汐之高低又受太阳引力波的影响，地球的磁场亦显示出与太阳周期和月亮周期相关的节律变化。因此，人体的脉动节律亦必受宇宙中各种脉动节律的影响，"热入血室"亦不例外。诸多研究表明，人体温度具有与太阳光紧密相关的节律变化，妇女的月经来潮与月经变化亦与之相关。人的情绪周期受月亮和太阳的影响，人体以一年为单位的周期变化，与地球绕太阳运行而形成的四季密切相关。人体诸多疾病的周期性发生，亦与金、木、水、火、土的脉动变化相关。

西医学指出，物质即为波，波弥散于宇宙之中。因此，人体生命之波乃至宇宙之波（引力波）必定相互影响、相互包含。即人体脉动场中包含着宇宙万物乃至宇宙总体脉动场的一切信息，而宇宙中的一切脉动场亦将对人体产生波场效应。仲景所言"热入血室"，即宇宙与人体脉动共律而产生波场效应的一个特例。

3. 脉搏与心脏全息脉动

《伤寒论》第 177 条明确指出："伤寒，脉结代，心动悸，炙甘草汤主之。"此条看似简单明了，实则蕴含着宇宙中的脉动场对人体生命波场的深远影响。现代天文学家指出，宇宙线时常穿越人体，而宇宙线实为脉动场或脉动粒子。当这些脉动之物到达人体时，必定会与生命之波发生作用。因此，在人体场的脉动中，自然包含着宇宙线的脉动信息。中医古老的脉诊——遍诊法，又称三部九候诊法，是遍诊上、中、下三部有关的动脉，以判断病情的一种方法。现今独取寸口，强调肺朝百脉的功能作用，通过候手太阴肺经之脉（双手桡动脉之脉搏），以反映人体整体的生理病理变化。张仲景依据伤寒病的演变过程，创造性地提出："伤寒，脉结代，心动悸，炙甘草汤主之。"此分明是将脉搏与心脉的跳动紧密联系在一起，实行"脉证并治"。此亦从侧面反映出脉搏与心脏的跳动、肺泡的呼吸，实乃与宇宙全息脉动共律也。

为何如此言之？更明确地说，或许人体细胞之脉动要受到来自遥远恒星之制约，我们心脏的跳动、肺部的呼吸，可能亦与某个遥远星球之脉动相合拍。正因如此，若人体波场与宇宙波场全息律动不能协调一致，便会出现"脉结代，心动悸"之证。我们试想，若小至粒子，大至星系之物皆失去了脉动性，那么，我们的心脏还能跳动吗？我们的脉搏还能一起一伏吗？我们的肺泡还能一呼一吸吗？由此不难看出，人体生命之波与宇宙中的所有脉动实乃密切相关。此亦充分说明了医圣张仲景的高瞻远瞩与超凡的思想境界。

总之，《伤寒论》中"脉证并治"的产生，与宇宙全息脉动有着紧密关系。在脉动之宇宙中，任一局部的脉动之和，皆是宇宙脉动总和的缩影。

人乃一个小宇宙，在这个小宇宙中，包含着宇宙中的一切脉动信息。宇宙中的脉动信息与人体发生波场效应，脉动节律相互影响，便产生了"脉证并治"的生理病理变化。因此，我们认为，宇宙全息脉动律乃是《伤寒论》"脉证并治"产生的根源与机制。

第二节　"脉证并治"在全息诊疗中的决策作用及意义

《伤寒论》中的五运六气、三阴三阳学说，构建了六个时空坐标系统，这一系统深刻反映了天、地、人之间的共振自律全息脉动，揭示了人体生理病理变化的内部规律，能够决断疾病的发生、发展及变化趋势，防患于未然，是一门集医学防治与预测于一体的科学。该系统将空间、时间、术数、医理相互融合，运用天干地支、阴阳五行、八卦、九星等多种功能，组合成三阴三阳学说的六个时空坐标系统。其阴阳顺逆、五行迭运之理，不仅推断和决策了人体生理病理的内部变化规律，还蕴含着古人对宇宙全息脉动自然经验的探索，为人们提供了临床循证医学实际应用知变、识变、应变的普适决策方法。这不仅揭示了人体场波与宇宙全息脉动之间生理病理变化的微妙契机，更对指引和提高人们临床实践灵活应变的决策能力具有现实的指导意义。

一、三阴三阳六个时空坐标系统的全息决策方法

《伤寒论》以太阳、阳明、少阳、太阴、少阴、厥阴为标杆，以三阴三阳学说为布局，构建了以"六个之为病"如太阳病等为结构的全息网状模式，即三阴三阳六个时空坐标系统。此系统以宇宙全息律为前提，将空间、时间和生理病理以全息动态网状结构模式紧密联系在一起，对疾病的推断和决策起着至关重要的作用。

（一）第 7 条总纲领在三阴三阳六个时空坐标系统中的决策作用和意义

《伤寒论》第 7 条云："病有发热恶寒者，发于阳也；无热恶寒者，发于阴也。发于阳，七日愈；发于阴，六日愈。以阳数七、阴数六故也。"历代医家皆视此为总纲领，对三阴三阳六个时空坐标系统起着重要的决策作用。张仲景告诫人们，在《伤寒论》的全息诊疗系统中，首要任务是辨别疾病的阴阳属性，如此方能确立病位在三阴三阳之表、里、半表半里。

张仲景以河图洛书为框架，以全息波场脉动为机制，创造性地为我们提供了人与宇宙全息同构的自然节律模式。

1. 该条文表述了阴阳消长"气数"盛衰的流行变化，以及对人体生理病理节律的影响。洛书表示在阳气与阴气的流行时期，有一个渐变（渐衰）的过程。阳气在极盛（九）与衰微（一）之间有一个渐衰的（七）节点，阴气在极盛（八）与衰微（二）之间有一个渐衰的（六）节点。张仲景领悟到了阳主动、阴主静之理，发现了"病有发热恶寒者，发于阳也；无热恶寒者，发于阴也"。并且根据"阳数七，阴数六"的规律，并据此确立了"发于阳，七日愈；发于阴，六日愈"的病理节律周期。

2. 洛书乃根据天体气候、阴暗、阳光寒热比数演化而来。洛书四正位之 1、9、3、7 揭示了阴阳之变，为经；四偶数之 2、8、4、6 揭示了寒热之变，为纬。因此，张仲景提出第 7 条可作为《伤寒论》辨病决策之总纲。

3. 张仲景在《伤寒论》中提出的三阴三阳六个时空坐标（六经）"欲解时"的决策诊断是科学的。周日视运动产生的昼夜节律，太阳光照（波场）与人体生理病理共振而产生的膨胀、收缩等全息自律脉动，进而产生"发热恶寒""无热恶寒"的临床表现，这或许正是人体波场与宇宙波场相互感应所产生的"脉证"吧。

（二）六个"之为病"纲领在三阴三阳六个时空坐标系统中的决策作用与意义

《伤寒论》中，张仲景明确提出六个"之为病"的纲领性条文。具体如下：

第 1 条云："太阳之为病，脉浮，头项强痛而恶寒。"

第 180 条云："阳明之为病，胃家实是也。"

第 263 条云："少阳之为病，口苦，咽干，目眩也。"

第 273 条云："太阴之为病，腹满而吐，食不下，自利益甚，时腹自痛。若下之，必胸下结硬。"

第 281 条云："少阴之为病，脉微细，但欲寐也。"

第 326 条云："厥阴之为病，消渴，气上撞心，心中疼热，饥而不欲食，食则吐蛔。下之，利不止。"

以上六条，历代习惯称为六经病提纲。然而，医圣张仲景并未直接言及"经"字，他实际上是将人体生命活动与宇宙自然界的规律相结合，共同探讨人体生理病理的变化规律。从科学的角度出发，我们认为将其命名为"三阴三阳六个时空坐标系统生理病理内部变化规律纲领性条文"更为合理，这一命名既体现了中医的整体观念，又凸显了其在时空坐标系统中的独特作用与意义。

这六个"之为病"高度概括了三阴三阳六个时空坐标系统中人体所有疾病的生理病理内部规律，起到了提纲挈领、钤百病的决策作用，具有十分重要的临床指导意义。难怪清代医家俞根初在《重订通俗伤寒论》中引用徐洄溪之言："医者之学问，全在明伤寒之理，则万病皆通。"并提出《伤寒论》"六经钤百病"之说。

三阴三阳六个时空坐标系统中的六个"之为病"提纲，看似简洁明了，实则蕴含深意。它表述的是"天人合一"的生理病理全息动态自律共振脉动的全域网络同构模式。从宇宙全息统一论的角度来看，宇宙间不存在任何独立的、固定的实体，一切系统都没有绝对的界线。事物只是关系的集合体，是一种关系网，一旦切断这些关系，这个特定的关系网也就解体了。因此，我们在学习和探索《伤寒论》三阴三阳六个时空坐标系统提纲时，必须认识到《伤寒论》的模糊性，切勿强行将其与五脏六腑、十二经脉挂钩。因为它是全息网络模式，相互感应，处于动态全息自律联系之中，时时相互交流着身体内、外部的信息，这就是宇宙全息元的非定域性或全域性。全息性也正是事物模糊性的根源，因为它表明事物是亦此亦彼、此亦是彼、我中有你、你中有我的关系网。例如，在太阳时空坐标中，上、中、下三篇共 177 条条文就表明，事物之间只是关系的凝聚体，而这些关系时时处于变动之中，是不确定的。不确定性是模糊性的一个特征，而模糊性是事物具有的一个普遍属性。《伤寒论》的模糊性之所以明显，是因为它在系统显性结构上具有最高的全息性。反过来，模糊的东西又具有最大限度的相关性、灵活性和全息性。太阳病篇的 177 条条文就与其他时空坐标相互发生着关系，这也说明模糊性是张仲景在《伤寒论》中特有的高度灵敏的思维方法，并且具有三阴三阳六个时空坐标的决策意义。

（三）"脉证并治"在三阴三阳六个时空坐标中的决策作用和意义

"脉证并治"概述了《伤寒论》中脉、证、方、药四个方面的核心内容。全书共 398 条条文、113 首方剂，其中"脉证并治"（包括"主之""宜""与"）共计 207 条，占总条文的 50% 以上，在三阴三阳六个时空坐标中发挥着绝对的全息决策作用和意义。

1. 脉诊在《伤寒论》中的决策作用与疾病观探析

脉诊是《伤寒论》对三阴三阳六个时空坐标疾病诊察的重要手段，具有不可低估的决策作用。

我国著名中医学教授任应秋先生，早在 1941 年就撰写了《仲景脉法学案》一书，1982 年又撰写了《〈伤寒论〉脉证的再探讨》，明确指出："平脉辨证，是《伤寒论》辨证论治的主要方法。"他总结出 398 条条文中，脉证并举的基本上有 135 条，共叙述了 58 种脉象，分别见于 104 个证候。经过深入分析，我们发现不同的证候既可见到不同的脉象，亦可见到相同的脉象；而相同的证候，也还有不同的脉象表现。这同与不同之间，正是疾病变化的根本所在。因此，在临床辨证时，必须深刻地认清脉象与病证的关系，才能较确切地分辨出反映疾病本质的证候来。

中医诊断强调四诊合参，即望、闻、问、切四者缺一不可。脉诊作为四诊之一，在四诊中占有重要的地位。中医依据自身学科的特点，将人与宇宙自然界紧密地联系在一起，全息地认识疾病的理念，以及遵循这些理念所采用的一系列认识疾病的手段和方法，进而形成了三阴三阳六个时空坐标的疾病观。这种观念使得中医对每一种疾病的本质认识都更为全面、客观、系统和科学，这也是中医能够流传至今的重要原因之一。

2. 以脉诊决策判断疾病的具体病因、病机与病所性质

脉象之所以能够成为疾病诊断的重要手段，是因为脉象能够决策判断疾病的病因、病机、病所，而且能综合判断前三者的综合性质和趋势。

（1）以脉诊决策判断病因

例如，脉浮不仅是病在三阳之表的诊断依据，而且主风邪。风邪伤人体表，故《伤寒论》第 1 条云："太阳之为病，脉浮，头项强痛而恶寒。"第 2 条又说："太阳病，发热，汗出，恶风，脉缓者，名为中风。"浮脉主风，风即病因；紧脉主寒，摸到紧脉多半是有寒邪；数脉主热，滑脉也主热，但滑脉还主痰，诸如此类，都是通过脉象来决策判断病因的例证。

《伤寒论》第 195 条云："阳明病，脉迟，食难用饱，饱则微烦，头眩，必小便难，此欲作谷瘅，虽下之，腹满如故，所以然者，脉迟故也。"我们通过分析原文，来看看张仲景是如何通过脉象来决策鉴别病因和确定病因的。

一般而言，阳明病多是热证和燥证，热证的主脉应是数脉和洪脉，而该条文指出"阳明病，脉迟"，并以"脉迟"作为决策病因判断的关键依据，故云："脉迟故也。"大承气汤证，阳明腑实，邪热内结严重，气机内结而难行，加之燥屎严重阻滞，气血流行不畅，亦可出现脉迟，此种脉迟必然有力；另外，食积或水火交结的大陷胸汤证，都可因气机内结而见到脉迟，如"结胸证"形成过程中的脉"动数变迟"（《伤寒论》第 134 条），脉迟可以反映气结。《伤寒论》第 195 条的"食难用饱，饱则微烦，头眩"，即患者想进食，但不能吃饱，倘若吃饱了，就会头晕眼花，心中烦躁。现实生活中，我们也会见到这类患者，吃饱了，就打瞌睡，或感到软弱无力。"必小便难"，这个"必"字是常常会出现小便难的意思，"小便难"不等于小便不利,张仲景用词严谨,"小便难"指的是欲小便,跑去厕所,却一时解不出,过了一会儿才解出来,这是一种小便难;另一种是先解出一部分小便,虽然自觉未解完,但一会儿却解不出,过了一会儿,又出来一点,一泡尿要分几段才能解净,这种小便难亦称为小便不畅,"小便难"是小便不畅的一种,而并非小便无、小便闭。

对于该条文中(第195条)"此欲作谷疸,虽下之,腹满如故"的理解,谷疸是中医的病名,即因水谷湿邪瘀滞而导致的疾病。此处"此欲作谷疸"是因小便难而可能发为谷疸,提示患者体内多半有食滞、湿郁;故从"此欲作谷疸"也可以推测出"食难用饱,饱则微烦,头眩"的病因是食滞,因为阳明胃肠有饮食积滞,再吃饭且到食饱的程度,当然就会加重食滞,使人感到更不舒服了。

黄疸大多由湿邪导致,但"此欲作谷疸"的病因病机尚未完全明确,因此,张仲景进一步说:"虽下之,腹满如故,所以然者,脉迟故也。"如何理解这段话呢?张仲景治疗宿食常用的是下法,如用大承气汤;但在劳复之后,用的是枳实栀子豉汤,若兼有宿食,则加大黄,即为例证。然而第195条病证却"虽下之,腹满如故",说明患者腹满症状并未因下法而减轻。张仲景在解释"所以然"时讲"脉迟故也",确定该病的病因是湿邪阻滞,饮食积滞,阻滞了胃肠及中焦的气机。湿邪阻滞气机引起的腹满,采用承气汤攻下只会徒劳无功,因为承气汤是攻下热结,并不攻下湿滞,而且这个湿滞已严重影响气机,影响胃肠的通降,导致脾气不运,故腹满,且下之后"腹满如故",也会"饱则微烦,头眩"。通过上述分析即可看出,张仲景通过脉迟来论述此病的主要病因是湿滞,是以脉象决策判断病因的例证,与临床事实是相符的。

(2)以脉诊决策判断病机

临床上三阴三阳六个坐标系系统中的每一种疾病,往往是复杂多变的,缘由之一是病机多变,便生成各种证候。然而,脉象则能及时反映疾病的病机性质与病机变化。

我们以疾脉主虚为例,说明阳将亡,阴将竭,或气欲脱的病机性质和病机的变化。

疾脉主虚，但并非一般的虚。临床的虚证一般分为不足、虚弱、亏损、枯竭、脱亡五种情况。"不足"是指略有点虚；"虚弱"是指维持人体基本功能的物质缺乏，常常导致功能受到明显的影响；再下来，病变常见的"亏损"，那就比"虚弱"要重，那就快亡了；"亡"和"竭""脱"，就比"亏损"更重，病机到了这一步，生命就快终结了，而这三种病机更多的是出现在急性病后期。这几种病机性质在诊断决策时应予以区分，比如"阳气脱"就不能说"阳气虚"，血脱不能说血虚，亡阳不能说阳虚，阴枯在急慢性病中都有，阴枯也不能说是阴虚。所以，虚弱与亏损、脱亡、枯竭不是一个量级，性质上也有质的不同。疾脉所提示的虚与数脉所主的虚是不同的，阳将亡，阴将枯竭，气欲脱才会出现疾脉。急性病中疾脉就多见，慢性病中发生疾脉的情况很少，但不等于没有，如虚劳到后期就会产生疾脉。

下面，我们结合《伤寒论》第214条原文与临床实际，再来对疾病形成机制进行深入探讨。张仲景在此条文中说："阳明病，谵语，发潮热，脉滑而疾者，小承气汤主之。因与小承气汤一升……若不转气者，勿更与之。明日又不大便，脉反微涩者，里虚也，为难治，不可更与承气汤也。"这条条文对临床许多疾病的治疗有着指导价值，特别是通过观察疾脉及其在治疗后的转变，来决策判断邪正盛衰和疾病预后的意义尤为重大。

"阳明病，谵语，发潮热"三症说明此时阳明热结，热扰神昏，症见谵语，已属病重。然而，此时虽然出现谵语，但不是昏迷，只是神志欠清，尚有意识，胡言乱语或多语；"发潮热"即日晡潮热，在下午3～7时发高热，说明阳明热盛。同时还出现"脉滑"，滑亦主热；另外，本例当见便秘，亦属阳明热结较甚。四症相参，本例性质属实性热邪内结，似应使用泻热攻结峻猛的大承气汤。然而本例脉象不但滑而且"疾"，即"脉滑而疾"，这就应该注意了，应该用泻热攻结作用相对缓和得多的小承气汤先试一试。

当患者的临床表现是一派热象，且其脉象又现疾脉的时候，我们不能只从"火热极盛"一方来考虑问题，一意孤行地用攻泻方药，而是要加倍小心。我们知道，疾脉虽然主火热极盛，它还主正气将竭、将亡，而在这条条文中，疾脉的形成机制既有可能是火热极盛，也有可能是正气将竭、将亡。也就是说，疾脉与数脉形成的机制不完全相同，数脉虽然有可能是正气虚所致，而因虚所致的疾脉却不是一般的正虚，而是"阴将枯竭""阳气将亡"，是考虑到了可以直接导致死亡的危重病机。所以，当我们临床上遇到了与《伤寒论》第214条类似的患者时，必须清醒地认识到此时"疾脉"的出现，有"大实"和"大虚"（即虚实夹杂证中有正气将亡竭的危重虚性病机，亦属有大虚的病机存在）两种截然相反的可能。如果一味采用峻猛攻邪的治法，万一该患者的疾脉是大虚所致的话，就可能造成仅存的一点儿正气耗尽而致死。

正因为如此，张仲景才会在《伤寒论》第214条中指出："脉反微涩者，里虚也，为难治。"如果患者脉象由"滑而疾"转为"涩"，即阴枯或气阴枯竭的病机得以证实。该条文的指导意义并不局限于诊治阳明燥结的问题，而是在很多疾病的诊治上都有普遍的指导价值。诸如肺炎、心包炎、胸腔积液、大陷胸证的腹膜炎等，一旦出现"疾脉"，治疗就得小心，攻邪就得留点余地，服药后还要时时密切观察患者的脉症变化。这条条文对很多急重病证都适用。因此，《伤寒论》具有"钤百病"的实用价值。

（3）以脉决策，判断病所

所谓"病所"，即指病邪所反映的病位。例如，脉浮多主病位在表；脉沉微细，则属阳虚里证。以脉决策判断病所，是《伤寒论》三阴三阳六个时空坐标全息诊疗中的一大特色。

①诸浮脉的决策辨证。太阳病脉浮，《伤寒论》第1条云："太阳之为病，脉浮，头项强痛而恶寒。"这句话高度概括了太阳病的特征。"脉浮"是太阳病的特征性脉象。一是指表证之脉，《濒湖脉学》有云："浮脉为阳表病居。"脉呈现浮象者，一般属于阳证而病在表，这是"浮脉"的性质和定位。二是指脉向外浮出，为机体正气向外抗邪时表现出的浮盛于外的脉象。对此，胡希恕先生以西医学理念解释得颇为明了，他在《胡希恕讲

伤寒杂病论》中说："脉浮，即脉向外浮出，就是浅在的动脉充血，实际不是病后血液增加，而是水分体液增加。尤其是头项部充血更加厉害……人在出汗以前，血管要扩张，大量体液往外来，这时脉就浮。"太阳病位在三阳之表，风寒之邪侵袭人体，首先侵犯肌表。此时，机体在病邪侵入时防御反应较为剧烈，为抵抗外邪的袭击，机体正气应激抗邪，卫外功能强化，从而使体表浅在的脉络气血充盈，流速较急、较快，有向上、向外浮盛的趋势，故脉象应指而"浮"。所以，脉浮是太阳病的特征之一。《伤寒论》中，尤以脉浮最能表示表证的存在，如第 1、6、37、45、51、71、112、115、116、140、170 条，这 11 条均为太阳表证而出现的浮脉。第227、232、235 条，是病邪已经传入阳明，但仍有表证存在所出现的浮脉。第 276 条言："太阳病，脉浮者，可发汗，宜桂枝汤。"既言太阳病，当有腹满、呕吐、自利、腹痛、食不下等症，脉不沉细，反见浮脉，当辨为太阳表证犹在，宜桂枝汤治疗。第 394 条云："伤寒差以后，更发热，小柴胡汤主之。"脉浮者，以汗解之，宜桂枝汤解肌，调和营卫。此外，《伤寒论》中的浮脉，还有因为热证者，如第 154 条和第 223 条，第 154 条为中焦之热，第 223 条为下焦之热，心之下为胃之所居，中焦有热，故关上脉浮。若脉浮发热，邪热伤于下焦，故用猪苓汤清热。以上为《伤寒论》中单言浮脉的表证、虚证、热证三类。另外，还有浮紧脉，如第 16、38、46、47、50条，里寒证亦见浮紧脉，如第 201、151 条；里已成热而脉犹见浮紧的，如第 221、108、189 条。以上浮紧脉见于表寒、里寒、表寒里热三证。浮缓脉，也是表证里均可出现，如第 39、187、278 条。浮数脉，如第 49、52、57 条，这三条浮数脉，均属于表证。第 363 条，是里热证而见的浮数脉，而且是热在血分。第 72、257 条所述，乃邪已入里，而表证尚未全解的浮数脉。浮弱脉，如第 12、42 条，浮弱脉，即脉以浮见，略重取之，则软弱而无力。浮细脉，如第 37 条，脉浮细，当系邪气已退，正衰待复之脉，只是病证初愈，元气有待于恢复之机也。浮大脉，如第 30、132、268 条，同一浮大脉，确有虚实之分。虚者，脉体虽盛大而搏动无力，如第 30、132 条；实者，浮部见大而应指满溢，如第 268 条。浮动数脉，如第 132 条，脉浮而动数，乃脉见于浮部，并呈急躁不安之状，多为病势处于发展阶段的脉象。浮滑脉，如第138、140、176条，脉来浮滑，总属邪兼表里，表未尽解，而里热偏盛的脉象。浮迟脉，如第225条，此多为真寒假热证的脉象。浮虚脉，如第240条，宜发汗的浮虚脉，见于浮分而见脉势之无力者，颇同于桂枝汤证的浮缓脉。浮芤脉，如第246条，浮芤脉，即脉来浮大而软，举之三关俱有，微按之则指下无力，但动于每指的两边者。浮涩脉，如第247条，浮涩脉，为阳盛阴虚之脉。浮虚涩脉，如第174条，是为风湿伤经的脉象。②诸沉脉的决策辨证。单论沉脉，如第148条，就说明沉脉主里。第128、218条两证均为里实证，其脉来必沉而有力。第92、301、305、323条，以上四条两用四逆汤，一用附子汤，一用麻黄细辛附子汤，皆以温里为主，则其为阳虚于内的里寒证可知。以上说明沉脉主里，而且有里实证和里虚证之不同。沉紧脉，如第67、140条，两条脉沉紧，一则气上冲，一则欲呕，为阳虚阴盛之表现。第135、148、266条，这三条，均为热邪内郁的沉紧脉，特别是结胸证，不仅是郁，而且是邪热结而成实。第148、226条均为小柴胡汤证，乃邪热传入少阳，郁而不解之候，所以两证均有寒热的症状。沉迟脉，如第62、357、366条，同一沉迟脉，其症各有不同。新加汤的脉沉迟，乃中风误汗之后，阴液耗竭，不能充灌滋养，故身疼痛脉沉迟，特重用芍药而酸收，以敛营阴之汗液。第357条的脉沉迟，已出现手足厥冷，泄利不止，唾脓血诸症，其为下厥上竭，阴阳离决，故主难治。第366条的脉沉迟而出现戴阳，则为下元虚损，无根之火，浮越以上也。可见沉迟脉，多为重笃的大虚之候。沉微脉，第61条，这是阴气大虚的沉微脉，由于汗下之后，阴阳表里俱虚所致。昼夜烦躁，虚阳外扰也；夜而安静，内系真寒也，故用干姜附子汤以回复先后天的真阳。沉结脉，第125条，脉于沉部出现，其搏动之势缓中一止，脉的形体颇有坚急不舒之态，多为邪气盛结于里的反映。沉滑脉，第140条，阳邪入里，滑为阳动主里实，故其脉于沉部而见滑疾之象。沉弦脉，第365条，脉来沉而有弦劲之势者，是为沉弦脉，多为邪盛于里，致经脉拘急使然。沉实脉，第394条，实多指脉体之后而言，无论何脉，凡轻诊如此，重按而体势不减者，皆得谓之实。邪实阳明里腑，皆为阳明之实邪，则沉实脉，为里实证之脉象。③诸迟脉的决策辨证。单迟脉，第50、234条，这两条迟脉均属虚证，第50条为里阳虚，第234条为表阳虚。第195、333条，这两条均为里寒证的脉迟，而且都是胃寒证。第143、208条，这两条均为里实证的脉迟，前条为热入血室证，血热内盛，反而热除脉迟者；后条为阳明里实证。迟浮弱脉，第98条，这是表里虚寒证的脉象，里阳不足，则脉来迟缓；表阳虚损，则脉见浮弱。④诸数脉的决策辨证。单数脉，见于第257条、第258条、第332条、第367条，均属热证。第122条则描述胃气衰微，虚阳外越的数脉，其脉象必数而无力或细数。第361条描述病邪退而阳气回复的数脉，其脉按之柔和而缓慢。数急脉，如第4条所述，为邪渐化热的脉象，表示疾病正在发展的趋势。⑤虚脉的决策辨证。第347条描述亡血的虚脉，脉象浮虚无力，或按之中空，呈现芤象。⑥实脉的决策辨证。第240条、第245条、第369条均涉及实脉。前两条为阳明热实证，脉象必实大有力。第369条的实脉，脉象坚硬，来往急缓无神，为邪盛正衰之候，故主死。⑦诸细脉的决策辨证。单细脉，如第148条所述，为阳邪郁滞的细脉。第351条则描述元阳虚极的细脉。细数脉，见于第120条和第140条，分别为误吐、误下后出现的细数脉。细沉数脉，如第285条所述，为真寒假热的虚数脉，由于阴不及阳，乃虚阳不宁之证。⑧诸微脉的决策辨证。单微脉，见于第23条、第49条、第105条、第160条，均为正气不足的微脉。第49条明确指出此为"里虚"，即正气虚于里。第245条、第287条描述病邪轻浅、有向愈之机的微脉。第286条、第338条、第384条、第390条则统为元阳衰竭的微脉。第315条、第317条、第385条、第389条描述阳虚阴盛的微脉。微缓脉，如第23条所述，为邪不盛而向愈的微缓脉。微弱脉，见于第27条、第38条、第139条，为阳气虚的微弱脉，微脉为气血两虚之象，弱脉亦主阳气衰微。微数脉，如第116条所述，为阴虚热动之微数脉。微沉脉，如第124条所述，为下焦瘀热的微沉脉。微涩脉，见于第214条、第325条、第384条，为津气两虚的微涩脉。微细脉，见于第60条、第287条，均为阳气虚的微细脉。微细沉脉，如第300条所述，为阳虚阴盛之微细沉脉。微浮脉，见于第166

条、第 327 条，为病机向愈之微浮脉。微弱数脉，如第 365 条所述，为邪退正复之微弱数脉。⑨ 洪大脉的决策辨证。论中言洪大脉的第 25 条、第 26 条、第 186 条、第 365 条，四条皆为热邪盛的洪大脉。⑩ 诸弦脉的决策辨证。弦脉，见于第 100 条、第 140 条，为少阳经病的弦脉；第 142 条描述土病木克的弦脉；第 212 条则描述生气犹存的弦脉。弦细脉，如第 265 条所述，为少阳经本脉。弦迟脉，见于第 324 条，为上焦寒实之弦迟脉。弦浮大脉，如第 231 条所述，为三阳俱病的弦浮大脉。⑪ 短脉的决策辨证。第 211 条描述短脉之所以主死，是由于伤津亡阳。⑫ 诸弱脉的决策辨证。弱脉，见于第 113 条、第 251 条、第 280 条、第 360 条、第 377 条，五证虽各有不同，但均见弱脉，说明五证均气血不足或阳气衰微，即正虚的共同点。弱涩脉，如第 286 条所述，为肾阳虚损的弱涩脉。⑬ 紧脉的决策辨证。第 3 条、第 283 条、第 287 条、第 361 条均描述寒邪胜的紧脉，只是有在表在里不同。第 140 条描述表寒入里的紧脉。第 192 条则描述阴寒胜阳热之紧脉。⑭ 缓脉的决策辨证。第 2 条描述风邪伤表之缓脉。⑮ 促脉的决策辨证。第 21 条、第 34 条、第 140 条、第 349 条均涉及促脉。其中，第 21 条、第 34 条描述表邪未尽的促脉；第 140 条描述邪去欲解的促脉；第 349 条则描述阴阳格拒的促脉。⑯ 诸滑脉的决策辨证。滑脉，如第 350 条所述，为热邪在里之滑脉。滑疾脉，见于第 214 条，为阳明里热之滑疾脉。滑数脉，如第 256 条所述，为胃有宿食之滑数脉。⑰ 小脉的决策辨证。第 271 条描述邪退正虚的小脉。⑱ 涩脉的决策辨证。第 48 条、第 212 条、第 363 条均涉及涩脉。其中，第 48 条描述阳气壅郁、经隧不利的涩脉；第 212 条描述津血亏少的涩脉；第 363 条则描述热邪伤血的涩脉。⑲ 结代脉的决策辨证。第 177 条描述气血衰微的结代脉。

总之，《伤寒论》398 条条文中，脉证并举的共 135 条，包括浮、沉、迟、数、虚、实、细、微、洪大、弦、短、弱、紧、缓、促、滑、小、涩、结代等十九种主要脉象。这些脉象在临床辨证论治中起着十分重要的决策作用，因此我们有责任去努力发掘、整理、研究、提高，使之发扬光大，促进中医药事业发展，更好地为人民服务。

3. "证"在《伤寒论》脉证病治中的决策作用与意义

《伤寒论》中的"证",既非西医所指的病和症状,也非对疾病单一因素或线性因果关系的简单概括。它依据三阴三阳学说,通过六个时空坐标系统的独特理论和方法,深刻反映疾病的本质。它是对疾病在一定阶段上的病因、病位、病机、病理性质,以及正邪交争所引发的多种生理、病理相互联系的机体反应态的综合认识和概括。

张仲景在《伤寒论》中,以博大的智慧,将人体生命与宇宙全息相对应,构建了三阴三阳六个时空坐标系统。他自然而然地接触并应用了人体系统的多级层次、矛盾性、有序性、整体性和自组织等基本原则,并自发地认识到物质、能量、信息之间的全息相互关系和作用等问题。在世界医学中,他独具风格地应用了天人相应的整体系统观和阴阳对立统一观,从而形成了自己独特的理论方法体系,并在全息医疗实践中展现出独特风格和全息效应的效果。这些对于探索《伤寒论》医学科学的发展道路具有非常重要的意义。

(1)辨证论治中的"证"之解析

《黄帝内经》是我国现存最早的一部医经,大约起始于春秋战国,成书于秦汉时期,是当时医学和哲学集体智慧的结晶。《黄帝内经》全面论述了阴阳学说、藏象学说、五运六气,以及三阴三阳学说,但对于辨证论治的论述还仅是一个雏形。直至东汉末年,张仲景所著的《伤寒论》才较为系统地完成了辨证论治的理论体系。

那么,辨证论治中的"证"究竟是什么呢?

有些人认为"证"是指疾病所表现出来的一系列症状和体征。然而,这样的回答是不完全且不准确的。中医辨证确实需要从疾病所表现出来的一系列症状和体征开始,但这些症状和体征仅仅反映了疾病的现象,尚未触及疾病的本质。如果中医看病时不认识疾病的本质,不掌握疾病内部的规律,那么是无法真正治愈疾病的。中医的辨证,起始于望、闻、问、切四诊,通过四诊全面系统地了解患者的症状和体征,但这仅仅是一个感性认识的阶段。基于对症状和体征的感性认识,医生还必须以中医学理论方法为指导进行思维，进行分析综合、比较鉴别、抽象概括，从而由表入里、由此及彼、去粗取精、去伪存真，以审证求因，了解疾病的原因，明确疾病的部位，掌握疾病的性质，判断疾病的发展趋势。这样，医生才能够达到对疾病本质的认识。这种认识用中医的概念来表达，便称为"证"。因此，中医辨证中的"证"，其内容既包含了疾病的现象——症状和体征，同时也包含了病因、病位、病变性质，以及疾病的发展趋势和预后。只有从感性认识上升到理性认识，才能根据疾病的规律确定治则和遣方用药。我国传统文化中的文字也形象地反映了"症"和"证"的区别，"症"字从病旁，表示疾病的现象，"证"字从言旁，表示对疾病的认识已进入反映本质概念的阶段了。

中医辨证方法主要包括八纲辨证、脏腑辨证、卫气营血辨证、三焦辨证，以及三阴三阳六个时空坐标系统（六经）辨证等。这些辨证方法皆可以《伤寒论》中的三阴三阳六个时空坐标系统（六经）为统一体，逐步形成宇宙全息统一辨证论治的理论体系。

（2）辨病与辨证的关系

确切地说，医圣张仲景在《伤寒论》中站在宇宙全息论的新高度，将疾病规律高度概括为三阴三阳六个时空坐标系统生理病理变化的六个时空状态的构模，即太阳病、阳明病、少阳病、太阴病、少阴病、厥阴病，然后在这六个时空状态构模中进行深层次的辨证论治，即辨病辨证论治施治，这才是《伤寒论》真正意义上的辨证论治。他不仅辨病，而且更注重辨证。

需要说明的是，中医的辨证和西医的辨病，从认识论的角度来说，都是从疾病的现象去认识疾病的本质。在这点上，两者的道理是相通的。所不同的是，中医是按照中医药学的理论方法——人与宇宙全息共律的临床思维为指导，因而根据三阴三阳六个时空坐标系统的六个病理应激反应概念，主要得出"证"的概念（当然，中医也有"病"的概念，但中医"病"的概念与西医"病"的概念是两个不同的概念）。西医则根据西医学的理论方法主要得出"病"的概念，从而形成不同的概念——"证"或"病"，即中医的辨证论治和西医的辨病论治。目前，如何将辨证与辨病统一起来，也是笔者所关注的一个问题。

（3）平脉辨证

详见本章第二节的论述，在此不再赘述。

（4）《伤寒论》三阴三阳六个时空坐标（六经）辨证的特点及其揭示的更深层次的发病机制

《伤寒论》中三阴三阳六个时空坐标（六经）辨证是医圣张仲景以天人相应的全息原理来诠释《黄帝内经》中的"夫百病之生也，皆生于风寒暑湿燥火，以之化之变也"。他总结出三阴三阳六个时空坐标（六经）的病理机制：脉浮、头项强痛而恶寒者为太阳病证；身热、汗自出、不恶寒而反恶热、胃脘实者为阳明病证；口苦、咽干、目眩、寒热往来、胸胁苦满、嘿嘿不欲食、心烦喜呕者为少阳病证；腹满而吐、食不下、自利、时腹自痛、下后胸下结硬者为太阴病证；脉微细、但欲寐者为少阴病证；上热下寒、寒热错杂、阴阳胜复者为厥阴病证。这是一套统括百病的辨病辨证论治施治的辨证分类方法。它的基本原理仍然是以病因与机体相互作用下发生的机体反应态为依据。因此，只要出现三阴三阳六个时空坐标（六经病）的提纲证所描述的机体反应状态的证候和特点，我们同样可以运用《伤寒论》辨病辨证论治施治的方法与方药进行治疗，这就是医圣张仲景对中医药学的伟大贡献。

《伤寒论》中关于"厥逆证"的论述，揭示了更深层次的发病机制。《伤寒论》第337条云："凡厥者，阴阳气不相顺接也。"张仲景在条文中很少进行病机判断，但他一旦做出病机判断，就极具深度且非常准确。他对"四肢厥逆"所做出的"凡厥者，阴阳气不相顺接也"的主要发病机制的论断，就非常精确。

①脏厥证。《伤寒论》第11条云："病人身大热，反欲得衣者，热在皮肤，寒在骨髓也；身大寒，反不欲近衣者，寒在皮肤，热在骨髓也。"此条文正是辨识真假寒热的重要依据，揭示了真实且客观存在的病理现象。从阴盛格阳的角度来看，这类病变应归属于四逆汤证的范畴。患者体内虽有真寒，但体表却呈现大热之象。相较于疾病的本质，体表的大热实为假热；

然而，就自身症状而言，患者的体表热感又是真实存在的。若将此种真寒假热的"身大热"症状在诊断过程中予以忽略，那么诊断与治疗便将失去依据。"真假寒热"阴盛格阳的病理属性：阴盛于里，且阳虚于里，故格虚阳于外（或格阳于上，即戴阳）。对阳于外这一机制的诊断，正是依赖于外在的"发热"和"两颧浮红"这两个"假症"而做出的。阴寒内盛，伤及少阴阳气，在此基础上发生格阳于外，相较于少阴寒化证，病情更为严重，因其阳气有外脱之虞，患者很快便会面临生命危险，此即称为脏厥。此时，欲潜藏阳气、劫阴回阳，必用生附子峻温、祛寒回阳，以使阳气归潜固秘之态，"阴平阳秘，精神乃治"。②寒厥证。寒厥证是临床上常见的一种病证，大致可分为两种类型。一种是里寒阴盛，阳气无法温煦四肢而导致的厥逆。例如，《伤寒论》第353条云："大汗出，热不去，内拘急，四肢疼，又下利厥逆而恶寒者，四逆汤主之。"此条描述阳亡于外、寒盛于内之证。第354条云："大汗，若大下利而厥冷者，四逆汤主之。"此条描述阳虚阴盛之证。另一种为血虚寒滞，气血运行不畅而致的厥逆。如《伤寒论》第351条云："手足厥寒，脉细欲绝者，当归四逆汤主之。"此条描述血虚寒滞、气血运行不畅之证。第352条云："若其人内有久寒者，宜当归四逆汤加吴茱萸生姜汤。"此条描述血虚寒滞，且胃有久寒之证。③热厥证。患者表现为四肢厥冷，烦躁、口渴、身大热，以及大便秘结。此为里热实证，宜急下。正如《伤寒论》第252条所述："伤寒六七日，目中不了了，睛不和，无表里证，大便难，身微热者，此为实也，急下之，宜大承气汤。"此条描述热邪伏里，劫灼津液的热厥，属危候。第253条云："阳明病，发热汗多者，急下之，宜大承气汤。"此条描述实热内结、通津外泄之证。第254条云："发汗不解，腹满痛者，急下之，宜大承气汤。"此条描述津液外夺、燥热成实之证。第219条云："三阳合病，腹满身重，难以转侧，口不仁，面垢，谵语，遗尿。发汗则谵语，下之则额上生汗，手足逆冷。若自汗出者，白虎汤主之。"此条明确指出三阳合病，阳明热盛，热邪充斥，应用白虎汤治疗。第350条又说："伤寒，脉滑而厥者，里有热，白虎汤主之。"此条描述无形热伏于里、热深厥亦深之证。《黄帝内经》有云："必伏其所主。"临床上，我们只有抓住疾病的主要病因、主要机制、病变部位及病变性质，方能准确施治。如上述热厥，虽大热而四肢厥逆，但疾病本质是邪伏于里、热极盛。因此，我们用大承气汤、白虎汤治其里热盛，里热一清，自身阴阳调和，病即愈。④蛔厥证。《伤寒论》第 338 条云："伤寒，脉微而厥，至七八日肤冷，其人躁无暂安时者，此为脏厥，非蛔厥也。蛔厥者，其人当吐蛔。今病者静，而复时烦者，此为脏寒。蛔上入其膈，故烦，须臾复止；得食而呕，又烦者，蛔闻食臭出，其人常自吐蛔。蛔厥者，乌梅丸主之。又主久利。"此条用于描述寒热错杂、土虚木旺之证。第 338 条简明扼要地指出了蛔厥与脏厥的鉴别要点。上述脉证，揭示了脏厥的病机为虚寒极盛，阴盛格阳外越，真阳将绝，预后不良。脏厥的治疗，需迅速使用通脉四逆汤来破阴回阳，通达内外。与蛔厥不同，蛔厥是厥阴病的一种。蛔虫虽能致厥，但无"躁无暂安时"的严重证候，而有"而复时烦"的"脏寒"证候表现。因此，蛔厥者，乌梅丸主之。⑤气郁厥逆证。《伤寒论》第 318 条云："少阴病，四逆，其人或咳，或悸，或小便不利，或腹中痛，或泄利下重者，四逆散主之。"此条描述肝气郁结、阳郁于里之证。此种因郁生热而厥的情况，与一般热厥不同，不可攻下，宜疏导。故用四逆散调和肝脾，和解表里。方中柴胡以疏肝清热、解郁透邪为主；又配伍枳实降逆气；白芍柔肝敛阴；甘草和中益气。四药合用，能解郁透热，达阳于外，又能升降气机，调和于内，从而使气郁肢厥得以恢复。

上述各种厥逆证候，不仅反映了更深层次的发病机制，更是诊断"阴阳气不相顺接"机制的重要依据。因此，"证"在《伤寒论》脉证并治中具有十分重要的决策作用和意义。

4. "方剂"在《伤寒论》脉证并治中的决策作用与意义

《伤寒论》中的 113 首方剂，在脉证并治的条文中共占 221 条，其中"主之"为主的条文有 137 条，"宜"字为主的条文 53 条，"与"为主的条文 31 条，彰显了其在《伤寒论》脉证并治体系中的核心地位，对临床实践具有不可估量的价值。

（1）《伤寒论》方剂的整体双向调节作用

《伤寒论》所载的 113 首方剂，后世医家尊之为经方，其特点在于时空靶向用方。这些方剂是在三阴三阳六个时空坐标（六经）理论的指导下，基于辨病论证立法，依据药物的性能、相互关系及配伍原则，按照君臣佐使的结构有机组合而成。复方治病，既是中医的独特之处，也是其显著优点。千百年来，临床实践反复验证了《伤寒论》关于药物配伍和方剂组成的理论是临床医学的根基，这一观点也得到了西医学研究的支持。

方剂的对立统一体现在其组成上，有时兼具补与泻、寒与热、升与降、散与收、利与涩等多重作用，显示出双向调节的特点。如《伤寒论》中的桂枝汤，能够实现表里双解的大柴胡汤，寒热并用的黄连汤、乌梅丸，阴阳互调的炙甘草汤、芍药甘草附子汤，以及敛散合用的小青龙汤等，都具备整体双向调节的作用。这种双向作用的组方原则，是针对疾病表里寒热虚实交织的复杂病理变化而设计的，体现了中医的一大特色。

以《伤寒论》方剂的整体双向调节作用为例，通过辨病因、病位、病态、病机、证候等环节，全面审察疾病的表里、虚实、寒热、阴阳，既关注人体内外环境的联系和统一，也注重个体体质的差异。因此，《伤寒论》的许多方剂都展现出了整体双向调节的作用，这一观点已经得到了西医学的证实。

医方之祖——桂枝汤，由桂枝三两（去皮）、芍药三两、甘草二两（炙）、生姜三两（切）、大枣十二枚（擘）五味药组成。桂芍相合，使发汗而不耗伤营血，止汗而不恋邪，一开一阖，双向调节，表解里和，相反相成。生姜辛温，佐桂枝以解表，又能温中和胃。大枣之甘，佐芍药以和中，酸甘化阴，且可避免因汗而伤及津液。甘草甘平，可安内攘外，助桂枝和畅血行，增强心力。甘草芍药同用，酸甘化阴，舒展痉挛，缓急止痛，且可调和诸药，故以为使。诸药合用，使此方成为桂芍相须，姜枣相得，甘草调和诸药与表里，卫气营血相通，阴阳刚柔相济以相和的一剂整体双向调节的代表方剂。西医学已证明桂枝汤具有调节 cAMP、cGMP 的作用，从而使人体阴阳达到以平为期的相对平衡状态。《伤寒论》针对个体疾病、病位、病态，以及证候的不同，以桂枝汤为主方，变化出 19 首类方，如桂枝加葛根汤、桂枝加桂汤、桂枝加芍药汤等。这些方剂都在桂枝汤整体双向调节的作用下，各自发挥着全息效应的作用。

再如五苓散证，《伤寒论》第 71 条云："太阳病，发汗后，大汗出，胃中干，烦躁不得眠，欲得饮水者，少少与饮之，令胃气和则愈。若脉浮，小便不利，微热，消渴者，五苓散主之。"由于膀胱气化不行，水无去路，故出现少尿。治疗用五苓散化气行水，使水饮下行，则诸症可愈。这体现了中药方剂的整体双向调节作用。《伤寒论》的许多方剂具有纠正病理状态的作用，但对正常人体和动物并无作用。然而，当水液代谢障碍时（如用盐水注射于家兔体内，引起局限性水肿），西医学主要进行对症治疗——补液，缺多少补多少；而中医则运用五苓散治疗，可利尿并促进局部性水肿的吸收。尽管五苓散与补充人体缺失的液体似乎没有直接联系，中医的治疗也并非简单地给人体补充缺失的液体，但的确能够达到治疗目的。这一现象值得我们深入探讨。

另外，《金匮要略》中的一首著名方剂肾气丸，既可治疗浮肿、尿少，也可治疗多尿、夜尿。它可防治因使用促肾上腺皮质激素（ACTH）引起的肾上腺肥大，也可防治因使用肾上腺皮质激素引起的肾上腺萎缩。它可降低饮食性和肾上腺素性高血糖，也可升高由胰岛素引起的低血糖。这种整体双向调节作用与环核苷酸对多种代谢的双向调节作用及核酸对蛋白合成的开关式（开阖枢）控制有着本质上的联系。在运用大承气汤加减对肠管运动影响的实验中观察到，这种整体双向调节作用是通过方剂中药与 cAMP、cGMP 的相互作用实现的。cAMP 对肠管的作用本身就具有双向调节控制的特点。在 10^{-7} 克分子浓度（M）时，可使肠管运动紧张度增高；而 10^{-3}M 时可强烈抑制肠管运动。值得注意的是，方剂中药与 cAMP 有协同作用，在很低的浓度 10^{-5} ～ 10^{-6}M 时，cAMP 可加强方剂中药的作用。这为提高方剂中药的疗效提供了线索，使细胞内 cAMP 与 cGMP 之间保持相对平衡，以调节代谢活动。《伤寒论》中张仲景在辨病论证施治时，根据不同症状使用不同质和量的中药方剂，这些方剂都具有整体双向调节的作用。这主要是通过方剂中药的天然活性肽和天然活性酶的空间构型实现的，它们能够调节现存的肽酶活性方式，通过环状核苷酸的广泛调节作用来调节各种代谢功能。

（2）《伤寒论》方剂的全息效应

《伤寒论》中的113首方剂，历来被医家公认为"经方"。这些方剂除了具有独特的临床疗效外，更重要的是其中的中药蕴含着天然的宇宙全息元素。中药大多为植物、动物类，含有天然的生物活性肽物质和生物活性酶等，这些与人体相同的生物全息元物质，在人体内发挥着协调全息效应的作用。

以小柴胡汤为列，我们可以深入探讨其全息效应。小柴胡汤由柴胡半斤、黄芩三两、人参三两、半夏半斤（洗）、甘草（炙）三两、生姜三两（切）、大枣十二枚（擘）共七味药组成，是和解少阳的主方。方中柴胡可透发少阳之表的邪气、疏解气机；黄芩则能清泄少阳之里的热邪；生姜、半夏和胃降逆；人参、甘草则能扶正和中，使邪气得以外散，不再内传；大枣配生姜既能调和营卫，又可协助柴胡的解表作用。诸药合用，既能透发清解少阳之邪，又具有疏散胸胁郁结、和胃补虚的功效。

小柴胡汤方首载于《伤寒论》第37条，而第96条则较多地记载了小柴胡汤的主要方证。张仲景对小柴胡汤的运用颇为广泛，《伤寒论》中论及小柴胡汤的条文共有16处，分别涉及各种不同的病证和病理机制。此外，小柴胡汤在《金匮要略》的黄疸病篇、呕吐哕下利病篇、妇人产后病篇及妇人杂病篇中也有广泛应用，除小柴胡汤外，其他方剂还有大柴胡汤、柴胡加芒硝汤、柴胡桂枝汤、柴胡桂枝干姜汤、柴胡加龙骨牡蛎汤。

在《伤寒论》三阴三阳六个时空坐标系统的开阖枢运行过程中，张仲景紧扣"枢"机功能而创立了小柴胡汤及其一系列类方，这是具有深意的，值得我们深思和探讨。

《伤寒论》第263条描述了少阳病的三个典型症状：口苦、咽干、目眩，这基本上反映了少阳病的病位和病性特点，也是少阳病辨证的关键。第96条则详细阐述了少阳本证的四大主证和七个或然证，第97条则进一步阐明了少阳本证的发病病因和病机。

《伤寒论》第101条明确指出："伤寒中风，有柴胡证，但见一证便是，不必悉具。"这一条文强调了少阳病的主证辨治法则，即只要抓住主证，就可以使用相应的方剂进行治疗。这一条文非常重要，它暗示了小柴胡汤具有全息效应。

"枢机"是气机交接转枢的关键之地，能使气机出入正常、升降自如、开阖有度。人体生命活动的开、阖、枢运动形式是相互联系、整体统一的全息时空时阈自律的过程。少阳病位于三阳之表的半表半里，为三阳之枢。通过调节少阳的枢机，可以进一步调节太阳、阳明的开阖，使人体气机升降出入达到平衡状态。当发生少阳病时，正邪交争于半表半里，枢机不利，正邪交争也呈现出一种寒热往来、休作有时的状态。同理，厥阴病位于三阴之里的半表半里，为三阴之枢。在调节三阴虚寒之证时，调节厥阴之枢机显得尤为重要。柴胡桂枝干姜汤作为小柴胡汤的变方，在调节厥阴枢机中发挥着重要的全息效应作用。这两首方剂在临床上应用十分广泛，治疗一些疑难病症疗效显著，如山西省著名中医刘绍武先生就十分重视这两首方剂的临床应用。

（3）《伤寒论》方剂中药特殊用量的全息效应

《伤寒论》中中药的特殊用量是一个值得关注的问题。例如，在小柴胡汤和大柴胡汤中，柴胡的用量达到半斤（相当于现代的125克）；在大承气汤中，厚朴的用量也是半斤（125克）；大陷胸汤中大黄的用量为六两（96克）；大黄附子汤中附子的用量为三枚（炮制后，约60克）；五苓散中泽泻的用量为一两六铢（约15克）；白虎汤中石膏的用量为一斤（250克）；炙甘草汤中生地的用量为一斤（250克），红枣30枚；桂枝加桂汤中桂枝的用量为五两（60克）；大青龙汤中麻黄的用量为六两（约76克）等。这些方剂中的特殊用量值得我们高度重视，它们在方剂中发挥着整体全息效应的作用，具有特殊的临床意义。

5. 中药在《伤寒论》脉证并治中的作用和意义

《伤寒论》中的113首方剂，共使用了89味中药，这些药物在脉证并治中，尤其在药物配伍及药量变化等方面，体现了对立统一的协调作用。

（1）中药自身的对立统一

中药以天然药物为主，大自然赋予了中药独特的天然活性物质，如肽、酶等。中药的特点是能起到整体全息调节作用，并且具有整体双向调节作用。中药的突出特点是能纠正人体病理状态的偏差，使机体的非特异性防御能力向着有利于自愈的方向发展。例如，药物的寒凉与温热、升浮与沉降，药味中的酸苦咸属阴与辛甘淡属阳，功能中的发散与收敛、补益与泻下、固涩与疏泄等，都体现了中药自身固有矛盾的对立统一。如白术、茯苓等药，既具有健脾益气扶正的作用，又具有化湿利水退肿等祛除病邪的功效。现代药理研究也证实了这一点。例如，细辛的挥发油成分和水煎剂成分对血压的影响完全相反；大黄的泻下成分主要为结合性大黄蒽醌，其中番泻 A 为主要成分，但大黄中又含有与泻下作用相反的鞣质及没食子酸等收敛成分。同一种药物由于用量不同，作用也会相反，这体现了由量变到质变的辩证关系。红花少量使用可以养血，大量使用则可以破血；黄连少量使用可以开胃，大量使用则会败胃。现代药理研究已经证实了这一点，如红花的药理作用，小剂量煎剂对蟾蜍心脏有轻度兴奋作用，大剂量则有抑制作用。药物炮制前后的双向作用也得到了现代药理研究的证实。例如，附子的主要成分是乌头碱，生附子能抑制心跳，具有麻痹呼吸中枢及心肌的毒性，其机制是先兴奋后麻痹；而熟附子则无毒，反而具有强心的作用，其有效成分为消旋去甲基乌药碱，能兴奋呼吸、抢救心衰。正因为中药具有这种双向作用，所以在某种情况下，同一味中药可以具有多种治疗作用。

（2）方剂与药物的对立统一

方剂与药物的对立统一体现在药物配伍及药量变化上。组成方剂的每味药物的性味、用量、功效都决定着方剂的性质和功效。如果方剂中的药物发生更换或用量发生改变，那么方剂的性质和功效也必然会随之改变。例如，麻黄汤由麻黄、桂枝、杏仁、甘草四味药物组成，是辛温解表的峻剂，主治外感风寒表实无汗证。如果将方中的桂枝替换为石膏，就变成了治疗肺热咳喘的辛凉之剂——麻杏石甘汤。仅仅一味药的改变，就使得方剂的性质和功效发生了质的变化。方剂中药物用量的变化也能导致方剂的性质和功效的变化。例如，桂枝加桂汤就是在桂枝汤的原方基础上，将桂枝的用量再增加二两（汉制）而成。桂枝汤是辛温解表的方剂，主治风寒感冒表虚有汗证；而桂枝加桂汤则变成了温里剂，主治心阳不足、阴寒上逆的奔豚气。一个方剂调和营卫治表，另一个方剂则温阳祛寒治里。再如《伤寒杂病论》中的小承气汤、枳实厚朴三物汤、厚朴大黄汤，这三个方剂都使用了大黄、枳实、厚朴三味药物，但由于其用量不同，而作用也有所不同。小承气汤以大黄四两为君药，主要作用是攻下腑实；厚朴三物汤则以厚朴八两为君药，主要作用是行气除满；而厚朴大黄汤则以厚朴一斤、大黄六两为君药，主要作用是开胸泄饮。这些都足以说明药物在方剂中从量变到质变的整体全息效应。

二、《伤寒论》中药物配伍的全息效应

《伤寒论》中有这样几个以对药组成的小方剂，如桂枝甘草汤、栀子豉汤、干姜附子汤、甘草干姜汤、芍药甘草汤等。它们作为小的基础方剂，我们称为套方，这些套方渗透在《伤寒论》的诸多方剂中，发挥着小方子大作用的全息效应。

桂枝甘草汤：桂枝配伍甘草，辛甘合用。桂枝辛温通心阳，调和营卫，兼有温化寒饮之功；甘草则益气补中，通血脉，敛心阴，又取甘缓之义。二药共用，共奏"温阳补中，气阴两调"之效。

栀子豉汤：此方乃仲景用来治疗汗吐下后余邪未清，热郁胸膈而出现的身热懊恼、虚烦不眠。栀子苦寒能泻火、清热，以清心经及三焦的郁热；配伍豆豉轻浮上行，化浊为清。二味相合，能彻散胸中之邪气，宣泄无形之郁热，使其由内达外、清里透表，故为"清热除烦"之良剂。

栀子干姜汤：若误下或下之太过，导致表热未除又造成里寒，外热内寒兼见身热微烦。此时以栀子苦寒清热，配伍干姜温中散寒，一寒一热相合，共奏清热温中除烦之功。

甘草干姜汤：取甘草之甘味与干姜之辛味相伍，辛甘发散为阳，重在复中焦脾胃之阳气。凡属中焦阳虚以致阴液不生者皆可用之。因其重点作用在于温脾和胃，因此多与其他方剂相伍为用，或其他方剂中包含了这两味药。

干姜附子汤：干姜善守而附子散行，两药相伍使用。干姜能固附子之行，使其鼓动全身之阳气以奋战寒邪；同时干姜又温中散寒，助附子加强回阳之力。两药合用，可治疗昼日烦躁不得眠、脉沉微等。

芍药甘草汤：白芍酸敛养血敛阴，柔肝止痛，故能抑木疏风，养血濡筋；甘草则味甘补中益气以入脾，更有甘缓之义。芍甘相伍使用，则酸甘化阴，调理肝脾，故有"养血濡筋，解痉止痛"之功。

第三节　《伤寒论》中药对药配伍应用的规律性

"对药"的配伍，在《伤寒杂病论》中较为普遍，研究其规律性，对于临床用药具有十分重要的指导意义。

一、桂枝配对应用

桂枝的配对应用尤为丰富。桂枝配芍药，一散一敛，一开一阖，调和营卫，表解里和，相反相成。仲景用桂枝扶卫和阳，发散表邪，配伍芍药益阴敛汗，适应于太阳表虚之证，如桂枝汤。桂枝配甘草，两甘同用，共奏安中益气之功，桂枝温心阳，多与甘草配伍，如桂枝甘草汤。桂枝配茯苓，温阳化气活血，茯苓健脾渗湿利水，桂枝得茯苓则不发表而反行水，桂枝和茯苓对于虚劳有健脾活血之效，对于癥瘕则有调理血脉、畅通水道的作用，如苓桂术甘汤、桂枝茯苓丸等。

此外，桂枝配白术，共成健脾渗湿、温阳化饮之效，一主表，一主里，表里同治，如苓桂术甘汤、桂枝加人参汤等。桂枝配附子，温经散寒，蠲痹止痛，温肾阳多与附子配伍，如桂枝附子汤。桂枝配人参，温阳益气，人参补气助阳，二者相得益彰，如桂枝人参汤。桂枝配黄芪，温经通阳，黄芪益气固表，助卫之行，振奋阳气，荣卫调和，其症自解，如黄芪桂枝五物汤、桂枝加黄芪汤。

桂枝配当归，温阳养血，温经通脉，养血和营，如当归四逆汤，"手足厥寒，脉细欲绝"即可缓解。桂枝配细辛，温经散寒，细辛温通血脉达于四肢，阳复寒去，消饮止痛，如当归四逆汤、桂枝去芍药加麻黄细辛附子汤。桂枝配生地黄、阿胶，温通心阳，达四肢而入血分，重配生地黄、阿胶养阴补血，而壮血源，阴中求阳，阴阳调和，心悸安，结代愈，如炙甘草汤。

桂枝配柴胡，桂枝解外邪，柴胡和少阳，适用于表邪未罢，邪入少阳之证，如柴胡桂枝汤、柴胡桂枝干姜汤。桂枝配大黄，温通血脉以散蓄血，大黄走而不守，以清热泻下，祛瘀通便，寒温并用，通经活血，如桃核承气汤。桂枝配桃仁，温通血脉，调荣卫，桃仁活血散瘀，两药相配，温经活血，化瘀散癥，如桂枝茯苓丸。

桂枝配吴茱萸，合用温经暖血，散瘀通脉，温暖胞宫，如温经汤。桂枝配半夏，甘温以祛下寒，以和表里，半夏降逆气，则上下即平，升降乃复，温中止痛，如黄连汤。桂枝配枳实，温化通阳，枳实消痞下气，一通一消，痞塞乃消，如桂枝生姜枳实汤。桂枝配茵陈，通阳化气，茵陈利湿清热，二者合用，有表里两解之妙，如茵陈五苓散。

桂枝配石膏，辛散通阳，石膏辛凉以清郁热，二药相合，通阳泄热，如木防己汤。桂枝配防己，温阳导水下行，二药相伍，可治皮水，如防己茯苓汤。桂枝配麻黄，桂枝之温可助麻黄发表散寒，麻黄得桂枝后发汗解表力更强，如麻黄汤。桂枝配牡蛎，调和营卫，牡蛎潜镇固摄，如桂枝甘草龙骨牡蛎汤。

桂枝配鳖甲，通营血，鳖甲软坚散结，消癥瘕除寒热，合而用之，通经软坚，如鳖甲煎丸。桂枝配通草，调和荣卫，温阳通经，通草通利血脉，二药相合，温阳通脉，如当归四逆汤。桂枝配防风，温通经脉以和营血，防风散风，二药相伍，通阳散风，如桂枝芍药知母汤。桂枝配薤白，通阳宽胸，如枳实薤白桂枝汤。桂枝配葛根，温经行血，通阳解肌，既能调营，又能护卫，以解除肌腠风寒之邪，配葛根以生津濡润经脉，如桂枝加葛根汤。

综上所述，桂枝在《伤寒论》中的配伍应用广泛且多变，体现了其重要的药用价值和配伍规律。

二、芍药配对应用

芍药配甘草：白芍酸敛，养血敛阴，柔肝止痛；甘草味甘，补中益气以入脾，兼有甘缓之义。芍甘相伍，酸甘化阴，调理肝脾，缓急止痛。此配伍之妙，如芍药甘草汤便可见一斑。

芍药配白术：芍药养血疏肝，活络缓急止痛；白术健脾利湿消肿。二药配伍，血得养，肝得舒，脾得健，湿得除，肝脾调和，则诸症自愈，如当归芍药散，便是此配伍之典范。

芍药配黄芪：芍药养血柔肝，缓急止痛；黄芪益气养血补虚劳。二者相合，如黄芪建中汤，共奏益气养血、缓急止痛之功。

芍药配川芎：芍药偏于养阴补血，川芎偏于活血。二药合用，既能养血柔肝，又能活血疏肝，如当归芍药散，便是此配伍之妙用。

芍药配茯苓：芍药和阴养血柔筋，茯苓健脾利湿，二者相伍，如附子汤，共奏健脾利湿、和阴养血之功。

芍药配附子：此配伍回阳益阴，和营止痛，以治水气和寒痹，如真武汤，便是此配伍之典范。

芍药配柴胡：既能条达肝木，又能和血柔肝，如四逆散，便是此配伍之妙用，共奏疏肝和血之功。

芍药配麻仁：缓急运脾，养血润肠通便，如麻仁丸，便是此配伍之典范，共奏润肠通便、养血缓急之功。

芍药配阿胶：养血柔肝，敛阴补血，宁心安神，如黄连阿胶汤，便是此配伍之妙用，共奏养血安神、敛阴补血之功。

芍药配鳖甲：软坚散结，兼敛阴液，如鳖甲煎丸，便是此配伍之典范，共奏软坚散结、养阴敛液之功。

芍药配枳实：以行气活血止痛，如枳实芍药散，便是此配伍之妙用，共奏行气活血、缓急止痛之功。

芍药配知母：以清热解痉缓急，如桂枝芍药知母汤，便是此配伍之典范，共奏清热解痉、缓急止痛之功。

芍药配龙牡：镇惊安神，涩精补肾，如桂枝加龙骨牡蛎汤，便是此配伍之妙用，共奏镇惊安神、涩精补肾之功。

芍药配甘遂：既可敛阴又能逐水，并制约甘遂之逐水过猛，如甘遂半夏汤，便是此配伍之典范，共奏敛阴逐水、调和药性之功。

芍药配葛根：升阳益阴，如桂枝加葛根汤，便是此配伍之妙用，共奏升阳举陷、养阴和营之功。

芍药配山药：补脾柔肝，补土而抑肝木，如薯蓣丸，便是此配伍之典范，共奏补脾柔肝、调和肝脾之功。

芍药配黄芩：缓急止痢，如黄芩汤，便是此配伍之妙用，共奏清热燥湿、缓急止痛之功。

芍药配乌头：可增温经止痛之力，如乌头汤，便是此配伍之典范，共奏温经散寒、止痛缓急之功。

芍药配大黄、䗪虫：下干血不伤新血，攻破瘀滞而不伤正气，如大黄䗪虫丸，便是此配伍之妙用，共奏破血逐瘀、缓中补虚之功。

芍药配吴茱萸：温肝柔肝并举，如温经汤，便是此配伍之典范，共奏温肝散寒、养血柔肝之功。

三、麻黄配对应用

麻黄配桂枝：发汗解表，主治风寒表实证，如麻黄汤，便是此配伍之典范。

麻黄配细辛：散寒止痛，如麻黄细辛附子汤，便是此配伍之妙用。

麻黄配生姜：治水湿在表，常配生姜以增效。

麻黄配白术：治表里俱湿，常配白术，如越婢加术汤。

麻黄配干姜、半夏、细辛：疗内有寒饮，如小青龙汤，便是此配伍之典范。

麻黄配石膏：内有郁热，常加石膏以清泻肺热，如麻黄石甘汤，便是此配伍之妙用。

麻黄配杏仁：宣降肺气，疗咳喘，如麻黄汤，便是此配伍之典范。

麻黄配附子：温阳散寒，如麻黄附子甘草汤，便是此配伍之妙用。

麻黄配半夏：化饮止悸，如半夏麻黄丸，便是此配伍之典范。

麻黄通阳开痹，疗风寒湿三邪流注关节。寒痹配川乌，如乌头汤；风痹配桂枝、防风，如桂枝芍药知母汤；湿痹配薏苡仁、白术，以增强祛湿之效。

麻黄配升麻：发越郁阳，如麻黄升麻汤，便是此配伍之妙用。

麻黄配厚朴：宣肺下气，如厚朴麻黄汤，便是此配伍之典范。

麻黄配甘草：以散水益气，如麻黄甘草汤，便是此配伍之妙用。

麻黄配黄芪：散寒益气，如乌头汤中便有此配伍，共奏散寒止痛、益气固表之功。

麻黄配连翘：麻黄发表，连翘清气分之热，如麻黄连翘赤小豆汤，便是此配伍之典范。

麻黄配薏苡仁：麻黄解表散寒，薏苡仁祛湿治痹，如麻杏苡甘汤，便是此配伍之妙用。

麻黄配射干：宣肺利咽，如射干麻黄汤，便是此配伍之典范。

四、石膏配对应用

石膏配麻黄：宣肺清热，止咳定喘，可透经络之伏热，如小青龙汤加石膏汤，便是此配伍之妙用。

石膏配桂枝：以治痹证，如古今续命汤，便是此配伍之典范。

石膏配半夏：石膏借半夏之辛热以豁痰，半夏借石膏之辛凉以清热，如越婢加半夏汤，便是此配伍之妙用。

石膏配白术：石膏散内蕴之热，白术则扶脾以制水，利湿清热以消肿，如越婢加术汤，便是此配伍之典范。

石膏配知母：苦润泻火，滋燥治消渴，如白虎汤，便是此配伍之妙用。

石膏配人参：清热益气，治胃气伤之虚气逆，如白虎加人参汤，便是此配伍之典范。

石膏配竹叶：清胃经血分之热，清热除烦，如竹叶石膏汤，便是此配伍之妙用。

石膏配芍药：清热益阴，如桂枝二越婢一汤，便是此配伍之典范。

石膏配细辛：温肺清热，如小青龙汤，便是此配伍之妙用。

五、葛根配对应用

葛根配芍药：葛根生津解肌，滋筋脉，芍药敛阴和里柔筋，二药合用，升津柔筋，如葛根汤，便是此配伍之典范。

葛根配川芎：升阳活血，如奔豚汤，便是此配伍之妙用。

葛根配麻黄桂枝：发汗解表，柔筋，如葛根汤，便是此配伍之典范。

葛根配黄连黄芩：清热止痢，如葛根芩连汤，便是此配伍之妙用。

六、白术配对应用

白术配茯苓：白术健脾，茯苓治湿，二药相伍，燥土渗湿，如苓桂术甘汤，便是此配伍之典范。

白术配干姜：温阳散寒以燥湿，如理中丸，便是此配伍之妙用。

白术配人参：健脾益中气，如理中丸，便是此配伍之典范。

白术配黄芩：清热益气安胎，如当归散，便是此配伍之妙用。

白术配枳实：健脾理气，如枳术丸，便是此配伍之典范。

白术配茵陈：健脾利湿，如茵陈五苓散，便是此配伍之妙用。

白术配牡蛎：益气敛阴，如白术散，便是此配伍之典范。

白术配黄芪：健脾益气固表，如防己黄芪汤，便是此配伍之妙用。

白术配附子：健脾燥湿，温肾阳，温经散寒，如白术附子汤，便是此配伍之典范。

白术配麻黄：麻黄加白术虽能发汗而不致过汗，白术得麻黄又能行表里之湿，如麻黄加术汤，便是此配伍之妙用。

七、防己配对应用

防己配生地黄：清热益阴，如防己地黄汤，便是此配伍之典范。

防己配黄芪：防己利水泄湿，又能祛在表之风，得黄芪健中气而复振卫阳，如防己黄芪汤，便是此配伍之妙用。

防己配茯苓：防己导水下行，从小便排出，茯苓温阳而利水，如防己茯苓汤，便是此配伍之典范。

防己配椒目葶苈子：泻利水饮，如己椒苈黄丸，便是此配伍之妙用。

防己配芒硝：软坚泄饮，如木防己去石膏加茯苓芒硝汤，便是此配伍之典范。

八、柴胡配对应用

柴胡配枳实：疏肝升阳降气，如四逆散，便是此配伍之典范。

柴胡配黄芩：清泄肝胆郁热，如小柴胡汤，便是此配伍之妙用。

柴胡配牡蛎：疏肝理气，软坚，如柴胡桂枝干姜汤，便是此配伍之典范。

柴胡配大黄：清少阳郁热，泻阳明热结，如大柴胡汤，便是此配伍之妙用。

柴胡配半夏：柴胡和解少阳以清热，半夏散寒以止呕，如小柴胡汤、大柴胡汤，便是此配伍之典范。

柴胡配瓜蒌根：柴胡和解少阳往来寒热，瓜蒌根生津止渴，如柴胡桂枝干姜汤，便是此配伍之妙用。

柴胡配干姜：柴胡伍干姜振奋胃阳，宣化停饮，如柴胡桂枝干姜汤，便是此配伍之典范。

柴胡配芒硝：柴胡和解少阳，芒硝软坚润下以清阳明之热，如柴胡加芒硝汤，便是此配伍之妙用。

九、干姜配对应用

干姜配甘草：温补中阳，如甘草干姜汤，便是此配伍之典范。

干姜配蜀椒：温中止痛，如大建中汤，便是此配伍之妙用。

干姜配细辛：温肺化饮，如小青龙汤，便是此配伍之典范。

干姜配生姜：散水行滞，如生姜泻心汤，便是此配伍之妙用。

十、附子、乌头配对应用

附子配干姜：温阳散寒，如干姜附子汤、四逆汤，便是此配伍之典范。

附子配细辛：散寒止痛，如麻黄细辛附子汤，便是此配伍之妙用。

附子配甘草：温补阳气，如甘草附子汤，便是此配伍之典范。

附子配白术：温阳健脾，如真武汤，便是此配伍之妙用。

附子配黄芩：温阳止血，如黄土汤，便是此配伍之典范。

附子配黄连：温阳清热，如附子泻心汤，便是此配伍之妙用。

附子配茯苓：温阳利水，如真武汤，便是此配伍之典范。

附子配薏苡仁：温阳利湿止痛，如薏苡附子散，便是此配伍之妙用。

附子配人参：补气壮阳，如四逆加人参汤，便是此配伍之典范。

附子配大枣：散寒护胃，如桂枝附子汤，便是此配伍之妙用。

附子配粳米：温阳补中气，如附子粳米汤，便是此配伍之典范。

附子配灶中黄土：温阳摄血，如黄土汤，便是此配伍之妙用。

附子配乌头：逐寒止痛，如乌头赤石脂丸，便是此配伍之典范。

附子配白蜜：攻逐寒邪而不峻猛，如大乌头煎，便是此配伍之妙用。

附子配麻黄、黄芪：散寒逐寒，益气固表，如大乌头煎的配伍之妙用。

乌头配细辛：温阳散寒止痛，如赤丸，便是此配伍之典范。

附子、乌头配半夏：逐寒降逆，但需注意附子、乌头反半夏之说，临床应用需谨慎，如附子粳米汤、赤丸等方。

十一、人参配对应用

人参配大枣：补益中气，如半夏泻心汤，便是此配伍之典范。

人参配白术：益气健脾，如理中丸，便是此配伍之妙用。

人参配干姜：温中散寒，补中益气，如桂枝人参汤，便是此配伍之典范。

人参配甘草：益气和中，如炙甘草汤，便是此配伍之妙用。

人参配厚朴：益气行滞，如厚朴生姜半夏甘草人参汤，便是此配伍之典范。

人参配大黄：益中气泻热结，如柴胡加龙骨牡蛎汤，便是此配伍之妙用。

人参配当归：益气补血，如薯蓣丸，便是此配伍之典范。

人参配桂枝、芍药：缓急益气止痛，温阳，如桂枝新加汤，便是此配伍之妙用。

人参配鳖甲：益气和阴，如乌梅丸，便是此配伍之典范。

人参配半夏：益气燥湿降逆，如大半夏汤，便是此配伍之妙用。

人参配麦冬地黄：益气滋补阴血，如炙甘草汤，便是此配伍之典范。

人参配茯苓：益气健脾，渗湿，如茯苓四逆汤，便是此配伍之妙用。

人参配阿胶：益气补血，如炙甘草汤，便是此配伍之典范。

十二、半夏的配对应用

半夏配生姜，功效在于降逆和胃，此配伍可见于经典的生姜泻心汤之中。

半夏配黄芩，则能清热燥湿，这一配伍的典范便是半夏泻心汤。

半夏与旋覆花相配，具有降逆止呃的效用，旋覆代赭汤中便有此配伍。

半夏配茯苓，可燥湿利湿并举，小半夏加茯苓汤便是此配伍的实例。

半夏与麦冬相伍，能滋阴利气机，麦门冬汤中便含有此配伍。

半夏配苦酒，可利咽敛疮，苦酒汤中便运用了此配伍。

半夏与瓜蒌实相配，功效在于燥湿化痰，小陷胸汤中便有此配伍。

半夏配厚朴，则能化痰下气，半夏厚朴汤便是此配伍的经典应用。

十三、五味子配对应用

五味子配麻黄、半夏：收敛肺气，宣降并用，如小青龙汤。

五味子配干姜、细辛：敛肺温肺，化饮止咳，如厚朴麻黄汤。

五味子配茯苓：敛肺益阴，渗湿利水，如苓甘五味姜辛汤。

十四、大枣配对应用

大枣配葶苈子：治肺痈喘不得卧，抑药性之峻烈，顾护元气，不伤正气，如葶苈大枣泻肺汤。

大枣配生姜：调和营卫，调理中焦之气，如桂枝汤。

大枣配茯苓：大枣补中益气、平冲降逆，茯苓利水渗湿，如茯苓桂枝甘草大枣汤。

大枣配小麦：滋养心肺，治疗脏躁，如甘麦大枣汤。

大枣配甘草：补益中焦之气，如黄芪建中汤。

大枣配甘遂、芫花、大戟：以缓和药物峻烈之性，如十枣汤。

十五、薤白配对应用

薤白配栝楼：开胸行气，化痰散结，如栝楼薤白酒汤。

薤白配半夏：宽胸行气，降逆止呕，如栝楼薤白半夏汤。

薤白配枳实：通阳行气，降气平喘，如枳实薤白桂枝汤。

十六、赤石脂配对应用

赤石脂配禹余粮：收敛固涩，止泻止痢，如赤石脂禹余粮丸。

赤石脂配紫石英：敛阴潜阳，平肝息风，如引风汤。

赤石脂配白石脂：益精填髓，安神定志，如引风汤。

赤石脂配干姜：温阳固脱，涩肠止泻，如桃花汤。

赤石脂配附子、乌头：益血温阳，逐寒止痛，如乌头赤石脂丸。

十七、阿胶配对应用

阿胶配干地黄：滋补阴血，养血润燥，如薯蓣丸。

阿胶配黄连：育阴清热，养血安神，治心烦不得眠，如黄连阿胶汤。

阿胶配甘草：生血复脉，益气养阴，如炙甘草汤。

阿胶配人参：气阴两补，养心安神，如炙甘草汤。

阿胶配白头翁：清热凉血，治产后下利脓血，如白头翁加甘草阿胶汤。

阿胶配猪苓：养阴利尿，通淋止渴，如猪苓汤。

阿胶配山药：健脾益气，以治虚劳诸症，如薯蓣丸。

阿胶配滑石：育阴清热，利水通淋，如猪苓汤。

阿胶配艾叶：养血止血，温经散寒，如胶艾汤。

阿胶配鳖甲：养血育阴，软坚散结，如鳖甲煎丸。

阿胶配干姜：补血温阳，止血散寒，如胶艾汤之变方。

阿胶配吴茱萸：温肝散寒，养血调经，治妇人冲任虚寒，如温经汤。

阿胶配灶中黄土、附子：温阳止血，治脾阳不足之出血，如黄土汤。

十八、百合配对应用

百合配知母：养阴清热，润肺止咳，如百合知母汤。

百合配滑石：养阴利湿，清热安神，如百合滑石汤。

百合配鸡子黄：养阴益血，清心安神，如百合鸡子汤。

百合配生地黄：滋补阴血，清热凉血，如百合地黄汤。

百合配代赭石：养阴降逆，和胃止呕，如滑石代赭汤。

十九、栀子配对应用

栀子配豆豉：清宣郁热，除烦止呕，如栀子豉汤。

栀子配干姜：清上温下，调和寒热，如栀子干姜汤。

栀子配茵陈：清热利湿，退黄除烦，如茵陈蒿汤。

栀子配枳实：清热理气，除满消痞，如枳实栀子豉汤。

栀子配黄柏：清热燥湿，退黄利尿，如栀子柏皮汤。

栀子配厚朴：清热下气，除满消胀，如栀子厚朴汤。

二十、大黄配对应用

大黄配芒硝：泻热结以软坚通便，如大承气汤。

大黄配枳实：泻下理气，消痞除满，如大承气汤。

大黄配附子：温通泻下，清热温阳，治寒热错杂之证，如大黄附子汤。

大黄配细辛：通下止痛，温阳散寒，如大黄附子汤。

大黄配牡丹皮：泄热凉血，散瘀消肿，如大黄牡丹皮汤。

大黄配桃仁：泻瘀破血，通经散结，如鳖甲煎丸。

大黄配麻子仁：泄热运脾，润肠通便，如麻子仁丸。

大黄配甘遂：泄热逐水，消肿散结，如大黄甘遂汤。

大黄配水蛭、虻虫：泻瘀破癥，通经活络，如抵当汤。

大黄配䗪虫：泻瘀通络，消癥散结，如大黄䗪虫丸。

大黄配茵陈：泄热退黄，利湿解毒，如茵陈蒿汤。

大黄配栀子：清热燥湿，泻火解毒，如栀子大黄汤。

大黄配甘草：泄热和中，调和药性，如大黄甘草汤。

大黄配鳖甲：泻瘀软坚，消癥散结，如鳖甲煎丸。

大黄配巴豆：温下通便，峻下寒积，如三物备急丸。

大黄配葶苈子：泻下水饮，消肿散结，如己椒苈黄丸。

大黄配厚朴：泻下行气，消积除满，如厚朴三物汤。

二十一、当归配对应用

当归配川芎：疏肝活血，化瘀通络，调经止痛，如当归芍药散。

当归配白芍：养血和营，缓急止痛，如当归芍药散。

当归配生地黄：滋阴养血，填精补髓，如薯蓣丸。

当归配艾叶、阿胶：养阴温经，止血安胎，如胶艾汤。

当归配丹皮：凉血润燥，活血散瘀，调经止痛，如温经汤。

当归配吴茱萸：温肝散寒，回阳通脉，治肝寒诸症，如当归四逆汤、吴茱萸生姜汤。

当归配桂枝、细辛：养血温经，散风活络，通痹止痛，如当归四逆汤。

当归配麻黄：行血宣表，散风寒于外，治风寒表实证，如续命汤。

当归配乌梅：酸润相合，安蛔止痛，温润肠胃，如乌梅丸。

当归配人参：益气养血，补虚扶正，如圣愈汤。

当归配白术、茯苓、防风：健脾除湿，行血散风，治风湿痹痛，如桂枝芍药知母汤。

当归配赤小豆：清热解毒，活血利湿，排脓消肿，如赤小豆当归散。

当归配贝母：清金润肺，补虚润燥，化痰止咳，如当归贝母苦参丸。

当归配升麻：活血解毒，利咽消肿，治喉痹咽痛，如麻黄升麻汤。

当归配黄芩、半夏：和营降逆，利胆止呕，治胆胃不和，如侯氏黑散。

当归配山药：健脾补血，强壮生血之源，治血虚诸症，如薯蓣丸。

当归配羊肉、生姜：温补元阳，养血散寒，治虚寒腹痛，如当归生姜羊肉汤。

当归配大枣、甘草：和中养血，治贫血虚劳，如当归建中汤。

以上是笔者对《伤寒论》中脉证并治理论在全息诊疗过程中关于脉、证、方、药的粗浅认识，还望同道及有识之士能够进一步深入探讨和研究。

下篇

《伤寒论》与分子细胞生物学的跨时空对话

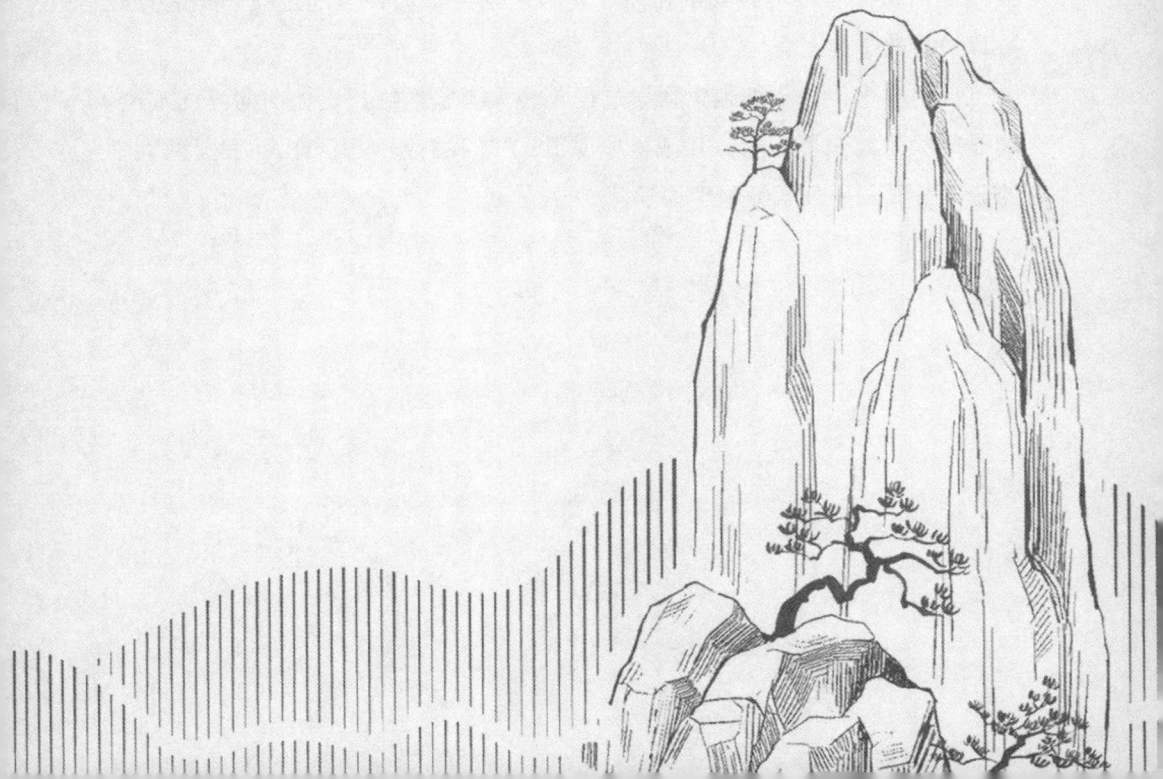

　　在科技日新月异的今日，古老的医学宝典《伤寒论》穿越时空，与西医学的分子细胞生物学发生了一场别开生面的"碰撞"。双方各持己见，争执不下，引来围观者纷纷报警。此时，"宇宙全息统一论"这位智慧的"警察叔叔"现身了，他首先对《伤寒论》这位老爷爷行了一个标准的敬礼，恭敬地说道："这不是《伤寒论》老爷爷吗？爷爷您好，我们又见面了。"

　　了解完情况后，"宇宙全息统一论"转身对年轻的分子细胞生物学教授说道："他就是我常给你提起的那位名贯古今、了不起的老爷爷。《伤寒论》已经 1800 多岁了，但它的医学理论和临床实践，至今仍在为人类解除病痛、救死扶伤发挥着不可替代的作用。它被医学界奉为神圣的宝典，是老百姓心目中的救命神医啊！"

　　听到这里，分子细胞生物学这位年轻人满脸通红，走上前向《伤寒论》老爷爷深深地鞠了一躬，并诚恳地说道："是我有眼不识泰山，我是西医学的分子学科——分子细胞生物学。"

　　《伤寒论》老爷爷高兴地握住分子细胞生物学教授的手，说道："咱们都是一家人。咱们和宇宙全息统一论都是研究人体（生物）生命的本源，即人体生命（生物）科学。今后，我们要精诚团结，结合西医学分子细胞生物学的优势，立足于弘扬传统医学文化，充分利用宇宙全息统一论的观点，从西医学分子细胞生物学的深度去认识传统医学的源头，共同打造出具有广度、宽度和深度的时代新理论医学。我们要为人类健康坚持不懈地努力探索，并且作出新的、更大的贡献。"

　　《伤寒论》宇宙全息统一论与分子细胞生物学的相遇，并非巧合偶遇，这既是时代的要求，也是穿越时空、必然联合的结果。它们将共同书写医学新篇章，为人类健康事业贡献智慧和力量。

第六章
《伤寒论》与分子细胞生物学的
共同点及不同之处

古老的《伤寒论》与现代的分子细胞生物学，作为不同时代发展起来的两门医学体系，各具特色。《伤寒论》，这部距今已有 1800 多年悠久历史的医学著作，为人类的健康和繁衍作出了不可磨灭的贡献，创造了人类医学史上的奇迹。它至今仍闪耀着古代科技的光辉，照亮着医学发展的道路，为我们留下了极其宝贵的医药财富。分子细胞生物学作为现代生命科学的前沿学科之一，随着生命科学的迅猛发展，人们越来越多地从分子层面去探索细胞各种生命活动的分子机制，这正是分子细胞生物学所主要关注的领域。

尽管这两门学科分别根植于不同时期的医学体系，但它们却共同体现了中医与西医在生命认知与疾病防治中的深刻交融。它们之间既有共同点，也存在不同之处，现将这两方面分别阐述如下。

第一节　探索人类生物生命本源的奥秘：
共同的奋斗目标

历史悠久的民族皆拥有自身的传统医学，然而，能够形成一个完整系统并流传至今的，唯有中医药学。中医学在几千年的历史长河中，确证了其行之有效的医学价值，古老的《伤寒论》历经千年而不衰，这便是有力证明。《伤寒论》以"三阴三阳术数构系"的全息（象思维）方法论和穿越时空的"宇宙生物观"认识论为内容，这些前瞻性的思想，恰好与西医学相互渗透、相互融合，从而具有顽强的生命力。因此，《伤寒论》不仅是我国中医学的宝藏，更是中华民族传统文化的精髓。

中医传统医学至今已有数千年的历史，而《伤寒论》在远古足迹和路标的指引下，也已发展了 1800 多年。相比之下，西医自 17、18 世纪才开始发展，时间还不到 500 年。然而，西医随着现代科学的迅猛发展，也更容易被现代人所接受，其长处显而易见。

从西医学的发展历史及其发展趋势来看，16 世纪已开始发展解剖学。17 世纪初，光学显微镜的出现，使人们发现了细胞，从而逐渐发展了细胞学、细胞病理学、微生物学等学科。19 世纪末至 20 世纪上半叶，由于物理、化学等方法被引入医学研究，生物化学、生物物理学等学科应运而生，并极大地推动了生理学、病理学等经典学科的发展。这些学科迅速渗透到医学的各个方面，产生了如分子药理学、分子病理学、分子免疫学、分子内分泌学等新兴学科。再如医学生物学、生物化学与分子生物学、分子细胞生物学等，它们经历了由群体、个体、器官、细胞、分子等不同水平的逐步深化的研究过程，达到了一定深度。又由于宇宙全息统一论、信息论、控制论、系统论等学科向医学的渗透，医学开始向整体方向发展和前进。生物学作为医学的基础学科，其当前的发展有两大趋势：一是向分子水平前进；二是向整体综合方向发展。医学作为生物学的应用科学，也必然向这两个方向发展。这两个方向的结合，最终将在分子水平上综合为整体医学。

从古至今，探索人类生物生命本源，即人体生物生命科学的奥秘，可以说是《伤寒论》和西医学分子细胞生物学共同的奋斗目标。那么，什么是生命呢？这是一个至今仍无准确答案的千古谜题。生命是一个极其抽象的概念，但作为活生生的生命有机体，生命又是十分具体的。一切生命现象，都体现为生物、人有机体各种各样的生命基本特征。认识生命现象，把握生命的基本特征，探讨生命活动过程中的一般规律，揭示生命的本质，是生命科学研究的核心主题。

从古代到现代，历代科学家、医学家为此付出了巨大努力，但人体（生物）生命的奥秘却迟迟难以揭开。的确，人体生命科学是一门极为高深的学问，只有当整个自然科学进入新的领域时，人体生命科学才可能有突破性的进展。

15世纪，英国科学家哈维发现了血液循环，从而把生理学确定为科学。18世纪是生物科学发展的重要时期，出现了生物科学征途上的三个伟大创举：一是英国科学家达尔文在1859年发表了震惊世界的巨著《物种起源》，创立了生物进化论，解决了人类的起源问题，第一次把生物学提到完全科学的高度上；二是法国科学家巴斯德发现了酵母菌中的微生物，首创了生命起源学说；三是德国植物学家施莱登及动物学家施旺发现了细胞，揭示了生物起源的秘密。

令人惊奇的是，早在几千年前，《周易》《黄帝内经》《伤寒论》等经典典籍中，就蕴藏着一把打开人体生命科学的钥匙。《周易》中神秘莫测的阴阳、八卦、太极、太玄、河图、洛书等，揭示了人类、生物遗传密码和生物周期与八卦、六十四卦之间的联系。遗传密码是分子遗传学上的重要发现，它导致了分子遗传学及遗传工程的崛起，并有可能成为21世纪科技发展的主要方向。

一、遗传的物质基础

核酸，这一生命的基础分子，可细分为两大类：核糖核酸（RNA）与脱氧核糖核酸（DNA）。现今科学界普遍认为，决定生物体遗传特性的基因，其基本构成单元正是RNA与DNA。核酸是由众多单核苷酸相互连接而形成的多核苷酸链。单核苷酸则由碱基、戊糖、磷酸三部分紧密组合而成。RNA含有核糖，DNA则含有2-脱氧核糖。这两类核酸的碱基均为四种，RNA包含腺嘌呤（A）、鸟嘌呤（G）、胞嘧啶（C）、尿嘧啶（U），DNA则包含A、G、C，以及胸腺嘧啶（T）替代了U。碱基与核酸或脱氧核苷酸结合形成核苷，核苷再与磷酸结合，构成单核苷酸。

DNA 由两条多核苷酸链交织而成，呈现出独特的双螺旋结构。其中，糖的基团和磷酸基团位于外侧，碱基则巧妙地排列在内侧。这两条多核苷酸链通过碱基间的氢键紧密相连。碱基的配对遵循着严格的规律，即 A 总是与 T 配对，C 总是与 G 配对。

在细胞分裂的过程中，DNA 的含量会神奇地增加一倍。DNA 复制时，双螺旋链会从一端开始，在氢键配对处断裂，然后每条链在断裂处吸引细胞中游离的相配对碱基，如此循序渐进，最终形成两个完整的 DNA 分子。

1966 年，尼伦伯格（M.Nirenberg）等科学家发现，在蛋白质的合成过程中，信使核糖核酸（mRNA）的碱基次序决定了氨基酸的排列次序。mRNA 中每三个相邻的核苷酸组成一组，规定一种氨基酸，这种三个核苷酸的排列次序被称为三联体密码。这一发现对于揭示遗传机制具有重要意义，是科学史上的一个重要里程碑。

从四种碱基中任意选取三个进行三联体排列，可以产生 64 种不同的排列方式，这些排列方式与 20 种氨基酸相对应，这就是所谓的 64 种遗传密码。在这 64 个密码中，有 3 个密码代表链的终止信号，1 个密码代表链的起始信号。

二、遗传密码与六十四卦的奥秘

一位德国学者最早提出了遗传密码的排列与六十四卦排列之间的相似性。某研究认为，人类历史上最重要的发现是关于遗传密码的发现。至今已被认识的所有动物和植物都拥有一个特殊的系统，这个系统组合了生命的形式，由 64 个密码子组成，每 3 个碱基组成 1 个密码子，它们共同构成了 DNA 的长链分子，而易卦在自然哲学方面拥有优先权。遗传密码中只有 4 个密码具有明确的含义，它们的作用是停止遗传句和开始一个新句。将这一观点应用到古代智慧书籍《周易》中，可以发现两个停止码 UAA 和 UAG 与遁（☷☶）和旅（☲☶）相对应，而遗传密码中的开始码 UGA 则表示了否（☷☰），同时 UGA 也是终止码。我国学者谢文纬在其著作《两部天书的对话——易经与 DNA》中进一步阐述了这一观点，他认为：人体中最小的单位是细胞，细胞核中储存着全部遗传密码的基因链。人的基因链称为 DNA，含有 A、T、C、G 四种基本的碱基，组成大约 30 亿个密码的信息……这些碱基以三联体形式组合成 64 个遗传密码，实际上它们是复制人体所需主要蛋白质的软件，可以随时接到指令而表达，因此被称为外显子。有的则是由重复序列组成，它们属于非编码序列，被称为内含子。如果用阴阳理论来解释，外显子可以看作阳性密码，内含子可以看作阴性密码。整个 DNA 双螺旋链可以看作一条阴阳链。谢文纬又说："我们已对组成 DNA 的 4 种碱基 A、T、C、G 与四象对应进行了确定，那么 64 个遗传密码与六十四卦的对应关系也就顺理成章了。六十四卦可看作四象的排列组合而成，$4^3=64$，四象按三联体排列正好是 64 个遗传密码。64 个遗传密码和六十四卦有了完全的对应。"这些论述都充分证明了 64 个遗传密码与六十四卦之间的紧密联系，也彰显了传统文化——《周易》穿越时空的科学观。

三、密码子的八卦图解

杨雨喜（1988）对生物遗传密码表的主要特点进行了深入对比研究，并提出了"通用"密码表的八卦图。他用阳爻代表强型的碱基 C 和 G，阴爻代表弱型的碱基 U（T）和 A。不同的爻的位置反映了核苷的位置，这样，64 个密码子被平均分成 8 组，很自然地适合八卦的排列。他把 4 个密码子按先天八卦图的次序方式排列，这种排列方式比通用密码更能反映密码表彼此之间的复杂关系及其本质。在八卦图中，卦中的阴阳爻呈规则变化，密码子也随之发生相应变化，被分成二强、二弱、四混合等八组，并编号为 Ⅰ、Ⅱ、Ⅲ 等。

Ⅰ组、Ⅱ组为强密码子，与此相对的为 Ⅴ组和 Ⅵ组的弱密码子。特性相同或相似的密码子在八卦图中的位置靠近；而特性相对立的两个密码子在位置上是相对的。这一发现将密码子的研究推向了一个新的阶段。由此看来，八卦图和六十四卦图可能成为揭示生命体结构与生理功能的一个重要前提模型，它们用一种严密数理象思维的宇宙全息语言来表达生命的基本图像。

《黄帝内经》与《伤寒论》无疑继承并发扬了《周易》的文化精髓，是中华文明的瑰宝。阴阳五行、八卦、太极、太玄、河图、洛书等理念构成了它们的理论核心。在此基础上，创造性地发明了三阴三阳学说、五运六气学说等关于宇宙自然的知识体系。这些学说描绘了宇宙与生命之间的另一种关系。关于人体生物的知识，关于人体生物生命与宇宙的奥秘之间的关系，就是古人几千年来从各个方面不懈探索的成果。每个时代都有极高水平的圣人涌现，东汉时期的医圣张仲景就是其中的杰出代表。《伤寒论》详细论述了人与生物的生命以及人类生物所依存的宇宙之间的关系，详细记载了人生物体生命活动的生理病理变化与宇宙自然界六气的关系。《伤寒论》与当代科学技术——宇宙全息统一说有着最为接近的理念，预示着两者将逐渐融合为一的趋势。这一目标的实现需要几代人的共同努力。

第二节　人体（生物）的细胞是共同研究的基石

不难发现，《伤寒论》与西医学的分子细胞生物学，尽管体系迥异，但它们共同聚焦于一个核心研究对象——人这一生物体。构成生物体的最基本单位，正是细胞。

细胞（cell），这一术语涵盖了所有生命有机体的形态结构基础及其生命活动的本源。无论是生物的何种生理活动，还是各种生命现象的展现，均以细胞作为基本单位。细胞学说深刻地阐述了以下观点：一切生物、人均由细胞构成；所有细胞共享一套基本结构；生物体通过细胞的活动来体现其生命特征；新细胞诞生于原有细胞的分裂。细胞这一概念，其定义之深刻，内涵之丰富，可概括为：①细胞是构成生物、人有机体的基础结构单元，病毒作为非细胞形态的生命体例外。②细胞是代谢与功能的基本执行者，在有机体的所有代谢活动与功能执行中，细胞均作为一个独立、有序且自控能力极强的代谢体系存在。③细胞是生物、人有机体生长与发育的基石，这一过程依赖于细胞的分裂、体积的增长，以及细胞的分化。④细胞是遗传的基本载体，拥有遗传的全能性。人体内的各类细胞，尽管功能各异，但所携带的遗传信息却是一致的，均源自同一个受精卵。它们之所以功能不同，乃是基因选择性表达的结果。因此，细胞是生命的载体，不理解细胞，便无法真正理解生命。

随着分子细胞生物学研究的不断深入，一系列新理论、新方法和新技术便应运而生，将细胞研究推向了一个全新的阶段。这个阶段的研究从细胞的整体、超微结构和分子层面出发，深入探究细胞的结构、功能及其活动本质，并努力揭示细胞间相互作用的规律。由此，一门独立的学科——分子细胞生物学应运而生，成为生命科学领域的前沿阵地。

我国古代医学巨著《伤寒论》，其三阴三阳学说及六个时空坐标系统，是在古代阴阳、八卦、太极、太玄等序列原理的基础上发展起来的。它既是宏观世界的缩影，也是微观世界的全息图。太极、太玄序列中蕴含着宇宙阴阳运动的规律。揭示这些内容，对于推动人体生命科学的发展具有深远意义。

那么，古代医学《伤寒论》中的三阴三阳学说及六个时空坐标系统，与分子细胞生物学之间是否存在某种联系呢？答案是肯定的。

一、太极八卦与宇宙全息：探索《伤寒论》中的三阴三阳学说及生命科学的奥秘

《伤寒论》中的三阴三阳学说及六个时空坐标系统，无论从宏观世界还是微观世界来看，都惊人地呈现着八卦组合的原理。从宏观的太阳系行星组合，到微观的细胞原子、分子结构，都体现着八卦结构的规律。八卦代表着四方四隅的组合，反映着千千万万事物之间的联系，也体现着宇宙四种力量的总和与统一。八卦的组合与演化规律普遍存在于宇宙物质结构之中，人体便是一个大八卦的结构。1980 年，张颖清教授提出了《生物全息律》的理论，强调了事物的整体与局部之间具有全息性质的联系。随后，叶眺新又提出了

"自然全息"理论，认为整个宇宙、自然界都存在着全息律。可以说，太极八卦是一幅宇宙全息缩影图，对于人类生命科学的研究具有重要意义。

二、太极八卦与人体奥秘：探索古代智慧与现代生物学的交汇点

在古代，尽管没有现代科学技术如电子光学显微镜等先进设备，无法涉足分子细胞生物学等前沿医学领域。但是，古人却用太极这一象思维的语言，描述了人体、生物生命与宇宙的全息缩影图。太极既是宏观世界的缩影，也是微观世界的全息图，蕴含着整个宇宙的阴阳运动规律。天地是一个大宇宙，人是一个小宇宙，人体结构惊奇地存在着大太极和小太极。人体是一个大小太极图，是一个阴阳合抱的整体。《周易·系辞》早已有论述："阴阳合德，刚柔有体。"明确指出人体是一个阴阳合抱的整体。阴阳合抱就如同西医学的细胞学说一样，中医则认为阴阳原同一气，命门为元气之根、水火之宅。

从人体的发生学来看，人体胚胎的最早细胞结构与形成是按照太极八卦的衍生结构进行的。如正常染色体为 46 条，其中两条为性染色体。男子精细胞可产生含 X 染色体的精子和含 Y 染色体的精子，而女性卵母细胞只含 X 染色体。受精时，卵子若与含 X 染色体的精子结合则为女性，若与含 Y 染色体的精子结合则为男性。因此，阴阳雌雄的发生是从细胞核的染色体开始的。

人的发生过程，从受精卵到合子，再到分裂为两个细胞的裂球，然后经历四细胞期、八细胞期、十六细胞期、三十二细胞期等阶段。正如《周易·系辞》所说："太极生两仪，两仪生四象，四象生八卦。"这说明人体的发生过程与太极八卦的衍生模式高度吻合。

三、《伤寒论》与分子细胞生物学的交汇：探索三阴三阳与三胚层的奥秘

《伤寒论》与分子细胞生物学都是以人体（生物）作为研究对象的科

学。因此，以人体与生物这一基本物质为基点，这两种理论在物质研究上必然存在着某种共性。古老的《伤寒论》与西医学的分子细胞生物学，就如同人体、生物真核细胞内一对互补的 DNA，它们平行环绕着，看似没有任何交集，但实际上它们之间存在着互补配对的"碱基对"，并与中医学理论相统一。寻找并解读这些碱基对的基因密码，是医学研究的重要任务。

有学者在研究《伤寒论》的三阴三阳学说与西医学基础时，发现了一对有趣的"碱基对"，即"三阴三阳"与"三胚层"。这些学者从三胚层的形成和分化出发，将外胚层与太阳、少阴相对应，中胚层与少阴、厥阴相对应，内胚层则与阳明、太阴相对应。他们认识到，胚泡的内细胞群保持着受精卵的全分化能力，是胚胎发育的基础。内细胞群首先分化出内胚层和原始外胚层，再由后者分化出中胚层。此后，由内、中、外三个胚层分化形成各器官原基，最终形成人体的各器官组织。

《伤寒论》中的三阴三阳与三胚层之间的联系，是国内首次提出的新观点。之前虽有学者提出"中医五脏实质是三胚层"的说法，但"五"脏与"三"胚层之间似乎难以明确界定。尽管如此，这一观点仍具有其合理性和可借鉴性。此外，还有学者提出三胚层与三阴（太阴、少阴、厥阴）关系，但这一观点"独阴无阳"，与中医基础理论所提的"阴平阳秘""阴阳调和"的大原则并不相符。

那么，三阴三阳和人体十二经络之间究竟有着何种联系呢？它们是否只是名字上的一种单纯命名呢？王伯章教授指出，在《黄帝内经》中就有以气命名或以名命名的"标本中气学说"，而且"人体十二经络是三阴三阳在人体的投射"。太阳、阳明、少阳是人体的三阳，它们的区别在于所含阳气的多少。太阳最多为三阳，阳明次之为二阳，少阳最少为阳气初生之一阳。就人体组织胚胎发育的过程而言，最早出现的是外胚层和内胚层，最后出现的才是中胚层。为什么最后出现的是中胚层呢？至今仍无明确的解释。但如果用中医学理论来解释的话，就可以说得通了。因为阳气最少，所以中胚层到了最后才出现。当太阳的外胚层和阳明的内胚层都发育到了一定程度后，才产生足够的阳气供中胚层出现。而且，对于困扰了分子生物界多年的细胞分化的根本原因，也可以用中医传统理论来解释。那就是阳气——所谓的能量。基因自身所蕴含的能量的多少和性质（阴阳或者说是负正），导致其活动能力的不同，从而在不同的时间分化为不同的组织器官。

老子《道德经》云："道生一，一生二，二生三，三生万物。万物负阴而抱阳，冲气以为和。"一为世界之原始，二即阴和阳。只有当阴阳调和、阴阳交融时，世界才会有万物的化生。就像电场和磁场一样，有正就有负。与天地同为一体的人体也有阴和阳，所以阴阳是不能分离的。"阳化气，阴成形"，二者是相互依存的"伴侣"。

尽管三阴三阳和三胚层的分化在某种意义上有着惊人的相似，但是，在各个胚层中，哪部分属阴，哪部分属阳，还有待我们继续研究和探讨。

第三节　《伤寒论》与分子细胞生物学的不同之处

《伤寒论》与分子细胞生物学作为不同时代发展起来的两种医学体系，由于历史发展水平各异，人们对于客观事物规律的认识在广度和深度上均存在显著差异，这两种体系分别反映了各自时代的鲜明特征。因此，不同历史时期会出现各种不同的认识和方法，它们各自在不同的历史时期占据着主导地位，受其影响，在医学方法论上同样留下了深刻的历史烙印。

尽管《伤寒论》和分子细胞生物学的研究对象都涉及人体构造、生理和病理，以及疾病的预防和治疗等，但由于两者所处的历史时代和条件不同，所采用的思维方法和研究手段也各不相同。因此，分别形成了两种截然不同的学术理论体系。

自古以来，古人便认为整个宇宙与人的生命有着直接联系。关于宇宙自然的知识体系，关于生命的奥秘，以及人体的知识，古人为我们描绘了一种独特的宇宙与生命的关系。沿着人类历史的脉络追溯，从中华民国到清代，再到明代、唐宋、秦汉、夏商周，乃至更早的黄帝、神农、伏羲、女娲等时代，在几千年光辉灿烂的文明中，古人从各个侧面对人、生命、宇宙进行了不懈考证。每个时代都涌现出了具有极高水平的圣人，如东汉时期的医圣张仲景，他站在宇宙生物论的高度，将人体（生物）生命活动和人类与生物生命置于宇宙中，深入探讨了人体生命活动的生理和病理变化，并撰写了《伤寒论》。这部著作在保障民族健康和繁荣发展方面作出了重要贡献，是传统文化中一朵经久不衰的奇葩。

一、宇宙生物观：《伤寒论》的认识论基石

《伤寒论》所探讨的太阳病、阳明病、少阳病、太阴病、少阴病、厥阴病，可以说是以"宇宙生物观"作为其认识论的核心，深入探究了人在"六合"之内与大自然"六气"（风、寒、暑、湿、燥、火）之间的密切联系。这一观念深刻诠释了《黄帝内经》中"夫百病之生也，皆生于风寒暑湿燥火，以之化之变也"（《素问·至真要大论》）的生理病理全过程，使《伤寒论》成为中医时相医学的引领者，为中医药学的发展作出了卓越的贡献。

《伤寒论》将人体视为与宇宙大系统相互联系的一个从属系统，因此提出了"天人合一""天人相应"的相关理论。这些理论将人体看作由三阴三阳与三胚层耦连结构的脏腑、经络等不同层次和要素构成的系统，其间相互联系、平衡有序，在运动中构成整体，形成人与宇宙自然相统一的共振自律的网构体系，实现信息共享和自动调控。我们惊异地发现，中医学理论的方法中，有许多方面与现代科学新三论（系统论、控制论、信息论）的方法思路不谋而合，这一切都展现了中华民族先贤圣人高度的科学思维能力。

近代西医学作为自然科学的一个分支，采用的是形而上学的思维方法。这种方法在西医学发展初期，对于研究认识人体的结构和功能、疾病的症状和原因及其治疗方法，起到了重要作用。医学史表明，从 16 世纪起，维萨里采用人体解剖方法，将机体分解为各个部分进行观察和研究，他的著

作《人体的构造》打破了生命神创的宗教迷信，宣告了近代医学的兴起。随后，随着自然科学和技术的发展，如荷兰人列文虎克发明了显微镜，对人体组织的微观结构和微生物学的建立起到了巨大的推动作用。科学家对机体按其多种多样的解剖形态进行深入观察和研究，有力地推动了医学的进展。然而，随着医学的发展，当需要从局部到整体联系起来进一步认识事物时，形而上学的方法却成为阻碍医学发展的思维方法。例如，细胞病理学的奠基人微耳和等德国病理学家，在细胞和组织的病理形态描述和研究方面作出了重要贡献。但是，由于方法论的局限，当他们将许多确凿的科学事实上升为理论观点时，问题就暴露出来了。他们过分强调局部病变，忽视疾病的整体反应，忽视病理现象的发展过程。事实表明，由此奠定的疾病局部定位的结构性原则，并不能真实地反映局部病理变化与整体病情之间的规律性联系。例如，许多女性疾病，如功能性子宫出血、闭经等，在神经体液学说发展起来后，才明白它常是大脑皮质、丘脑下部、垂体前叶和卵巢之间的功能紊乱造成子宫周期性变化失常的结果。如果仅从子宫内膜局部考察，是无法认识这些疾病的本质并进行有效治疗的。只有打破形而上学的思维方法，才能更真实地认识人体复杂的、互相联系的、动态发展的病理过程。

随着科学的发展，19世纪后半叶，科学的发展从搜集材料阶段进入整理材料阶段，从局部研究进一步发展。人们日益认识到机体局部与整体的联系，这使西医学不能仅仅满足于研究一个个器官、系统或一个个病变，而必须过渡到研究机体的变化发展过程、机体内外的整体联系，以及生态群体与个体之间的关系。如近代神经生理病理学、内分泌学的发展阐明了神经–体液对于整体联系适应和代偿调节的作用；免疫学的发展阐明了病原物与机体免疫机制之间的互相联系和制约关系。这一切都说明整体与局部息息相关。近二三十年来，关于分子生物学、分子医学的研究进一步阐明了机体矛盾运动的实质。科学的发展促使它寻找真正的科学方法，科学也开始自发地从形而上学的思维复归到辩证思维上来。

例如，英国学者 C.H.Waddington 对于生物化学的研究已经认识到核糖核酸与蛋白质之间的复杂关系。然而，他在 1973 年在《新科学》杂志上发表文章却宣称："生物界虽然无比复杂，不外是基因分子无情地追求自我复制的结果。"这个论断显然是不全面的。因为生物体不仅追求基因分子脱氧核糖核酸（DNA）的自我复制，同时 DNA 还要转录到核糖核酸（RNA）上，又通过 RNA 的模板作用翻译制造生物体中的各种蛋白质。DNA → RNA → 蛋白质是生命遗传复制的过程。不仅如此，在内外环境影响下，机体中的各种因素也在一定条件下可以反作用于 RNA，使 RNA 发生变异，变异了的 RNA 又可以反转录而作用于 DNA，使 DNA 发生变异。这就是生物体在一定条件下可以发生变异的原因。Waddington 将无限丰富多彩的生命过程简化为只是单纯的一个遗传物质基因分子的自我复制过程，只看到事物的一面而看不到另一面，这在思维方法上仍未摆脱传统的形而上学片面性的影响。又如，当今神经生理、病理学和内分泌学的发展认识到神经体液对于生物体具有非常微妙而重要的作用，反馈调节揭示了生物的整体联系。

由此可见，医学理论的形成和发展与哲学方法论的关系十分密切。的确，受古代哲学思想的影响，中医药学蕴含着非常丰富的辩证法思想，如阴阳学说、五行学说、三阴三阳学说、五运六气学说等整体认识论思想。中医药学不仅认真考察了人体中的脏腑、经络、精气血、表里内外等整体与局部，以及各个方面的联系及其间的阴阳对立统一；而且，它还广泛考察到宇宙中日、月、星辰、气象、季节、昼夜，以及地理等自然环境和社会环境对人体阴阳的相互联系和制约，把人体置于大系统中来认识和治理，从而形成了人与自然相关、人与社会相关、精神与机体相关、脏腑相关、表里相关等一系列非常丰富的整体联系和阴阳对立统一"宇宙生物观"的认识论。

目前，随着现代科学的进展，医学中新兴起了许多如宇宙医学、医学气象学、环境医学、心身医学等新的研究领域。奇异的是，在中医药学的阴阳学说、藏象学说，以及五运六气学说、三阴三阳学说、子午流注等学说中，都已蕴藏了这些新的科学思想的胚芽。有一些学者认为，中医药学的方法中包含着丰富的当代科学方法，如控制论、信息论和系统论的思想，并且认为这是科学史上的奇迹。从整体来看，中医药学将人体置于宇宙大系统中，从多层次、多因素、多变量的角度去探索人体诸层次、诸因素之间纵横交错的联系，并用"调整阴阳，以平为期"的稳态原则来调整它们之间的关系，使之保持健康状态（如《伤寒论》中的桂枝汤类方就是很好的例证），这些思想与当代最新的方法论思想不谋而合。

二、三阴三阳术数构系：《伤寒论》的方法论基石

《伤寒论》借助日五运六气与三阴三阳学说的六个时空坐标系统，深刻阐释了张仲景以三阴三阳术数构系为布局的整体思维。他不仅将个体视为一个整体，从全局视角审视问题，更将人体置于天地宇宙的宏大背景中考量。无论是健康还是疾病，都与天地宇宙的影响息息相关。在某种程度上，人与天地宇宙构成了一个开放的、实在的大整体。作为这个整体的小局部，人体也必须遵循局部服从整体的原则。《伤寒论》对疾病的认识，正是基于"宇宙生物观"的认识论，旨在发现人体局部生物节律与宇宙整体节律的不协调之处，这种不协调会导致生物节律紊乱，违反了整体原则，从而引发疾病。治疗疾病，便是纠正这种不协调，使局部重新与整体同步。这正是中医整体观的核心，也是中医与西医最本质的区别所在。

为何说三阴三阳术数构系是《伤寒论》的方法论基石？《伤寒论》第7条明确指出："病有发热恶寒者，发于阳也；无热恶寒者，发于阴也。发于阳，七日愈；发于阴，六日愈。以阳数七、阴数六故也。"这一纲领性条文充分揭示了《伤寒论》的理论体系是在三阴三阳术数构系的基础上建立起来的。有学者从洛书角度解析《伤寒论》第7条，极具意义，至少说明《伤寒论》是以河图、洛书为框架，以三阴三阳术数构系为模式，构建了六个时空坐标系统，其循证模拟的演示功能，为我们整体把握宇宙能量自然变化的规律与人体生理病理的对应关系，提供了具有普遍意义的象术数理模型和有机联系的多维信息。

《伤寒论》中的"证"由经验感知和三阴三阳术数构系两大要素构成。

如头痛、发热、恶风等症状是患者的主观感受，但中医在考虑头痛时，还会深入探究其与三阴三阳术数的关系。患者的头痛，究竟是由三阴三阳术数构成的少阳、阳明，还是厥阴所致？这些都蕴含着数的概念，如少阳代表一阳，阳明代表二阳，太阳代表三阳，这便是阴阳术数的体现。因此，头痛这一概念便蕴含了三阴三阳术数的构造体系。《伤寒论》全书系统地运用三阴三阳术数构系来阐述疾病的发生、发展、转变，以及预后和转归，从而成为我国古代生理病理学的经典巨著。

然而，现代西医在人体生理病理学的认识上，与中医学对人体生理病理学的认识存在显著差异。

近代医学的人体生理学是研究人体功能活动及其规律的科学。人体的功能通过整体及其组成的系统器官所反映的生命生理活动得以体现，如呼吸、循环、消化、排泄、生殖和肌肉运动等。人体生理学的任务在于阐明这些功能活动的发生原理、条件，以及内外环境对其产生的影响。人体生理学的研究可分为三个层次：一是整体水平，二是器官系统水平，三是细胞或分子水平。它基于人体解剖，通过系统、器官、组织、细胞和分子功能的分析研究来深入认识人体生理。

近代医学的病理学则是探究疾病本质的科学。它的主要任务是揭示人体疾病发生的原因、病变部位、发病机制，以及疾病发展过程中人体功能、代谢和形态的改变及转归规律，从而深入认识疾病的本质。过去，由于微耳和的细胞病理学影响深远，病理学中尤为重视病理解剖学的研究。学者们侧重考察病体的器官、组织、细胞的形态结构改变，并据此探索疾病的发生和变化机制。

近代医学的生理学和病理学以近代科学分析方法为主，将人体生理和病理从整体解剖分析为系统、器官，再进一步细分为组织、细胞、分子。他们认为，如果不了解分子、细胞、组织、器官和系统这些局部的结构和功能，便无法真正认识整体。随着现代科学技术的飞速发展，生理学和病理学能够更为深入地探索器官、组织、细胞和分子层面的奥秘，从而使认识不断向纵深方向发展。

相比之下，中医药学由于其创建时的社会历史条件不同，并未从分子、细胞、组织的水平去研究人体生理和病理。相反，它基于人和宇宙的三阴三阳术数构系的河图洛书框架，构建了阴阳对立统一、五行生克制化的有序关系及其运动和发展的理想模型。以此模型来认识人体生理和病理发展变化的机制，逐渐形成了一种独特的人体生理、病理学术体系，这对中医临床实践具有极其重要的指导意义。

目前，中医药学与西医学分别代表着两大医学阵营，在平行的道路上各自前行。然而，这条路并非绝对平行，随着时间和空间的变化，医学理论将不断发展和融合。通过不懈努力，我们必定能找到它们之间的切入点，未来有望发展为以中医、西医互补为特点的新型交叉医学。它们之间的巧遇和撞击，可能会产生奇异的火花，这也标志着新型交叉医学正式启航。

第七章
宇宙生物全息律：探索古今医学的新视野

20 世纪 80 年代，山东大学哲学系的张颖清教授在深入探究众多生物现象与生物学事实的基础上，揭示了生物体中普遍存在的、介于细胞与整体之间的结构和功能单位，创新性地提出了全息胚的概念，并以此为基础，创立了全息胚学说。进而，张颖清教授以这一学说为核心，成功地构建了全息生物学这一新兴学科。

张颖清教授认为，生物体是由分属于不同级别且具备不同分化程度的全息元所构成，细胞则是处于较低级别且功能相似的全息元。在此观点下，细胞学说自然而然地成为生物全息学说的一个具体实例。

在全息生物律的坚实支撑下，张颖清教授不仅创立了生物全息学说与生物全息工程，还在此基础上成功地建立了全息生物学这一充满生机与广阔发展前景的新学科。

受到张颖清教授"生物全息律"和东方古典哲学思想的深刻启发，王存臻、严春友两位学者进一步提出了"宇宙全息律"和"宇宙生物全息律"的全新概念。这些新颖的理论与概念的涌现，无疑为我们今后在探索古今医学领域的分歧与融合方面，提供了积极的推动力量与新的思考维度。

第一节　对人体生命本源的探索

人体生命的本源究竟何在？这是一个既关乎人体知识，又涉及生命奥秘的深刻问题。古人凭借客观理性的科学观察，对人、生物、生命、宇宙进行了全方位的考察与内证。他们认为，宇宙中凝聚在人体中的，不仅有细胞中的水，而且有"天癸"中的元阴和元阳，这种精微且具有生命力的物质，很可能就是人体生命的本源。

一、生命的起源探析

西医学认为，生命是地球历史长期发展的产物，因此，其发生发展必然与地球的形成、演变密切相关。尽管生命起源至今仍是一个未解的宇宙之谜，人们也无法目睹或重演远古地球上曾发生的历史，但自然历史所遗留的一些蛛丝马迹，以及地质学研究所发现的相关科学资料，为我们推测、论证生命的起源，探索、研究生命的进化历史，提供了必要的线索。

二、原始生命的化学演化

地球的形成约在 45 亿年前。原始的地球是炽热的，随着古地球的降温，大约在 38 亿年前，地表出现了液态水，形成了原始海洋，并成为生命的摇篮。

据推测，原始生命物质的化学演化时期，在距今 35 亿至 36 亿年前。其过程可划分为四个阶段：一是从无机高分子物质生成有机小分子物质；二是从有机小分子物质到生命大分子物质；三是从生命大分子物质组成多分子体系；四是从多分子体系演变为原始生命。

1953 年，美国人米勒（Miller）模拟原始地球条件进行实验，发现当把地球表面的主要化学成分（如 H_2、H_2O、CH_4、NH_3 等）混合于一个密闭的循环装置中，并模拟闪电和降雨的作用，一周后生成了有机酸、氨基酸与尿素。另一位美国科学家福克斯（Fox）与其合作者也进行了有关生命大分子合成的模拟实验，结果显示：将各种氨基酸混合置于 130℃至 180℃下加热 1 小时，或加入多磷酸后，在 60℃下温育较长时间，就能产生具有肽键结构的类蛋白物质，这种物质可被蛋白质降解，但无一般蛋白质的旋光性。同时还证明，多核苷酸也大致可按这种方式生成。这两个颇具代表性的实验，或许可作为推测和探讨地球早期有机小分子物质及生命大分子物质产生机制的参考依据。

生命大分子物质并不能独立地表现生命现象。只有当它们在特定条件下逐渐积累，并形成多分子体系时，才有可能演化为原始生命。对此，学者福克斯和奥裴林曾分别提出过各自的假说。前者认为，有机大分子物质可在水溶液中形成微球体；后者则主张大分子有机物质最初先形成团聚体。两种假说均说明大分子物质在溶液中具有自动聚集的作用，并形成各自独立的多分子体系，而多分子体系表面可能产生和存在的催化功能，又可反作用于各类单体，促使它们发生聚合，从而产生更高级的原始蛋白和核酸。然后通过漫长、有序的演化，逐渐提高，最终产生原始的生命。因此，有人认为生命的本源是水。

然而，作为原始生命起源主体物质的大分子，究竟是蛋白质还是核酸呢？对此，一直存在着激烈的争辩。近年来，核酶（ribozyme）的发现，特别是 rRNA 在多肽链合成过程中具有明显催化作用的事实，明确指出并支持了核酸作为生命起源主体物质的观点。因为 RNA 所具有的信息编码和合成催化的双重功能，恰恰是生命的化学演化过程所必需的。

三、原始细胞的产生

毋庸置疑，细胞的产生是全部生命演化历史过程中一个质的飞跃，它标志着早期生命物质化学进化的完成。

一般认为，最原始的细胞雏形是：具有可变形的半通透性脂质－蛋白质表膜；含有由核酸－蛋白质整合体系组成的信息系统和蛋白质合成系统；能够通过厌氧呼吸获取能量的异养型原始生命单位。

根据地质学的研究推断，原始细胞的形成在距今 34 亿至 35 亿年前。因为目前发现的细菌化石，最早出现于约 34 亿年前的岩石中。至于原始细胞的形成过程，还有待于进一步研究。

四、自养生物的出现

如前所述，最初的原始细胞可能是异养型的，它们以原始海洋中的有机物为营养物质。但是，当原始海洋中的有机物因异养生物的消耗而减少时，原始细胞单凭异养方式难以生存。因此，在新的环境条件下，原始细胞开始了从异养型向自养型的分化、发展，最终出现了具有光合膜系统的蓝藻一类的原核生物（prokaryote），从而使早期生物具有自养和异养、合成与分解的两个基本环节。这种彼此依存、互为制约的二级生态系统，为生命向更高层次飞跃、进化奠定了基础。

五、从原核生物到真核生物

蓝藻是已发现可行自养作用最早的原核生物，其化石标本存在于约 27 亿年前的岩石中。真核生物（eukaryotes）化石则最早出现于约 15 亿年前的岩石中。因此，一般认为，真核细胞是由原核细胞进化而来的。

那么，从原核生物到真核生物的进化途径是什么呢？目前，主要有以下两种假说：

其一，分化起源假说。该假说认为，真核生物的出现，是在漫长的自然历史演化过程中，原核生物与自然环境之间相互作用，其内部结构逐渐分化，功能不断完善提高的结果。1974 年，亚泽尔（Uzzell）等就此提出过一个相关模型，其要点：原始的原核细胞，通过一系列 DNA 的胞内复制和质膜内陷，形成了细胞核和细胞器；然后，再通过结构的分化，并伴随部分复制功能的消失，最终演化为真核细胞。

其二，内共生起源假说。与分化起源假说相反，该假说认为真核细胞内的细胞器不是细胞自身结构分化演变的结果，而是来源于外部。不少学者相信：中心粒、鞭毛源自螺旋菌样的内共生体；叶绿体和线粒体则分别是由共生于现代细胞祖先体内的古蓝藻和需氧细菌演化而来的。有人曾提出设想：真核细胞的祖先——前真核生物，是一种具有吞噬能力的厌氧生物，它们通过对人体内糖类进行酵解获取能量；线粒体的祖先则是一种需氧的革兰阴性杆菌，它们能利用当时在大气中积累的氧气，彻底分解糖的酵解产物——丙酮酸，从而获得更多的能量。前真核生物吞噬线粒体后，两者形成了互利的内共生关系。

关于生命的起源及其发展过程，是生命科学研究最为宏观的领域和极其艰深的课题。科学家对这一课题的研究，还存在着许多暂时难以攻克的关隘，而对此问题彻底阐明之日，也许就是生命奥妙最终揭秘之时。

我国古代科学在数千年前就拥有了完整系统的天、地、生、人大道理论，对人体生物生命进行了更深层的研究，这都是目前现代科学正在研究的问题。在我国远古时期，对这些问题已经有了高度认识，这是非常了不起的。可以说，古代医学远远走在了西医学的前面。因此，以宇宙生物全息律探索古今医学，揭示生命的奥秘，将是十分有意义的。

第二节　中国古代对生命科学的认识

自古以来，我国生命科学的内容丰富多彩，但其中最为核心的还是性命之学。性命之学，堪称中国传统生命科学的代表。在古代，我们的先人运用他们独特的方法，对生命进行了深入研究与探索。一旦领悟了"性命之学"，便等同于掌握了古代生命科学的精髓。从历史发展的维度审视，我国传统生命科学在生命认识上所达到的深度与高度，在某些方面至今仍是现代生命科学所未能企及的。尽管如此，中西方生命科学之间互补性强，两者的融合统一是大势所趋。唯有深入了解两种生命科学各自的特性，方能在宇宙生物全息律的基础上，更好地推动其融合与发展，这也是生命科学发展的大势所趋。

一、性命之学的内涵

性命之学，是一门研究人（生物）生命本质的古代科学。简而言之，它探究的是个体与整体人类、生物生命的繁衍奥秘，如何利用宇宙自然的法则，使生命得以升华，实现人类与宇宙的和谐统一，这便是性命之学的核心追求。

那么，何为"性"？何为"命"呢？

谈及"性"，是否指的是性爱的"性"呢？确切而言，男女两性之概念，性命之学中确实有所涉及。我国古代医学认为，人体生命的本源正是性与命的结合，即雌雄、男女的交融孕育了生命。《黄帝内经》中的"二七而天癸至……二八，肾气盛，天癸至"，便揭示了人体生命从精卵结合到胚胎发育、出生、成长的全过程。然而，性命之学并非性爱之学，两者不可混为一谈。性，首要的是指人的天性、自然之性、本性、真性，而性爱只是其中的一部分。

古人运用独特的内证方法，依据人类生命与宇宙相统一的结构特征，将人的生命划分为性和命两个部分。性是生命的核心构成，是个体恒久存在的生命之源。性的主宰与代表，中国古代称为元神，它无疑是生命中一种特殊的非物质存在。

命的这一部分，其主宰与代表则是心神，亦称识神。人的五脏六腑、骨肉血脉、经络、基因等，均属于命的范畴。神，是人体中的一种神奇真气，它也是生命物质的调控系统。因此，在古代圣人与贤哲的观念中，性命之学以"性者是元神，命者是元气""性命者，神气之根源也"为核心要义。

二、人体的生命构成解析

古人认为，一个人的生命主要由三部分组成。

第一部分，是本我，即个体的本质与真我，在人体中对应为元神。

第二部分，是宇宙自然赋予个体的物质，如阴阳、五行、三阴三阳、智能、信息等元素。

第三部分，是由父母精卵结合所诞生的肉身，现代生命科学认为这一部分主要由基因等组成。传统医学对此有着深刻的见解。

（一）天地合气：生命形成的自然条件

《素问·天元纪大论》有云："太虚寥廓，肇基化元，万物资始，五运终天，布气真灵，总统坤元……曰阴曰阳，曰柔曰刚，幽显即位，寒暑弛张，生生化化，品物咸章。"这段论述明确指出，辽阔的宇宙在进化过程中产生了气、元、真等最具原始状态的物质。根据这些物质在宇宙中的分布部位、存在状态、运动特点及其内部特征差异，被划分为阴和阳两类。这两类具有不同特征和作用的阴气、阳气，在适宜的环境下相互作用，产生了形形色色的生物体和多种多样的生命活动。对任何一个生物体而言，"天之在我者德也，地之在我者气也，德流气薄而生者也"，《灵枢·本神》的这一精辟论述，进一步指出了生物体的发生需要有"德"和"气"这样的自然条件。"德"指的是自然界"天"供给生物体发生并存在的阳光、温度等必需的气候条件和相关环境；"气"则指的是自然界"地"供给生物体发生和存在的水、土壤等必需的物质基础。生物体在天地阴阳精气和适宜的存在条件相互作用下，便自然而然地诞生了。人类生命活动则是在天地万物，尤其是生物体发生的基础上逐渐演化而成的。天地阴阳精气同样是人类生命发生的原始物质，因此有"人生于地，悬命于天，天地合气，命之曰人""以天地之气生"（《素问·宝命全形论》）之说。这便解释了人类生命的起源、发生和存在。

（二）精：人体生命形成的原始物质

《素问·金匮真言论》有云："夫精者，身之本也。"这一论述强调了精在人体生命中的重要地位。《灵枢·经脉》进一步阐述："人始生，先成精，精成而脑髓生，骨为干，脉为营，筋为刚，肉为墙，皮肤坚而毛发长。"这表明精不仅是人类生命发生的基本物质，还是人体骨骼、脑髓、筋肉、皮肤、毛发等形体结构发生的物质基础。《灵枢·本神》认为："两精相搏谓之神。"《灵枢·决气》也说："两神相搏，合而成形，常先身生，是谓精。"这些论述不仅揭示了精在人体生命形成中的核心作用，还强调了精在繁衍后代、延续物种方面的重要作用。

《素问·上古天真论》中"二七而天癸至……二八，肾气盛，天癸至……故能有子"的论述，进一步指出"天癸"是肾精化生的一种能够促进性腺和性器官发育成熟的物质。在天癸的作用下，男女两性分别在"二七""二八"的青春发育期，性器官发育成熟，从而产生能够繁衍后代的生殖之精，自此以后便具备了生育能力。如果此时男女两性"阴阳和合"，便可以孕育一个新的生命体。这进一步肯定了精是人类生殖、延续生命的原始物质。

综上所述，人体以阴阳术数构系为基础，构成了一个庞大而复杂的生命结构。其阴阳之道，实为天地万物运化构成万物之道，也是生命构成与存在的自然规律，生命与天地万物之道密不可分。

第三节　细胞的形成与生物全息律的关系

细胞的发现与细胞学说的确立，不仅极大地推动了细胞学的发展，而且对整个生命科学领域产生了深远影响。细胞学的基本内容可概括为以下四点：①一切生物体皆由细胞构成。②所有细胞均具备共同的基本结构。③生物体通过细胞活动及其生命特征得以体现。④细胞来源于原有细胞的分裂。这无疑是西医学对人类生命科学的重要贡献。

然而，我国古代医学对人体生命的细胞又是如何认识的呢？细胞（尤其是基因细胞）与生物全息律之间又存在着怎样的奥秘联系呢？这些问题值得我们深入探讨。

一、细胞形成与数字编码的奥秘

细胞，作为西医学的重要发现，代表了世界医学的先进水平。在我国古代医学中，自然无"细胞"这一具体术语，因为那时尚无显微镜等先进设备。然而，在中华优秀传统文化及古代科学技术中，却已蕴含着对细胞形成概念的深刻描述。这种超前的意识与西医学中的细胞理论极为吻合，且具备精准性，实在令人叹为观止。古人的睿智与洞察力，无疑是难能可贵的。

生命细胞的特征原理与我国古代的天地数字编码思想有着千丝万缕的联系。细胞是由单细胞开始，经过不断分裂发展而来。这个初始的单细胞，来源于上一量级的物质——蛋白质基因 DNA，它按照生理象数卦易的数字编码进行排列组合。每个细胞都是其 DNA 基因的全部数位信息元的圆满统一，既是一个基因信息元的量级综合总单元，也是第一个细胞——始细胞。这个始细胞，作为 DNA 系统组成的下一量级生命体系，即细胞粒子分子系统的开端，被编码为数字 1。随后，细胞按照太极序列进行分裂，从 1 分裂为 2，再由 2 分裂为 4，以此类推，按照天地自然数字生理生命规律，不断按次方序列成倍分裂。在这个整体中，每一个细胞都有各自的分裂前后次序定数、传代层数、性质特点、结构位置、定数质量，以及不同的编码数字。唯有伏羲几千年前所创造的天地数字"卦"爻，才能如此精确地将其表现出来。

从单细胞开始，细胞按照太极序列进行分裂，到第六次分裂时，即细胞数量达到 64 个时，便构成了宇宙天地生命生理的基本单元。此时，生命体开始具备旋转运动的能力，这是生命活动的基本表现。在此之前的其他单元数字，如 2、4、8、16 或 32 等，都未能具备这种自我旋转运动的能力。只有当生物体达到 64 个细胞时，才完成了生物（包括人类）生命的基本构成因素。

实验证明，以 64 个单细胞为基础，达到 64 数即形成生命的干细胞。当这 64 个细胞继续分化时，下一单元便达到 128 数，再分化则达到 256 数，以此类推，直至 4096 数……从 128 数开始，细胞便进入了生命体不同器官组织的功能区域，如肌肉、骨骼、心脏、肝脏、肠胃、皮肤等。这些不同性质特征的细胞，都是以 128 数细胞为基础开始分工构造的。64 数细胞则是所有不同器官细胞的基本细胞，它可以分化为任何器官的不同细胞。因此，64 数细胞被称为干细胞，并已被广泛应用于临床，为生命带来福音。无论是肝脏、心脏、肌肉还是骨骼等所有生命器官组织的不同细胞，都是以 64 数干细胞为基础而开始分化的。这便是干细胞特性的基本原理，也是生物全息律的基本特征。

二、细胞与生物全息律的深刻联系

生物全息律如同一幅玄妙神奇的自然画卷，充分展示了大自然的聪颖与智慧。当我们看到人体也符合这一精美的结构时，不禁要为大自然的智慧而赞叹不已。

有人对狭义的生物全息律提出异议，其根据形态结构上的全息（空间全息），推导出"全息不全"的结论 。然而，这种"全息不全"并不妨碍生物全息的存在。因为生物全息律的本质在于信息全息，即生物机体的任一部分都包含着整体的全部信息。从这个角度来看，部分与整体是绝对全息的。如果单纯从形态结构上来理解生物全息律，那么局部无论如何也无法包容下巨大的整体；但如果从信息的角度来理解，那么部分包含整体便成为可能。

部分与整体的全息关系，实际上是一种信息对应关系，而不仅是形态对应关系。所谓部位对应，实则是信息对应，尽管对应部位之间在形态上完全不同，但其所含的信息却是一致的。这样，"全息不全"也就可以得到合理解释。这种"不全"只是生物机体在显性信息表达上的差异，而显性信息表达只是显化了部分信息，并未显化出全部信息。从隐性信息基质来看，就不存在"全息不全"的问题。因为一切部分所包含的信息在本质上是相同的，所不同的只是随着层次的变化，不同层次上的部分所包含的信息比重有所不同。

生物体的任何一个部分，甚至是一个细胞（如干细胞），都可以再现整体的全部信息。在特定条件下，生物体的任何一个部分都有可能成长为一个新的整体。人们已经能够利用某些植物的体细胞培育出新的完整植株。科学也终将使人的体细胞重新长成一个完整的个体成为可能。

生物全息律从本质上揭示了生物机体部分与整体之间的全息关系：部分即整体，整体即部分。但从存在的形态上看，部分与整体又分属于不同的层次和形态。生物机体的部分是潜在的整体。从形态上来看，生物机体的任一部分都与整体不同。但从潜在信息的角度来看，任一部分都包含着整体的全部信息。因此，细胞、枝节、叶子等都潜藏着整体的信息。生物整体则是显现了的部分，是部分中所含信息的现实化表现。整体只是对元细胞信息的完整表达，同时构成整体的每个细胞、每个部分也都包含着与元细胞相同的信息。整体在信息上并没有增加新的内容；如果说有所增加的话，也只是增加了信息的比重而已。因此可以认为，一个合子只是可能的人，而一个人则是现实的人——是合子的展开和实现。因为合子只有在母体（现实的整体）中才能将自身所含的信息全部展现出来，并发展为一个独立的个体。同时，生物体的每一部分也只有在整体中才能实现自己的功能并发挥作用。细胞与生物全息律之间存在着正确处理生物体部分与整体之间全息关系的奥秘联系。然而，关于生物体部分与整体、部分与部分之间为何会存在这样的全息律，以及其具体机制等问题，仍需我们进一步深入探索和研究。

张颖清教授从生物重演的角度出发，探寻生物全息现象的机制或根源。生物整体可视为由潜在的群体和无数潜在胚胎所构成，正是这种泛胚胎性和泛群体性，造就了生物全息的现象。

实际上，现代生物学早已揭示了生物全息现象的根本原因，那就是DNA 的自我复制机制。DNA 分子中蕴含着从先辈那里继承下来的全部遗传信息。在精子与卵子结合的瞬间，一个新的基因系统便应运而生。这个新的 DNA 系统包含着未来生物体基因的全部信息，它是整体信息的储存库。随后的生物发展过程，不过是不断地从这个库中提取已储存的信息。这种信息的提取并非零散进行，而是以 DNA 的整体信息为单位，整体地向外推送，这样每个复制的细胞都能分得一个元细胞。种子也是元细胞的一种完整复制，因此，每一群细胞在构成更高层次的全息元时，都会按照模板来复制这个全息元。这就使得生物体的每一部分都包含了 DNA 系统的全部信息，从而形成了瞬息之间的全息对应。实质上，DNA 就是生物全息现象的微观控制系统，即全息操纵系统。

根据"宇宙全息重演律"所揭示的道理，所有子系统都会以简单且迅速的方式重演系统乃至宇宙的发展史。换言之，任何子系统都在自身中积淀着系统的发展史。这一定律实质上揭示了宇宙万物从无序到有序显现、进化的机制和模式。只有通过重演才能实现进化，生物进化也遵循着同样的规律。生物进化是宇宙进化的较高级阶段，DNA 分子的出现则是宇宙长期进化的结果。它是一个高度有序化的系统，按照宇宙全息重演律的原则进行自我复制。在复制过程中，由于复制者和被复制者外在环境的差异，被复制者的信息在与环境的相互作用中发生了偏离。细胞群的出现为生物的分化奠定了基础。由于复制过程中的偏离，以及 DNA 对这种偏离的记录，使统一的原始生命走向了不同的道路，形成了众多的生物种类。然而，在每一类生物的 DNA 中，不仅积淀了该类生物的发生史，还保存着各类生物共同的起源史。这样，DNA 就变得越来越复杂，其信息量也越来越多。正是 DNA 系统的高度有序化控制着生物体各个部分的有序表达，从而使各部分成为有序排列的全息元。

动物胚胎发育过程，包括人类的发育过程，总是由上至下，从头部向尾部进行分化。最先明确分化的是头部的脑，然后是胸、腰、尾。如果将这个分化过程与张颖清教授的"人体穴位分布的全息律概图"进行对比，就会发现每一全息元上的信息穴位与人胚分化过程之间存在着惊人的信息对应分布。人体各个信息元上的信息分布也总是由上而下地与人体的各器官相对应。这种现象可能存在于整个生物界，可以说全息元上的信息分布规律是生物分化发育过程在空间上的再现。由于生物体的每一部分都再现了整体的信息，因此，每一全息元的信息分布也就与分化发育过程的信息再现相对应。这种再现与生物场相结合，共同构成了生物信息的全息有序分布。总之，这些都充分说明了人体生命细胞与生物全息律之间存在着密切联系。

第四节　生命与宇宙全息律的自然相通

生命，作为宇宙的精妙构成，是天地数字编码的神奇造物，是万物之中的宇宙精华。盘古开天辟地，河洛太极，水火雷风，八卦序列，使万物生生不息，大千世界众生盈满，天地间生命得以成形，其本质在于生命基因。生命基因的双螺旋结构以原子为基本单位，通过序列卦象编码形成的生命蛋白质大分子——DNA 结构，构成了人体生命生理的基本规律。

人的基因密码由多达 30 亿的核糖核酸组成，每 400 ～ 500 个单位以三维方式组合在一起。无论数字多少，都始于遗传父母的最小单位"一"，终于遗传父母的最大单位"亿"。其中有始有终，特性有位，数量有定，大小有序，形态有位，复杂却有条理，变化有序，次序严谨，层次清晰，从而形成了严谨协调、结构完美的生命体。从此，这个新的生命基因就与宇宙基因自然相通，结伴而行，展示出一个极为神奇而又美妙的新世界。当我们目睹生命与宇宙全息律自然相通的这幅壮美图案时，怎能不为之激动，怎能不被它深深地吸引。生物，尤其是人类，宇宙全息律给人以更加新奇的感觉，也具有更为深远的意义。

一、中国古代对生命与宇宙自然相通的认识

在我国远古时期，天地垂象、万物真图（河图洛书）和盘古开天地的太极思维，共同构成了科学宇宙观念的文化基础。这些观念以极简和精确的方式，概括了宇宙天地万物的所有演化过程。7000 多年前，古人就发现了盘古太极宇宙万物的真谛——自然之道，发现了宇宙万物统一数字编码

的自然规律。在我国古代，人们创造出了系统完整、数字严谨的万有理论，精练地确定了宇宙的基因、万物的数码，以及天地运变、万物形成的自然规律——"道"，发明创造了盘古开天辟地的宇宙大道理论。

宇宙即盘古，其中"盘"指盘旋运化，泛指空间；"古"指往来恒久，泛指时间。中国的"盘古"一词，即"宇宙"的另一种表达。太极卦易是自然客观存在的万有一统数字化宇宙基因。宇宙万有的实质存在是最纯真、最简单的"一"，大小至极则为太极。太极而无极，无极至虚无，道理简单明了。

中国的科学文化是万有一统的理象数序列易的宇宙太极科学文化，也是万有数理的自然科学。这是中国先祖遗留下来的科学瑰宝，对人类科学发展，无论是在当下、历史进程中，还是未来，都有着重要意义与作用。太极文化科学是盘古太极易卦宇宙自然之学，它将宇宙万物庞大复杂的现象概括为最为简单易明的自然科学之道。宇宙的发生，在天垂象，在地负图；本真运化，是乃盘旋。实为万物化生之源，一切存在之本。文列卦易，衍生万物。宇宙太虚混沌盘旋运化而天地万物古往今来是为盘古。中国盘古太极易卦文化科学，乃万物数码，宇宙基因，一统万有。实际上，太极易卦是宇宙万物自然规律的客观现象，它原始古老而又先进现代，且将成就未来。

徐整在《三五历纪·五运历年纪》中云："天地混沌如鸡子，盘古生其中。万八千岁，天地开辟，阳清为天，阴浊为地。盘古在其中，一日九变，神于天，圣于地。天日高一丈，地日厚一丈，盘古日长一丈。如此万八千岁，天数极高，地数极深，盘古极长，后乃有三皇。"其中，"天数极高，地数极深"指的是极大空间的宇；"盘古极长"指的是极长时间的宙。盘古，是指盘旋运化、古久恒长、演化发生而形成的宇宙规律道理，从混沌粒子到星球的形成过程。文中又说："天气蒙鸿，萌芽兹始，遂分天地，肇立乾坤。启阴感阳，分布元气，乃孕中和，是为人也。首生盘古，垂死化身，气成风云，声为雷霆，左眼为日，右眼为月，四肢五体为四极五岳，血液为江河，筋脉为地理。肌肉为田土，发为星辰，皮肤为草木，齿骨为金石，精髓为珠玉，汗流为雨泽，身之诸虫，因风所感，化为黎甿。"这是古人用天人合一的宇宙观念来比喻人，充分说明宇宙天地这个大太极具有人体生命这个小太极的全部特征，天与人窍窍相通，官体皆具。就像人的一个微小的圆形细胞造型与五官四肢的人的形象不一样，但是细胞却蕴藏着人的所有信息特征、性质及功能，并能发育成长为一个完整的人。实际上，细胞就是一个小人体，人就像一个小宇宙，人具备单元宇宙的一切特征信息。人的所有器官功能特征都是宇宙结构功能所有信息造就的。古人把盘古宇宙比作具有各种功能器官的生物，这是正确、合理且科学的。这是天人合一的宇宙理念，是人体生物生命与宇宙自然相通的表述，是中国古人高度智慧的体现，是宇宙观的伟大创举。

二、现代科学对生命与宇宙全息律的认识

随着现代科学的不断进步与发展，人们对人体生命与宇宙全息律有了更为深刻的认识和理解。

依据相关研究及大爆炸宇宙论的观点，宇宙与生物之间存在着惊人的相似，它们都经历着个体发育周期的演变。宇宙自其初始的"奇点"启程，始终遵循着爆炸—膨胀—收缩的循环路径而运动。在每一次循环中，都上演着相同的剧目。这表明，宇宙在其永恒的循环运动中，进行着一场永无止境的自身递归运动。

在德国的思想宝库中，有一个强有力的概念，即人是整个宇宙的缩影。谢林和奥肯采纳了这一思想，并进一步提出了人是最完善的小宇宙的学说。他们认为，人是宇宙发展的最后产物，因此人本身就概括了以前各个发展阶段的内容。在斯蒂芬·F.梅森所著的《自然科学史》一书中，奥肯阐述了他的观点："人是自然界发展的顶峰，因此必然把以前的一切囊括在自身之内，正如果子把果树以前的各个发展阶段包括在自身之内一样。简而言之，人必然是代表整个宇宙的小象。"科学的发展证明了奥肯这一理论的深邃性和正确性。

关于人重演宇宙的问题，现代科学给出了这样的解释："人体是一个大千世界，它囊括了无数的小世界，从宇宙中最美的精神花朵，到细胞王国、

原子世界、分子模型……凡宇宙中所具有的信息，人体内无不具有。由此不难推测：宇宙所潜在的未来的一切信息，也潜在于人体中。这样，我们便从信息的高度清楚地看到了人是宇宙的一个小象。人体隐含着宇宙过去、现在和未来的一切信息，其他事物亦然。这说明人和宇宙之间存在着深刻的全息重演关系。"关于这一点，查汝强先生与我们持相同的见解。他在《自然界辩证法范畴体系设想》一文中指出："自然界最高物质系统的结构层次是自然界进步性向上发展阶段的重演规律。这里所说的自然界最高物质系统，也即自然界中最复杂的物质系统，就是有思维的生命——人。"根据现代自然科学的研究，特别是分子生物学、生物进化论、生命起源学说、现代宇宙论（包括极早期宇宙学）、天体物理学等的研究，人的结构层次从低到高的次序是：基本粒子、原子、分子、生物大分子、生物大分子体系、细胞、细胞体；自然界发展过程中向上发展的阶段可划分如下：总星系大爆炸极早期的基本粒子状态（现在还只是一种科学假说）、元素的产生、分子化合物的产生、地球上生物大分子（核酸和蛋白质）的产生、多细胞生物的产生。前者正是后者的重演，这种情况类似于生物个体发展是系统发育即生物进化的重演（《中国社会科学》1985 年第 5 期）。它表明：人的一生是宇宙一生的缩影，人体和人类的发育过程是宇宙演化过程的重演。从人—宇宙全息重演律，自然会想到生物—宇宙全息重演律：一切生物个体、生物系统乃至整个生物界的发展过程都全息重演宇宙整体的演化过程。这和我国古代张仲景在《伤寒论》中所阐述的宇宙生物观不谋而合。

总之，古往今来，从我国远古时期至现代科学技术发展的今天，人们都从不同角度认识到人体生命与宇宙自然的相通之处，也认识到人体生命与宇宙全息律重演的规律，即"生物—宇宙全息重演律"。这一规律表明，一切生物个体乃至整个生物界的发育过程都是宇宙演化过程的全息演化。从而说明，一切事物小宇宙的构造模式实质上等同于整个宇宙的构造模式。也就是说，在时空统一的构造模式上，一切事物皆全息重演宇宙的模式。这进一步证明，在古代医学和西医学分子细胞生物学的发展过程中，宇宙全息重演律的存在是必然的。

第八章
宇宙全息重演律：历久弥新的
《伤寒论》理论根基

　　《伤寒论》作为流传逾 1800 载的中医经典，其理论体系之精妙，堪称医道瑰宝。该著以三阴三阳学说为时空框架，通过 398 则精微医论与 113 首经方，构建起阐释人体生理病理动态演变的完整范式。这部古老典籍何以能穿越时空桎梏，持续焕发真理光芒，成为后世医学创新的指路明灯？这一命题实乃中医理论现代化进程中亟待破解的问题。

　　医圣张仲景之伟大，在于其创立了"天人同构"的宇宙生物观，并发展出"三阴三阳术数体系"的独特方法论。该体系深刻揭示：生命体与宇宙之间存在着全息对应法则——从微观生物到宏观宇宙，从个体发育到物种演化，无不是宇宙演化史诗的浓缩再现。正如《灵枢》所言"人与天地相参"，这种全息重演现象构成了生命活动的本质属性。

　　在宇宙全息律的观照下，生命体与宇宙之间存在着多维度的映照关系：其一，宇宙演化进程在生命体中形成信息压缩式重演；其二，生命体间的相互作用实为宇宙自组织机制的微观投射；其三，宇宙大系统的运行规律与生命小系统的变化规律呈现同构共振。这种全息对应性，恰是《伤寒论》辨证体系能够揭示疾病本质的理论根基。

　　从显化维度考察，万物皆是宇宙特定演化阶段的物化结晶，其结构必然铭刻着先前演化历程的全息印记。譬如人体经络系统，实乃天体运行规律在生命体中的立体映射。从显隐全息统一观视之，任何生命单元都蕴含着宇宙整体的全部遗传信息，犹如太极图中的阴阳互藏。

这种全息重演现象绝非单向度的简单复制，而是呈现出多重嵌套的动态平衡。宇宙重演自身以推动时空演化，生命重演宇宙以实现物种延续，不同生命体间的重演则维系着生态共演。这种自相似性的层层嵌套，构成了宇宙生命系统的根本运行法则。

《伤寒论》的理论魅力，正在于将宇宙全息律具体化为六经辨证体系。其"观其脉证，知犯何逆"的诊疗智慧，本质上是运用全息对应原理进行病理推演的典范。当现代系统论重释这一古典智慧时，我们赫然发现：伤寒论方证体系恰似一幅精微的生命全息图谱，每个证候节点都对应着特定时空维度的阴阳失衡状态。

这种理论重构不仅赋予经典新的阐释维度，更昭示着中医理论创新的未来方向。当我们将《伤寒论》置于宇宙全息律的观照之下，这部古老典籍便不再是尘封的古董，而是蕴含着深刻现代价值的科学遗产。其历久弥新的生命力，正源于对宇宙生命本质规律的深刻把握。

第一节　《伤寒论》与宇宙全息重演的基本原理

宇宙全息重演论已然问世，它作为继控制论、信息论、系统论之后的一门崭新的现代科学，影响深远。

穿越那悠远的时空隧道，当我们以宇宙全息重演论的独特视角，去探寻古代《伤寒论》的辉煌轨迹时，便会惊异地发现，《伤寒论》中的三阴三阳学说，其构建的六个时空坐标体系——太阳、阳明、少阳、太阴、少阴、厥阴，在架构与功能上，竟与现代科学中的宇宙全息重演论有着令人瞩目的相似之处。这背后的缘由，便在于它们都深深蕴含着宇宙全息重演的基本法理。

那么，宇宙全息重演论的核心法理究竟是何等模样呢？

现代科学研究揭示，宇宙全息重演论囊括了以下核心法理。

一、世间万物之系统，乃至浩瀚宇宙，皆为全息重演之系统

一切物质系统、精神世界乃至宇宙整体，无不遵循着全息重演的法则。全息重演，乃是宇宙自身构造的奥秘所在，是物质与精神相互交融的律动。世间所有系统，乃至整个宇宙，都依循此法则而生成、发展、消亡，抑或再生、循环。全息重演，实乃宇宙诸多总法则中的一条重要脉络。《伤寒论》正是基于这一法理，将人与宇宙自然界紧密相连，构筑起一个再生、循环的全息重演系统，为"脉证并治"的唯物辩证法提供了实证支撑。同时，也进一步深化了三阴三阳学说中六个时空坐标六经系统的临床运用，它们无一不遵循着全息重演的法则，循环往复，生生不息。譬如，太阳→阳明→少阳→太阴→少阴→厥阴→太阳，如此循环不已。

二、新生之物，必历重演

在宇宙时空的演化长河中，一切存在形态皆有其初始生成的契机。这种原始创生现象，本质上是较低层级物质形态持续演化积累的必然结果。当这种物质能量的积累突破临界阈值时，进化链条便会发生革命性跃迁，从而催生出宇宙中新的存在形态。因此，新生事物在其孕育与成长的过程中，必定全息地重演宇宙的演化历程。《伤寒论》亦不例外，三阴三阳学说从《周易》四象的雏形阶段，步入《黄帝内经》时期，已逐渐趋于完善，形成了其初次新生。及至东汉《伤寒论》时期，当量的积累达到一定程度时，便催生了进化链条上的质的飞跃。《伤寒论》使三阴三阳学说实现了质的飞跃，这一新生事物的诞生，在其孕育与成长的过程中，历经了漫长时光的全息重演，演绎了宇宙的演化历程。换言之，欲获新生，必遵全息重演之法则。《伤寒论》之三阴三阳学说，正是历经宇宙全息之演化，方得新生。

三、再生之路，必经重演

世间万物，于人类而言，新生之后皆面临"传宗接代"的使命。从第二代开始，后代都需依次全息重演前代的发展轨迹。后代的"种子"，如同承载着前代进化序列的密码，当这"种子"由潜藏逐渐显现，便将那潜在的进化序列顺序重新依次展现。《伤寒论》自东汉起源，历经唐、宋、元、明、清，直至现代，不断再生与发展。其三阴三阳学说的全过程，如同精髓凝聚于自身，当它由隐至显，那隐含的全部序列便依次呈现在世人眼前。在此再生过程中，全息重演了前代的一切序列，宛如历史的轮回，生生不息。

四、全息与重演，相伴相生

全息与重演，犹如一对孪生兄弟，紧密相连。当我们仅从空间角度，即静态结构来审视事物时，会得出万物皆全息的结论。然而，当我们从时间流程，即从小宇宙产生的先后顺序来考察时，会发现事物因时间的差异性而遵循全息重演的规律。不仅在发展过程中全息重演，而且在空间模式上也全息重演，形成了事物乃至宇宙的全息重演递归结构。《伤寒论》中的三阴三阳学说，以太阳、阳明、少阳、太阴、少阴、厥阴展示了空间上的静态结构，让人领悟到万物皆全息的奥秘。当我们从三阴三阳六个时空坐标系统（六经）的欲解时来审视，会发现事物在发展过程中和空间模式上都全息重演，宛如宇宙的旋律，和谐而有序。

五、全息重演度之规律

种类、层次越相近的事物，其全息重演度越大；反之，全息重演度越小。这是全息重演度的基本原理。《伤寒论》中的三阴三阳学说，其六个时空坐标系统的六个层次相对相近，说明其全息重演度较大。全息重演度原理的深化和完善，对于探索《伤寒论》中的三阴三阳学说将具有重要意义，如同一把钥匙，打开通往中医智慧宝库的大门。

总而言之，《伤寒论》中的三阴三阳学说与宇宙全息重演论的基本原理相契合。这使得《伤寒论》历久弥新，发展至现代仍发挥着重要作用。

以上，我们已对宇宙的全息重演性进行了深入考察。那么，全息重演的方式、根源究竟是什么呢？这将是我们接下来要深入探讨的问题，期待揭开宇宙的神秘面纱，探寻中医的智慧源泉。

第二节　全息重演的方式与根源

全息重演并非意味着后来的事物要刻板地复刻前辈经历的所有阶段，而是将整个历程高度凝练，以简约而迅速的方式展现。所谓简约，即在重演的过程中省略了那些偶然性的因素，而只全息性地重演那些必然性的要素和本质性的环节；唯有如此，事物方能持续前行，不断进化。

从《伤寒论》的发展历程中，我们可以窥见全息重演并非依照从伏羲、神农、黄帝、周文王、老子、孔子直至张仲景的顺序，一步步重蹈前辈所走过的全部轨迹，而是将这一漫长的历史进程浓缩在几十年、几个月，甚至更短暂的时间内。之所以称之为"迅速"，正是因为有了"简约"的加持。医圣张仲景总结了前人的经验，将《伤寒论》提炼为 398 条条文、113 首方剂，传颂后世，历久弥新，彰显了中医智慧的瑰宝。

全息重演的本质在于累积，累积则意味着进化与提升。没有累积，进化便无从谈起，正如没有经验的累积便没有知识的增长一样。张仲景所著《伤寒论》的过程，便是对全息重演本质为累积的最好注解。他紧紧抓住"证"这一能反映疾病本质的累积点，独创了以日五运六气三阴三阳为框架的六个时空坐标系统。当系统进化到更高一级的阶段时，它并不摒弃前一阶段已获得的成果，而是将这些成果悄然融入自身之中，形成更为完善的体系。例如，太阳篇分为上、中、下三篇，与其他系统相互关联，便是将经验的累积简约而精炼地浓缩为 398 条条文、113 首方剂。这六个层次层层递进，方能催生出高级的结果，使系统在显性结构上愈发复杂而有序。这便是《伤寒论》日五运六气三阴三阳学说六个时空坐标过程中全息重演的本质——经验累积所获得的丰硕成果。

由此可见，全息重演并非孤立地进行，而是有条件的、有环境的。某种过程的全息重演必须在特定的内部环境与外部环境的共同作用下才能进行。系统必须吸收外部的某些显性信息，并与环境信息发生全息共振，方能实现全息重演并推动进化。

《伤寒论》中的日五运六气三阴三阳学说最能阐释这一问题。人体生命基因的内稳态系统——内六淫，与宇宙自然界的外六淫风、寒、暑、湿、燥、火，不断地进行物质、能量、信息的交流与传递。系统必须吸收外部的某些显性信息，并与环境信息发生全息共振律动，方能实现全息重演并推动系统的进化与升级。

全息重演既然是一个全息性的过程，那就意味着重演不可能跨越过程中的任一必然阶段。也就是说，《伤寒论》中的太阳、阳明、少阳、太阴、少阴、厥阴这六个时空坐标系统的六个阶段，作为全息重演的必然环节，一步一步地循环往复地进行着全息重演的过程，构成了中医理论的精髓与核心。

宇宙全息重律揭示了宇宙自身的构造规律与演化奥秘，正是因为全息重演才形成了《伤寒论》历久弥新、历经千年而不衰的全息重演递归结构。同时，之所以有这种全息重演递归结构，还因为宇宙是一个有机联系的整体。处在这个整体中的一切系统都具有开放性与封闭性的统一特性。人也一样，一切系统不仅释放出信息，而且吸收其他系统的信息，从而使一切系统都全方位、立体地、直接或间接地反映着整体和其他系统的状况与变化。在这种整体联系中似乎存在着一种效法性，就像老子所说的那样："人法地，地法天，天法道，道法自然。"这种效法性造就了全息重演这一奇妙的自然现象与规律。

第三节 《伤寒论》与宇宙全息同步进化律的内在联系

古老的《伤寒论》与宇宙全息同步进化律之间，存在着一种深邃而内在的联系。为何会如此断言呢？因为宇宙全息同步进化律，作为宇宙进化论发展的必然归宿，它深深扎根于这些理论的土壤之中，并致力于以宇宙全息的观点，去探寻宇宙进化的奥秘，从而揭示出宇宙进化的又一重要规律。

宇宙全息同步进化律的核心观点在于，宇宙由物质、能量、信息、精神这四大最基本的要素所构成。这四大要素中，任一要素的发展变化速率，都与其他要素的发展变化速率保持着高度的同步性。即当物质要素进化至某一水平时，能量、信息、精神这三大要素也会相应地进化至同一层级。在同一层次中，四大要素的进化速率是完全一致的，它们共同经历着全息相关的进化过程。

从潜在信息与显示信息的总和来审视，四大要素之间是相互蕴含、相互包容的。处在同一层次上的各个部分之间，也存在着这种相互包含的关系。这种相互包含意味着，任一要素都蕴含着其他三大要素的全部信息，同一层次上的任何一部分，都包含着该层次上所有部分的信息。因此，我们将这四大基本要素同步进化的规律，命名为宇宙全息同步进化律，以彰显其全息性与同步性。

关于宇宙进化的思想，古往今来，众多学者都曾进行过深入的探讨。中国伟大的哲学大师老子，在《道德经》中就曾描绘了"道生一，一生二，二生三，三生万物"等宇宙进化的壮丽图景。再如《周易》中的太极、《太玄经》等典籍，也都生动地描述了宇宙从无到有，从有到万物不断繁衍进化的过程。老子关于道物不二的思想，进一步阐述了物质和精神相互包含、相互依存的关系，即道不离物，物不离道，道与物的关系犹如水与波的关系，密不可分。宇宙则如同一条运动不息的长河，流水在下，众波在上，波涛汹涌，川流不息，展现着宇宙的无限生机与活力。

古老的《伤寒论》同样深受古代哲学思想和科学技术的影响。在《伤寒论》的三阴三阳学说六个时空坐标系统中，物质、能量、信息、精神这四大要素也呈现出相互包含、相互依存的关系。因此，《伤寒论》与宇宙全息同步进化律之间存在着内在的、必然的联系。

或许有人会质疑，《伤寒论》中除物质、能量、信息之外，是否真的存在精神这个要素。尽管《伤寒论》中并未明确提及"精神"二字，但从其潜在信息和显示信息的条文中，我们却可以清晰地感受到精神要素的存在和力量。例如第 71 条的"烦躁不得眠"，第 76 条的"虚烦不得眠，若剧者，必反复颠倒"，以及第 96 条、第 103 条、第 106 条、第 112 条、第 107 条等条文中的描述，都是精神因素引发病证的生动写照。这些描述充分证明了精神要素在《伤寒论》中的重要性和不可或缺性。据统计，由精神因素导致的疾病范围广泛，因各种精神因素刺激而致病的人数占患者总数的 70% 以上，成为人类主要的致病因素之一。《伤寒论》就充分体现了精神要素在疾病发生和发展过程中的重要作用和影响。

迄今为止，我们发现的宇宙中的四大最基本要素——物质、能量、信息和精神，都是物质哲学意义上的存在的四大最基本形态。其中，物质是最基础、最原始的东西，而能量、信息和精神则依次是越来越高级、越来越复杂的东西。辩证唯物主义认为，任何物质形态在一定条件下都可以相互转化。因此，这四大最基本物质形态在一定条件下也是可以相互转化、相互演变的。并且，从宇宙全息的观点来看，这四者是相互包含的，即任一最基本的物质形态中都蕴含着其他三大最基本物质形态的信息和特征。就连精神也不例外，它也以某种形态包含着物质、能量和信息这三种形态的信息和特征，这三种形态以潜在的方式存在于精神之中，与精神相互交融、相互渗透。但这种潜在的状态并不等同于虚无或不存在，而是实际的物质、能量和信息的一种存在状态或表现形式，只是其存在方式或表现形式有所不同而已。宇宙中这四大要素的相互包含关系，也为《伤寒论》中三阴三阳学说六个时空坐标系统中的相互转化和转变提供了内在的依据和支撑。因为相互包含说明它们是同一的、相互依存的，而同一性正是相互转化和转变的必要条件和前提。四大要素的同一性又是它们全息同步进化的基础和前提。

西医学研究表明，在人体这一复杂的系统中存在着无数层次和结构，包括基本粒子、原子、生物大分子、细胞等。在每一层次中都包含着处于同一级上的物质、能量、信息、精神这四大要素。然而，这些不同层次的进化速率却是不同的、有差异的。正是这种同一层次的同步进化和不同层次的异步进化的高度统一和协调，才形成了和谐有序的人体系统和生命现象。这也充分表明了人体与宇宙的循环运动是全息同步的、相互关联的。

总之，从新的角度去探索和研究《伤寒论》，我们不仅揭示了宇宙进化中物质、能量、信息、精神四大要素与《伤寒论》之间的必然内在联系和相互关系，而且对古老的《伤寒论》有了全新的认识和理解，并赋予了它一种新的价值和意义。

第九章
宇宙全息统一论：古今医学交融的桥梁

　　古老的《伤寒论》与西医学的分子细胞生物学，分别代表着中医学与西医学的学术高峰，因时代的迥异，它们之间似乎横亘着一条难以逾越的鸿沟。如何架设起一座桥梁，使这两大医学体系能够相互对话、交融并汇聚成一股统一的力量，便成为当下一个亟待攻克的难题。宇宙全息统一论，无疑是构筑这座桥梁的最佳选择。

　　宇宙，这个浩瀚无垠的整体，人与生物皆是其微观宇宙的缩影。全息生物学、生物发生律，以及古今中外各学科所蕴含的相关原理、定律等，都可在抽象提炼的基础上，拓展至宇宙的每一个角落，进而得到更为深入的发展、丰富和完善，最终催生出宇宙全息统一学说这一宏伟的理论体系。因此，我们深信，宇宙全息统一论正是那座连接古今医学的桥梁，它让两大医学体系得以跨越时空的界限，相互借鉴、相互融合。

　　著名科学家钱学森教授，在深入探讨马克思主义哲学的结构与中医学理论的现代阐释时，曾高瞻远瞩地提出"人体科学的桥梁是人天观"（《大自然探索》1983 年第 3 期）这一观点，如同一盏明灯，照亮了古今医学交融的道路，深刻地揭示了宇宙全息统一论作为古今医学沟通桥梁的重要作用与深远意义。它不仅为古今医学的对话与交流提供了坚实的理论基础，更为医学的未来发展指明了新的方向，开辟了新的道路。

第一节　人（生物）与宇宙的同源、经络、感应、对称四说

一、人（生物）与宇宙的同源论

　　人（生物）皆可视作宇宙的一个微缩版，随着宇宙基因理论的深入探索，人与宇宙被揭示为一个紧密相连、有机统一的整体。这意味着，人（生物）体的每一个细微之处都蕴藏着宇宙的全部奥秘与信息。

　　无数事实已然证明，人（生物）、各类系统、浩瀚宇宙均源自同一根源。一棵繁茂的大树起源于一粒微不足道的种子，精神活动繁复多变的人体源自一个微小的分子，千变万化的太阳系则起源于一团混沌的星云，而宇宙间千差万别的现象则由那粒神秘的宇宙种子——"奇点"孕育而成。所有这些系统之源、宇宙之源，在尚未显现其形态之时，都包裹在具有高度同一性的物质外壳之中，潜藏着未来异化过程中的所有信息与可能。随着显现程度的加深，物质的量逐渐减少，而各部分之间的差异则愈发明显。所有显化系统均为开放系统，宇宙作为最大的开放系统，其实质便是熵值的不断增加。在这一总的熵增过程中，也伴随着某一子系统负熵值增加的小过程，这是普遍规律中的特殊现象，正如大树结出种子的小过程一般。

　　宇宙同源律昭示我们，人、生物与宇宙构成了一个不可分割的统一体。系统统一于系统原型，而系统原型又统一于宇宙原型。宇宙之源孕育出多种多样的系统之源，系统原则显化为无数的具体系统。因此，所有系统都可被视为宇宙之树上的一个枝杈。从本质上看，宇宙是一个统一体，统一于同一种物质层次。系统统一于系统基因，宇宙统一于宇宙基因，正如人体统一于合子、细胞一般。换言之，每个系统都拥有一个维系其整体的统一物质层次，而这一物质层次都是系统原型或系统源的变异形式，正如人

体中的细胞层次是合子的变异形式一样。因此，"奇点"仍存在于宇宙之中，作为宇宙的统一性物质层次（"奇点"的变异形式）而维系着宇宙的统一与和谐。那些千差万别的宇宙现象，都只是这宇宙统一性物质层次的显现形式或表现形式而已。所以，《伤寒论》中的五运六气、三阴三阳学说等六个时空坐标系统的显现形式或表现形式，以及宇宙之所以成为统一体，皆因它们都有维系其统一的物质层次作为基础。当系统、宇宙处于原型阶段时，其同一性（统一性）达到最大，此时差异性的东西尚未显现，被包容在原型物质之中，并且只能以信息的方式潜伏存在。随着原型的演化与发展，系统、宇宙的统一性逐渐隐退，差异性信息不断变化与显现，差异的显现过程也即原型的展现与演化过程。

由此可见，系统、宇宙的同一性（统一性）根源于原型物质上的同一性，而系统、宇宙的差异则根源于其所包含的信息上的差异性。宇宙同源论揭示了人（生物）体系统与宇宙成为统一体的深层奥秘，这也正是医圣张仲景立足宇宙至高层次，著述《伤寒论》的重要原因所在。

二、人（生物）与宇宙经络说

《伤寒论》中的三阴三阳学说所蕴含的六个时空坐标系统，与经络学说紧密相连、相辅相成。如太阳对应手太阳小肠经、足太阳膀胱经；阳明对应手阳明大肠经、足阳明胃经等。这些经络学说构成了世界医学的瑰宝之库，也是《伤寒论》信息网络同构共振、自律全息传递的重要信息通道。中医的现代化进程将进一步证明，《伤寒论》堪称世界医学理论的巅峰之作，而经络学说则是其皇冠上熠熠生辉的一颗璀璨明珠。

经络学说揭示了人（生物）体中存在的根本性物质——经络，这种物质在宇宙中普遍存在，是构成宇宙万物的根本基石。人体因包含着这种根本的物质而得以生存与发展，而宇宙万物也因包含着这种根本的物质而相互关联、相互依存。植物病毒全息穴位针刺疗法的成功实践表明，植物同样拥有经络系统。由于植物、动物和人都是相应系统和宇宙的缩影与体现，因此我们可以推断出，宇宙万物皆应拥有经络系统。实质上，人体及生物体的经络仅是系统、宇宙经络的微观体现与具体表现而已。

宇宙经络论认为，任一自然系统乃至宇宙整体都是一个错综复杂的经络系统，都拥有着纵横交错的经络网络。经络网络上分布着大大小小、密密麻麻的穴位。所有经络系统中的经络、穴位都是全息相关的，即它们之间存在着相互作用、相互感应的密切联系。

宇宙经络论并非空穴来风、无稽之谈，我们可以根据自然系统的特征与规律，描绘出其中的经络和穴位分布图，并运用现代科学方法证明这些经络、穴位的真实存在与独特功能。

（一）经络穴位探秘

2000 多年前，中医便发现了人体内部分布着六个层次最高、功能繁多、联系人与天地万物动态系统的巨大网络——经络系统，这为《周易》中的天地人三才之道学说提供了坚实的物质基础与依据。按《黄帝内经》的记述，经络是经脉、络脉及其连属部分（包括经筋、皮部）的总称。经是分布在机体深部的干线通道，络则是循行于体表浅层的网状分支结构；经筋是连接四肢百骸的坚韧组织，皮部则是覆盖在体表层的皮肤组织。它们按照所属经脉的分区组成了一个人体内外相连、表里相通的大网络体系，内连五脏六腑之精气神，外络四肢百骸之筋骨肉，沟通表里上下之气血津液，主宰全身气运之流通与平衡，调节人的生命活动以达到阴阳和谐、身心健康的最佳境界。人体经络系统是从长期养生实践和医疗实践中概括总结出来的独特理论范畴与实践体系。其存在和所具有的特殊功能效果，充分证明了《周易》《黄帝内经》《伤寒论》等经典著作所论述的天人动态系统及其相互关系的观念是正确无误的。

经络穴位的理论与经络循行周期与天体运行周期存在着密切的对应关系。《灵枢经·五十营》中指出："天周二十八宿，宿三十六分；人气行一周，千八分，日行二十八宿。人经脉上下、左右、前后二十八脉，周身十六丈二尺，以应二十八宿。"这段论述将经脉之气运行一周历经的二十八个脉位与天体运行一周历经的二十八宿进行了巧妙的对比与联系，这充分体现了人与天地同呼吸、共命运的密切关系与内在联系。在治疗实践中，张仲景的《伤寒论》和《金匮要略》全部针灸内容的条文共用 14 个穴位治疗 32 种病证。如《伤寒论》第 24 条所述："太阳病，初服桂枝汤，反烦不解者，先刺风池、风府，却与桂枝汤则愈。"这些条文足以说明医圣张仲景对针灸方法十分重视且精通熟练，对经络穴位有深入细致的研究与独到见解，并且为后代针灸经络学说的蓬勃发展奠定了坚实的基础与广阔的道路。

（二）大地有生命说

《周易》有云："天地之大德曰生。"此言道出了天地之本质，即不断地孕育、发展与变迁。姜秀娥于 1990 年提出，将"生"字诠释为生命，视地球为一个庞大的有机体。其立论依据之一，乃是地球上存在着与人体经络穴位相似的现象，由此推断，我们可借鉴有机体的特性来描绘与探究地球，这彰显了《周易》中天地人生物整体论自然观的深远意义。

李树菁在 1989 年指出，中国古代关于大地存在穴位的概念，其历史可追溯至至少 3000 年前。直至战国与西汉时期，人们方将早已存在的大地穴位概念，融入人体经络系统的命名之中。因此，诸多人体穴位名称，如海、河、溪、沟、地、井、泉、池、泽、渊、渚、山、丘、陵、谷等，皆源自地理名词。然而，随着西方近代科学的崛起，人们采用分析与孤立的方法来探究地球，致使大地穴位的概念逐渐淡出人们的视野。近数十年来，通过地震预报与全球地质学的深入研究，人们再度意识到地球的某些特性与生命物质存在诸多相似之处。

古人认为，穴位乃经络之通路，用以阐释一些远程相关之现象。经络穴位在人体中的分布，已被研究得颇为详尽。中医运用这一理念治疗疾病，取得了显著成效。在地震预报的实践中，人们发现了类似穴位的"地震窗口"与"地震敏感点"现象。在某些地震发生前，距震中较远的某点局部地区，会出现一系列突出的前兆现象，如小震群，其显著程度甚至超过距震中较近的地点。这一现象用西方现有的地震科学概念难以解释，却与经络穴位的理念颇为契合。郭增建等人于 1989 年对各种性质的穴位进行了系统分类，并提出了"立交模式"假说，以阐释其形成机制。

经络穴位并非仅限于人体，而是地球上广泛存在的普遍现象。在地球的大气、海洋等诸多现象中，亦能觅得其踪迹。例如，据朱端兆报道，哈萨克斯坦发生的 92 次冷涡过程后，5 ～ 7 天中国河北唐山出现降水天气过程的概率高达 0.99，其中达到暴雨程度的概率亦达 0.66。此类例子不胜枚举，充分表明经络穴位的概念在地球科学中同样具有重要的应用价值。

某位矿物学家提出的"矿物生机论"认为，矿物的生长过程具有"生命"特征，且存在信息交换、信息记忆、信息共振，以及矿物成因密码等特性，这使得矿物具备了一些生物细胞所具有的功能。由此可见，英国学者李约瑟所归纳的中国古代有机论自然观，在未来的科学技术发展中将继续发挥其独特作用。从"生理"角度探究地球，有望引领我们发现诸多新现象与新理论。整个宇宙是一个和谐共生的过程，是生命繁衍的过程，也是不断创造的过程。

综上所述，宇宙经络论深刻地揭示了"天人合一""天人感应"的根源所在。经络乃宇宙万物的根本，根本之物的相关变易，必定引发非根本物质层次的相关变化，从而在隐性信息基质或显性信息表达上产生相应的变化效应。此外，宇宙经络论更是解开中医古老《伤寒论》奥秘的一把金钥匙。宇宙经络论的提出，不仅具有深远的理论意义，更兼具重要的实践价值，其影响力将逐渐从医学界扩展至其他各个领域。

三、人与宇宙感应说

人，作为万物之灵，与宇宙万物之间存在着千丝万缕的相互感应。

《伤寒论》中的五运六气、三阴三阳学说，以其独特的六个时空坐标系统，深刻揭示了全息同类项之间相较于非全息同类项，在相互感应上展现出更为显著的程度。一旦某一全息同类项发生变易传变，必然会引发所有全息同类项的连锁反应。在这种感应过程中，存在着频率相等或相似程度较大的情形，然而相互感应的程度却各有千秋。例如，太阳与阳明合病、太阳与少阳合病、三阳合病等，都充分体现了这种相似、相近且有序的感应效应，使得一切全息体系乃至整个宇宙，都构成了一个巨大的全息同步感应体系。这一规律，被我们称之为宇宙感应律或宇宙全息感应律。医圣张仲景，以太阳、阳明、少阳、太阴、少阴、厥阴为标杆，以三阴三阳学说为布局，淋漓尽致地揭示了人与宇宙之间的感应关系，以及这种感应在生理病理上的具体体现。

感应律在宇宙中具有普适性，其应用范围广泛无垠。在生物体上，它可表现为生物感应律；在生物界中，它可被誉为广义生物感应律；而当其应用于宇宙中所有生物时，由于宇宙中的生物是同一物质的显化，遵循生物全息律，因此它又可被称为宇宙生物全息感应律。正因如此，我们称《伤寒论》为"天人感应"的宇宙生物全息感应律的典范之作。

感应律的证据琳琅满目、多种多样。共振与共鸣、穴位病理反应、中医学上的"天人相应"、遥感技术、太阳活动导致的地球磁暴、月球引力引发的潮水涨落等，都是感应律的外在显现。所有这些感应现象，都受制于内在的感应定律。

中医学、气功学和全息生物学中所揭示的感应规律，如三阴三阳学说、经络理论、穴位全息律等，都是宇宙感应律的有力佐证。现代科学也为感应律提供了令人信服的证据。例如，树木的年轮、贝壳的花纹、高等动物的牙齿等，都与天体运动规律息息相关。科学家通过杨树等苗木的实验发现，当部分苗木受到害虫侵害后，不仅受害树苗的叶片会自动增加酚类化合物的含量以抵御害虫再次侵犯，而且毗邻的未受害树苗的叶片中，也会明显增加含酚量。这是因为树木的细胞在受害后，能散发出特殊的警告物质——一种由细胞壁产生的碳水化合物。这种物质能刺激树木加快酚的制造和分泌，并通过空气传递出"紧急报告"，从而引起树木之间的连锁反应。这是全息同类相互感应的有力证明。

实际上，无论是植物之间、动物之间、生物之间，还是宇宙万物之间，都会发生相互感应。因为物质之间总有相同或相似的层次，这种层次组成了层次全息系统。不同级的全息同类项成为这种系统的子系，子系之间的变易息息相关，而层次全息系统之间也紧密相连。因此，一处变易必然导致连锁反应，波及整个全息体系乃至宇宙。所有全息相关者，都以物质、能量或场作为媒介。《伤寒论》中的五运六气、三阴三阳六个时空坐标系统的各个层次全息相关，并且与宇宙自然界的风、寒、暑、湿、燥、火等发生相互感应。变易必然导致连锁反应，波及全息体系，从而在生理病理上产生变化。从全息观看，全息是包含动态感应信息的全息，以及全息同类项的相似性。相似即同类，同类必相互感应，正如同频必共振一样。《伤寒论》的 398 条条文中，脉证并治的相近性和相似性俯拾皆是，这充分说明了感应律根源于宇宙全息性及全息同类项的相似性。

四、人（生物）与宇宙对称说

从潜在与显现的总和来审视，全息即对称，对称即全息。人与宇宙全息对称，万物亦皆全息对称。所有对立面都全息对称，展现出宇宙的和谐与统一。对称的具体模式千姿百态、各具特色，其中左右对称是一种对称度最高的普遍模式。例如，人体的上下肢、左右手、左右脑、左右眼、左右耳、左右鼻窍、肺的左右叶、心脏的右心室与左心房、肝脏的左右叶、肾脏的左右对称、睾丸的对称，以及女子的左右卵巢等，都体现了左右对称的美妙与神奇。

宇宙全息经纬律是指在任一个体性整体、系统和宇宙中，平行于左右对称轴线的同一经线，或垂直于左右对称轴线的同一纬线上的各个部位，相对于其他经纬线的各个部位而言，其物质组成模式（如化学组成模式、基本粒子组成模式、波场组成模式等）的相似程度较大。这被称为整体、系统和宇宙结构的经纬定律，或简称宇宙全息经纬律。这一定律使得任一全息体、全息系统乃至宇宙都成为左右全息对称体。如人体的十二经络体系，甚至构成了上下"穴位"全息对称体系。《伤寒论》中的五运六气、三阴三阳六个时空坐标系统更是一个立体式上下、内外、左右、表里相互时空全息对称的网络结构系统，展现了宇宙的和谐与完美。

《伤寒论》中的三阴三阳全息时空对称圆循环等这些现象，统称为宇宙对称律或宇宙全息对称律。因为宇宙全息对称性是宇宙完美性、和谐性的生动体现，所以我们说《伤寒论》中的五运六气、三阴三阳六个时空坐标系统反映了人与宇宙的和谐完美性。

全息对称根源于对立统一规律和宇宙全息律。所有对称的事物都是对立面的统一体，对称律是对立统一规律的一种表现形式，也是宇宙全息律的一种形式美。显然，没有对立面的统一性——全息性，就没有对称性可言。左右对称较为显著的原因是左右的差异性小于同一性，亦即统一性大于对立性，全息性大于非全息性。这使得左右对称成为宇宙中的一种普遍而美妙的现象。

宇宙全息对称律的证据同样丰富多样、不胜枚举。天体星球的球体对称、雪花和蜂巢的平面对称、食盐和白糖的有规则对称，以及晶体、人和所有生物的外形左右对称等，都是宇宙全息对称律的生动写照。此外，还有时空对称、镜像对称、电磁对称、人造物的对称、科学中的对称、全息对称等。总之，环顾大千世界，全息对称无处不有、无处不在，展现了宇宙的和谐与统一之美。

第二节　宇宙全息统一论：赋予《伤寒论》新的生命力

宇宙全息统一论，这一源自中国创新思维的前沿学科，巧妙融合了哲学、自然科学、社会科学及思维科学，构筑起一个探究宇宙全息统一法则及其应用的综合学科体系，屹立于现代科学探索的最前沿。

作为连接古今医学的纽带，宇宙全息统一论将历史悠久的《伤寒论》与西医学的分子细胞生物学紧密相连。宇宙全息结构模式不仅验证了《伤寒论》中以日五运六气三阴三阳学说为架构的精准性与科学性，还深刻挖掘了宇宙全息论所蕴含的哲学智慧。更为关键的是，借助宇宙全息统一论的视角，我们得以揭开《伤寒论》中易象数的神秘面纱，并在此理论基石上，促进了《伤寒论》与分子细胞生物学的相互交融、渗透与整合，共同塑造了一门崭新的整体医学体系，为《伤寒论》这部古老典籍注入了勃勃生机与强大活力。

一、宇宙全息结构模式：彰显《伤寒论》三阴三阳架构的科学价值

从宇宙的全息维度审视，宇宙本身即为一个宏大的全息体系。在这一广袤无垠的系统中，各个子系统均扮演着全息元的角色。"宇宙细胞"作为构成宇宙的最小全息元，其余无数层次上的全息元均是其不同尺度的表现形式。正如细胞是构成人与生物体的基本单元，而人与生物体各层次上的全息元又与细胞的结构特征相呼应。宇宙的各类全息元因共享相同的"遗传密码"，故在物质构成模式上展现出惊人的相似性。

现代科学已确凿证实，宇宙物质具有统一性。光谱分析揭示，恒星、行星、卫星、陨星等天体物质与星际空间的物质在化学成分上高度一致。氢和氦是天体中普遍存在的元素，此外还伴有其他气体和金属元素。例如，所有恒星"大气层"的化学成分均与太阳"大气层"相似，而太阳及恒星现今的大气化学成分基本上反映了其原始整体的化学组成。太阳系各行星的原始大气化学成分亦具有相似性，主要包括氢、氦、甲烷、氨、水汽等。对月岩的分析表明，月岩成分与地球岩石成分相近，已从月岩中分离出多种氨基酸等物质。作为地球产物的人与生物，必然受到地球、更广阔天体乃至整个宇宙自然环境的影响，因此不可避免地烙印着宇宙的痕迹。生物的化学成分必然与宇宙其他物质的化学成分大致相似，这一论断已得到生物学研究成果的有力支撑。原生质所含的元素均是无机界中普遍且大量存在的，并无任何元素为生物界所独有。宇宙万物在化学成分模式上的统一性，正是宇宙万物全息特性的有力佐证。

然而，宇宙全息论并未止步于对宇宙全息现象的一般性阐述，其更侧

重于强调宇宙存在着具体的全息规律。这一规律的内核已蕴含于"宇宙全息律"之中，它能够具体阐释宇宙物质的化学成分模式。从全息视角观察，各恒星间相互对应的部位（如南极与北极）和各行星间相互对应的部位均构成全息同类项，甚至动物脑与人脑与地球的北极也同属一类。在宇宙中，任一微观宇宙与宏观宇宙间相互对应的部位，以及微观宇宙与微观宇宙间相互对应的部位均构成全息同类项。

在微观领域，宇宙全息律同样拥有大量证据。从原子世界来看，所有原子均遵循相同的结构模式，即由质子、中子组成的原子核和绕核运动的电子构成。原子间的差异远小于原子与其他层次如分子间的差异。同时，原子模式堪称太阳系模式的微缩版，原子世界同样是一个全息世界，其全息对应部位的物质组成模式相似度极高。这些全息对应部位在微观全息体或全息元上的有序排列形成了新的微观经络——穴位系统，涵盖三阴三阳六个时空坐标系统中微观客体如原子、质子、中子、电子上的穴位分布的全息特性，这将具有深远的实践意义。

波场全息性也为宇宙全息论提供了有力支撑，如光线和电磁波的每一部分均蕴含着信源的整体信息。其他物理现象，如声音、热量、磁场、引力等，均具备这种全息特性。可以说，太阳光中蕴含着无数个小太阳，恒星光中蕴含着无数个小恒星，宇宙引力场中蕴含着无数个小宇宙。总而言之，宇宙中各种不同层次的场均呈现出全息结构模式。

以全新的宇宙全息结构模式去探寻古老的《伤寒论》，无疑是一项极具意义的工作。那么，《伤寒论》这部古老典籍是否也遵循全息律呢？答案是肯定的。因为宇宙全息论已证实人类与生物生命体的结构，以及自然界的结构均受全息结构模式的制约，宇宙同构律所揭示的物质同一性和同构性原理，有力地证明了人体与生物生命体结构与自然界的统一性。因此，我们认为《伤寒论》正是宇宙全息律在人体与生物生命生理病理中的具体体现。

人体与生物生命生理病理全息律的提出，既具有深远的理论意义，又兼具现实的实践价值。它表明人体与生物生命与自然之间可以遵循本质上相同的全息结构模式。因此，宇宙全息论的原理可以被用来认识、研究和解决人体与生物生理病理方面的一系列问题。

医圣张仲景所著的《伤寒论》,虽仅以太阳、阳明、少阳、太阴、少阴、厥阴为标志,看似简约,实则意蕴深邃。他以三阴三阳为架构,以人与宇宙相对应的六个坐标为系统的全息元为立论基础。依据宇宙全息模式,他深入探讨了人体与生物体内六淫受自然界外六淫的影响,以及七情所引发的一系列生理病理性变化。同时,他提出了"脉证并治"的全息诊疗方法和辨证论治的全息思维方法,明确目标,有的放矢,精准施治,疗效卓著。这一方法不仅操作性强,而且高度契合临床实际,历经千年而历久弥新,具有极高的实用价值,被后世医家奉为经典楷模。

《伤寒论》凭借其天人相应的全息理念,运用《周易》的三才之道,揭示了宇宙生化运动与人体与生物全息结构模式的周期性规律。在天文背景上,它以《黄帝内经》中日、月、天、地的运行规律为基石,以二十八宿为参照坐标,以北斗星辰为运转核心。在自然机制上,它以八卦、河图洛书为框架,以五行相生相克为依据,以时空变化规律为法则。在应用上,它以三阴三阳为架构,以其六个时空坐标为系统,以循证模拟的信息演示功能为操作手段。这不仅充分展现了医圣张仲景立足于宇宙全息结构模式的卓越见识和深邃思想境界,还有力印证了《伤寒论》以日五运六气三阴三阳为架构的正确性和科学性。

二、《伤寒论》中蕴含的宇宙全息论哲学思想

人类自古以来便不懈地追寻着宇宙的统一性。古代东方的智者曾孜孜不倦地探求"天人合一"的至高境界,以"一即多,多即一""三生万物"的深邃命题,来阐释宇宙万物的统一性理念。医圣张仲景在《周易》太极、太玄序列思想的深刻熏陶下,撰成《伤寒论》,以太阳、阳明、少阳、太阴、少阴、厥阴为六大标杆,构建了三阴三阳六个时空坐标的宏伟体系,借此印证了宇宙全息结构模式,进一步阐明了宇宙的统一性原理。宇宙之统一,根源于信息之统一;物质之统一,则源于物质全息性之奥妙。宇宙

中的每一角落，乃至每一微小位点，都汇聚了来自宇宙四面八方的信息，同时又将这些信息向四方散射。一切物质系统，皆可视作全息系统，因此，从信息的视角观之，宇宙万物皆同质同构，故而统一无二。万物之间的差异，仅在于信息层次显化的不同，从而在显化层级上展现出统一级别或全息度的多样差异。正因如此，千差万别的事物方能相互转化，而由于信息的有序性特质，这种转化必然遵循一定规律，同时亦需特定的条件和中介环节。《伤寒论》中，太阳为三阳之表，主开；阳明为三阳之里，主阖；二者之转化，需依赖少阳之枢机作用。太阴为三阴之表，主开；少阴为三阴之里，主阖；二者之转化，则需厥阴之枢机作用为桥梁。时间全息律揭示了事物在过程上的统一性，空间全息律则证明了广延中万物的统一性，时空全息律将时间与空间的全息律融为一体，而宇宙全息律则将整个宇宙纳入一个统一的整体之中。于是，我们惊喜地发现，古老的《伤寒论》中，竟隐藏着以宇宙全息律描绘宇宙统一论的深邃哲学图景。

（一）《伤寒论》中普遍联系统一论的深远哲学意义

唯物辩证法关于普遍联系的观点，无疑是正确的。古代东方哲学，尤其是古老的《伤寒论》，对此有着更为深刻的阐述与强调。《伤寒论》中的五运六气、三阴三阳学说，将人与生物、与天、地、日、月、星辰，与宇宙自然界的六气（风、寒、暑、湿、燥、火），以及气象、物候、四时八节、二十四节气、七十二候决病法，与人体五脏六腑、十二经络等广泛地、普遍地、紧密地联系在一起。这充分彰显了三阴三阳学说作为《伤寒论》自然观的理论核心地位，也是天人相应观念的理论基石。张仲景深刻认识到，宇宙时间与空间皆是无限之存在，天地只是其中的一部分而已。他强调时间与空间的相互依存关系、时间的客观实在性，以及时间变化的规律性，如六经病欲解时之论述便是明证。他紧密围绕生命、健康和治疗等医学核心问题，将自然界物质、气候、致病因素及人体生理病理等诸方面，皆与时空的运动变化紧密相连，加以深入阐述，揭示了它们之间的规律性联系。他从无所不包的时空角度，生动描绘了生命现象与宇宙万物的和谐统一画卷，形成了整体恒动的时空观念。

肖德馨先生认为，《伤寒论》中，仲景所论述的疾病发展全过程，皆充满着矛盾运动，这恰恰体现了矛盾的普遍原则；而六经辨证中的三阴三阳，则深刻体现了矛盾法则的一些最基本要点。他深入论证了《伤寒论》中从三阳到三阴的变化过程，实则是量和质两种状态相互转化的生动反映。

杨麦青先生则认为，《伤寒论》中的矛盾统一，是通过六经病具体形态的相互转化所实现的对立统一。六经之间各个阶段疾病过程的特点，是质的规定性；六经之间的转变，则是质变；每一经病内部的症状移动，则是量的规定性，本经自传即为量变。量变在不断改变着质，而在量的规定性中，也充满着质的差异。他还深入探讨了张仲景《伤寒论》中关于现象与本质、原因与结果、同一性与差异性、偶然性与必然性等深刻的哲学意义。他认为，《伤寒论》以六经三阴三阳分证的概念来概括现象，使本质与现象相互隶属，并巧妙利用症状内部联系的相互制约关系，来严格区分疾病的本质所在。

从宇宙全息论的观点来审视，普遍联系亦是宇宙全息论中的核心范畴。宇宙中的一切系统，皆是开放性与闭合性的有机统一。作为开放系统，它向四方八面发出信息；作为闭合系统，它又吸收来自四面八方的信息。一切系统之间，都存在着这种信息交换的相互作用，因此，任一系统皆可视为全息系统。系统之间的这种普遍联系和相互作用，具有弥散性或全息性，故可称之为弥散联系或全息联系，这是一种全方位、多层次的联系和作用。正是这种全息联系和全息作用，才使得宇宙成为一个有机联系、和谐统一的整体。古老的《伤寒论》，以三阴三阳六个时空为坐标，俗称六经系统，巧妙地展示了科学系统观与哲学辩证观的完美结合。这充分彰显了张仲景从系统的整体性、有序性、动态性和最优性等诸多方面，深入总结并阐述了系统观在中医学总体框架内，以及在功能、结构、病理、治疗等诸多方面的有机联系和整体图景。

（二）内、外因：构筑《伤寒论》全息统一论的调控核心

《伤寒论》秉承《黄帝内经》"风寒暑湿燥火，以之化之变也"的学术

思想，将五运六气、三阴三阳学说融为一体。天地之气，即风、寒、暑、湿、燥、火六气，一旦失衡或亢盛，便成为"六淫"或"外六淫"的源头。人体遭受外感六淫的侵袭，便易发生性质相近的各种疾病，称之为"六病"或"内六淫"。《伤寒论》以"六病"命名，如太阳病、阳明病等，实则体现了张仲景对人体生命内在规律的深刻理解，以及人体与外在自然环境间相依相存、和谐共生的紧密联系。这种联系的破坏，便可能导致疾病的发生，甚至危及生命。

宇宙间，生命之芽潜藏无处，生命现象是物质有序进化的必然结果。地球生命，不过是这种协同全息效应的集中展现。一旦生命形成，那些原本对宇宙和地球来说是孕育生命的因素，实则成为生命形成的"内因"；而当以生命自身为参照时，这些因素则转变为"外因"。由此可见，内因由外因转化而来，外因是潜藏的内因，内因则是外因的显化。换言之，内因是外因的内化，是外部潜在信息的集聚显化状态。同时，内因又不断向外部释放自身的信息，外因因此也具有了内因的外部衍射意义。总而言之，内、外因是全息的，它们所包含的信息是相同的。中医所言的内六淫、外六淫，其信息均源自风、寒、暑、湿、燥、火六气，所不同的只是形态的显化程度而已。

"外六淫"是人与生物体对来自宇宙信息的反应，它受到生物因素、天文因素、理化因素等的调节。《伤寒论》以人与天地相应的整体恒动观为指导思想，这也是人体科学研究的重要内容。自然界的气候、物候随着地球、月球和太阳的运转而有序更替，风、寒、暑、湿、燥、火六气随之变化，万物因此生生不息，生命现象也随之涌现。

人与生物体这一开放系统，与地月系统、太阳系统乃至银河系统时刻进行着信息交流。每一个机体都携带着一定的信息装置——6个密码接收器，用以接收宇宙信息，使机体"知晓"何种参数（强度、频率、波长、能级）的宇宙因素对其生命过程是有益的。当这种"标准"与外界各种因素不一致时，机体内部的控制系统便进行"微调"，以保持生命的存续，使机体生命活动与自然因素（外六淫）相协调。机体通过"场"来完成自然信息的接收、检测、整合、反馈、调整，使自身系统与宇宙大系统相契合，即"人与天地相参""天覆地载，万物悉备"，这一过程贯穿生命发生发展的始终。随着宏观大宇宙状态的改变，微观小宇宙状态也必然随之改变，人体的组织、器官也随之不断调整、进化，日臻完善。

既然人与自然息息相通，机体可以通过反馈机制对自然做出反应，那么，能否通过调整人体的各个子系统，来达到调整人体整体系统的目的呢？《伤寒论》中的三阴三阳学说对此给出了肯定的答案。

"内六淫"是人体与生物体内自发振荡频率的表现，它是固有的。人体与生物在千百万年的进化过程中，不断接受地球物理周期信号的作用。经过自然选择，那些与自然节律相合的生物得以生存并发展。宇宙的自然节律已在人体与生物体的基因上打下了深刻的烙印，形成了人体与生物体内固有的"内六淫"。因此，"内六淫"是先天的，具有遗传性，至今仍对人体与生物的生命发挥着重要的调节作用。《伤寒论》尤为强调"内六淫"（自愈力）的作用。它并非直接针对病灶进行治疗，而是提高人体的"内能"（自愈力）。它并非直接驱除病因，而是"穷理尽性""赞天地之化育"，即恢复和加强人体自身具有的内部调节能力，调动和激发人体的生命潜能，从而实现自我痊愈。这正是天人合一、主客相融、内外相和在治疗学上的生动体现。

内因与外因的这种全息统一关系，我们称之为内、外因全息律。既然内因与外因全息相通，那么，我们由浅入深地探究古老的《伤寒论》，定将是一件意义深远的事情。

（三）《伤寒论》条文中蕴含了因果全息统一论的哲学思想

在探讨内、外因全息律之际，我们已触及原因与结果这一哲学命题，因为内因实乃外部诸因素全息协同作用的结晶，二者之间存在着一种因果交织的统一联系。由此，我们推导出了因果全息律这一重要理论。

因果全息律揭示出，原因与结果之间存在着一种信息上的对应关系，即凡在原因中未显现的元素，绝不会在结果中突兀出现；凡在结果中呈现的元素，必定早已潜藏于原因之中。原因是结果的前奏，结果是原因的显现，这种对称是一种信息层面的对应，而非形态上的简单复制。从形态变迁的角度看，事物无疑会历经诸多变化，但从信息演化的视角审视，这种变化无非是潜在信息的有序显化过程。原因有直接与间接之分，结果亦有显著与隐含之别，因此，因果之间的全息相关度呈现出差异性的特征。

遵循因果全息链的逻辑脉络，从时间流转的过程来看，整个宇宙历程犹如一个宏大的信息显化序列，每一环节都蕴含着前因与后果，每一瞬间都是过去与未来的交汇点。

因果性问题，这是一个与人类认知历史同样悠久的问题。千百年来，我国古老的《伤寒论》在其398条条文中，通过"以""何以""何以知然""故""故使""故也""此……故也""因""所以然""所以然者""此……也"等词汇，巧妙地勾勒出了因果关系的脉络，从而展现了《伤寒论》中因果全息统一论的深邃哲学思想。例如，第53条云："病常自汗出者，此为荣气和，荣气和者，外不谐，以卫气不共荣气谐和故尔。以荣行脉中，卫行脉外，复发其汗，荣卫和则愈，宜桂枝汤。"条文中的"故"字，恰如一座桥梁，连接了原因与结果。因卫气不与营气和谐，故病者常自汗，表现为营气和而外不谐。"外"者，卫也。此推理之中，隐含着一个前提，即卫气不与营气和谐，其结论则是自汗为营气和而外不谐之表象。后文"以营行脉中，卫行脉外"，又进一步阐述了原因之所在。"复发其汗，营卫和则愈"，此乃治法之要，宜用桂枝汤以调和营卫。因营行脉中，卫行脉外，故卫气不与营气和谐，致使病者常自汗出。又如第93条云："太阳病，先下而不愈，因复发汗，以此表里俱虚，其人因致冒，冒家汗出自愈。所以然者，汗出表和故也。里未和，然后复下之。"第153条云："太阳病，医发汗，遂发热恶寒，因复下之，心下痞，表里俱虚，阴阳气并竭，无阳则阴独，复加烧针，因胸烦，面色青黄，肤瞤者，难治；今色微黄，手足温者，易愈。"其中的"因"字，均承载着因果关系的厚重内涵。然而，"因"在文言文中具有双重意蕴，既可表示原因，如"因复下之"，又可表示结果，如前文"因致冒"。此正为阅读《伤寒论》时的一大难点，需仔细揣摩"因"的具体含义。综上所述,《伤寒论》中表述因果关系的条文俯拾皆是,确实彰显了因果全息统一论的哲学光辉。

(四)《伤寒论》体现了宇宙整体统一论的思想

部分与整体的关系问题,这是一个既古老又常新的哲学课题,从古至今的诸多哲学流派和科学体系都曾对此进行过深入的探讨。自亚里士多德提出"整体大于各个部分的总和"这一命题以来,直至当代的系统论、全息生物学和宇宙全息论,无不将此命题视为一个核心议题。圆满地解决部分与整体的关系问题,是解开其他许多哲学谜团的首要前提。1800多年前,医圣张仲景在《伤寒论》中构建了三阴三阳六个时空坐标系统,站在宇宙整体的宏观视角,深入剖析了人体生命在生理与病理层面变化时,部分与整体之间的内在联系,淋漓尽致地展现了宇宙整体统一论的深邃思想。

宇宙全息论在整体观念上掀起了一场革命,提出了全新的宇宙整体观。它指出,一切系统乃至宇宙本身都是一个不可分割的整体。从潜在信息与显现信息之总和的维度来看,在宇宙整体中,实质上无法截然区分哪个是部分,哪个是整体;换言之,部分即整体之缩影,整体即部分之扩展。也可以说,任何一个系统既扮演着部分的角色,又承载着整体的功能。《伤寒论》"辨太阳病脉证并治上、中、下"三篇,共177条文,就生动地诠释了这一哲学思想,即一个系统既是部分又是整体。

从部分与整体的全息关系中,我们可以窥见部分与整体的相对性特征。部分只是相对的部分,因为它蕴含着整体的信息;整体只是相对的整体,因为它是由部分构成的显化形态。因此,这种部分与整体的相对性含义,已经超越了传统观念中"相对整体是部分,相对于更小的部分又是整体"的层次,而上升到了一个新的高度。"新的相对性"根源于隐性信息基元与显性信息模态信息的相互对应和相互转化。

从这种相对性中,我们可以深刻体会到《伤寒论》中部分与整体的紧密联系性和不可分离性。部分中没有的信息,整体中也不会凭空出现;部分是整体信息的载体和表现形式。一旦脱离整体,部分的内在信息便无法得以充分彰显；唯有置身于整体之中，部分才能够展现自身价值、实现自身发展。部分中包含了整体的信息和特征，整体中融合了部分的元素和属性；相互包含造成了相互依赖和相互促进。部分与整体又是相互转化的，部分可以将内在信息发展出来，从而成为另一个具有独特功能的整体；整体也可以将自身的信息浓缩进一个极小的部分，实现信息的精炼和传承。《伤寒论》中的六经病相转化、合病、并病等现象就充分说明了这一问题。

综上，部分与整体之间的联系是内在的、本质的。这种联系的内在性就在于部分与整体之间的信息对应和相互作用。部分包含着整体的信息和特征，整体则是部分之间的协同全息效应的体现。两者是通过内在信息相互作用、相互联系的，而不仅是外部形态上的依存和拼凑。

在一个整体中，各个部分之间相互作用、相互激发，从而激活了各自内在的信息和潜能，使之显现出来并发挥作用。于是，各部分之间就形成了一种信息共振和协同作用的状态。正是这种协同共振使各个部分得以充分发展、相互协调，使潜在信息得以充分显现和利用。可以说，《伤寒论》中的协同共振全息效应的总和就构成了整体的功能和特性，它能够使各个部分得以充分发展、相互协同，使协同共振全息效应达到最佳状态。这样的整体就是功能最佳、最有生命力的整体，它能够充分发挥各部分的优势和潜力，实现整体的最优化和最大化。因此，整体的功能之所以大于部分叠加的总和，就在于整体为部分提供了协同作用的平台和机遇，最大限度地发挥和提升了部分的功能。

我们所说的部分和整体并不仅是空间上的概念，而且还是时间上的维度。任一确定空间的部分和整体，都是时间轴上的片段和延续。同样地，《伤寒论》以太阳病、阳明病、少阳病、太阴病、少阴病、厥阴病确定了空间上的部分和整体关系；同时还在时间轴上形成了六经病欲解时的部分和整体序列，从而构成了一个完整而有序的整体系统。从空间维度来看，《伤寒论》中的每一部分都与其他部分，以及整体之间存在着全息关联和相互作用；切换到时间维度上，《伤寒论》中的每一部分都与先前、后续的部分乃至整体保持着全息相关的紧密联系和演进规律。这表明任一全息元或整体都是历史长期发展的结果和积淀，是现实性和历史性的统一和融合。这又进一步证明了宇宙深刻的历史统一性和整体性特征。既然宇宙无论在空间上还是在时间上，一切部分和整体之间都具有信息的等价性和全息性，那么古老的《伤寒论》就反映了宇宙全息统一论的哲学思想和智慧结晶。

三、宇宙全息统一论揭秘《伤寒论》易象数之奥秘

在当今这个知识如潮水般涌动的时代，古老的《伤寒论》所蕴含的易象数之奥秘依旧令人捉摸不透。或许有人会想，周易与《伤寒论》似乎风马牛不相及，前者探究的是象数与易理，而后者则着眼于疾病与康健。然而，实质上，它们所探讨的乃是同一个核心话题——生命，既是宇宙之生命，更是人之生命。人体生命科学无疑是一门深邃的学问，其复杂性在当今科学领域中堪称翘楚。数千年来，《伤寒论》犹如宇宙般浩瀚无垠，蕴藏着深邃的易象数之奥秘。

无论是《周易》中的阴阳、卦爻、太极、太玄，还是《尚书》中的五行，甲骨卜辞上的天干、地支，以及先秦文献所记载的河图洛书、十数九数的方位排列，这些都是中华民族独创的符号模型——象数符号模型。它们不仅内化为中华民族传统的心理架构，而且外化为宇宙、自然、生命的理论框架。《伤寒论》所创立的日五运六气三阴三阳六个时空坐标体系（六经辨证），数千年来被中医界奉为经典。

令人惊叹的是，《周易》中神秘难测的八卦、太极、太玄、河图、洛书等，竟然蕴含着人体生命科学的玄机。因此，运用宇宙全息统一论来揭开《伤寒论》中的易数之谜，显得尤为迫切。易象数体系中蕴藏着诸多深刻的哲理，这些哲理的揭示，对于探寻古老的《伤寒论》和展望人体生命科学的前景，将具有深远影响。

众所周知，易、象、数之理主要蕴含于《周易》之中。从本体论的角度审视，《周易》是依据古朴的宇宙全息统一思想来构建其易卦理论的。《系辞传》有言："大衍之数五十，其用四十有九。分而为二以象两，挂一

以象三，揲之以四以象四时，归奇于扐以象闰，五岁再闰。故再扐而后挂。"程颐在阐释《周易》时说道："易有太极，是生两仪，太极者道也。两仪者阴阳也，阴阳一道也，太极无极也。万物之生，负阴而抱阳，莫不有太极，莫不有两仪。细观多感，变化无穷。"这些深邃的见解，包括河图、洛书，乃至整个《周易》，使我们认识到先民们通过"仰观天象，俯察地理"，并经过深思与直觉，领悟了宇宙运行的法则：无极生太极，太极生两仪，两仪生三才，三才生四象，四象生五行，五行生六合，六合生七星，七星生八卦，八卦生六十四卦，易卦生万事万物。因此，在古人看来，易卦囊括了宇宙日月风云的奥妙，万物中蕴藏着天地阴阳变化的机制，整个宇宙就是一个易卦的统一体。所以，易象数理论是宇宙全息统一论的重要理论渊源，二者可以相互阐释，使万事万物都以某种形式包含着易卦的全息体系。用宇宙全息统一论的语言来表述，宇宙是一个全息统一体，每一事物都蕴含着宇宙本体的信息，因为宇宙全息统一场——"无"和"一"囊括了宇宙万物的一切信息。

在古人的心目中，"象"是"易"的呈现形式，即"易"与"象"全息统一。易象难以诠释，河洛更是神秘难测，常使人感到玄之又玄，困惑莫解。然而，在古人看来，河图、洛书既是一种数学体系，也是一种结构模式。因为"数"源于"易"，且"象"与"数"同根同源，即二者皆源于"道"，所以，"象"与"数"全息相关，"易""象""数"全息统一。因此，从信息的角度来看，易、象、数三者相互蕴含，全息对应，由象可观数，由数可观象，宇宙即"易"，即"象"，亦是"数"。如此，通过河、洛来推知宇宙万物，便不再是虚妄之谈了。由此可见，易象数理论所描绘的是一幅神奇的宇宙全息模式图。曾经，人们因未从宇宙全息统一的视角去审视这一景象，从而深感困惑莫解。但如今重新审视，这一切便豁然开朗了。

从宇宙全息统一论的观点来探究《伤寒论》，我们可以发现，医圣张仲景已在高层次上用易象数直觉把握了人体（生物）与宇宙自然界的发展轨迹。用宇宙全息统一论来分析古老的《伤寒论》，我们不难看出，天干地支、阴阳、五行、八卦、三阴三阳等代表了宇宙实际存在的更基本的元素，在人体与生物生理病理变化过程中发挥着举足轻重的作用。

由此可见，古朴的宇宙全息性思想是古人创立易卦象数学说的基石。在这个基石之上，古人创立了古朴的全息统一方法论，并据此揭示了一套阴阳全息分析法，即古朴的信息分析法，从而找到了构建易象数卦体系的得力工具。于是，汉代医圣张仲景运用这一工具，巧妙地创立了以易象卦数为体系的日五运六气三阴三阳六个时空坐标为系统的三阴三阳学说，惯称六经。以阴爻和阳爻为核心，如《伤寒论》第7条所述："病有发热恶寒者，发于阳也；无热恶寒者，发于阴也。发于阳，七日愈，发于阴，六日愈。以阳数七、阴数六故也。"在此基础上，张仲景还运用三阴三阳全息分析方法，对人体生命生理病理万象进行归类，从而抽象出八卦与四时八节二十四气七十二候决病之法。进而，《伤寒论》运用全息演绎法创立了六十四卦，乃至整个易卦象数理论大厦。

《伤寒论》中的日五运六气三阴三阳学说，包括太阳寒水、阳明燥金、少阳相火、太阴湿土、少阴君火、厥阴风木，这些在现代人看来毫无关联的事物，古人却将它们联系为一个有机的整体。其实，张仲景是在日五运六气的基础上，进行易卦象数的推演，通过深思熟虑，并凭直觉来进行信息归类的。张仲景虽然不知今日"信息"之含义，但他以阴阳为核心，从信息的角度对万象进行三阴三阳的分类，并分属八卦、六十四卦。现代科学研究证实，人体基因的64个遗传密码与六十四卦存在对应关系。不难发现，从宇宙全息统一论的观点来看，凡在信息上属于同类的，就理应归为一类，这是顺理成章、无可置疑的。那些看似截然不同的事物，可以在信息的高度上实现统一。

综观《伤寒论》，医圣张仲景以"天人合一"和"时空合一"式的三阴三阳学说为核心立论，却并未详尽阐述易象数信息在其中的深层含义，这仿佛是他特意为后人留下的一个耐人寻味的谜题，也常常是导致误解的根源。然而，一旦我们洞悉其奥妙，并从宇宙全息统一论的视角去审视，便会对医圣张仲景的智慧与远见更加钦佩。以下，仅举几例以进行阐释。

第一，《伤寒论》中隐含的是日五运六气三阴三阳学说的顶层研究设计构思。在这一构思中，张仲景巧妙地将易象数的天干地支、阴阳五行、八卦等元素紧密融合，并依据天人相应的全息原理，运用《周易》象数理论，揭示了宇宙生化运动与人体生命生理病理之间的全息周期规律。通过临床循证模拟的信息演示功能，他对大量临床病案进行了归纳、分析，最终总结出了 398 条条文、113 首方剂，其中大部分条文都附有方证，每一条都堪称一个典型的特殊病案。医圣张仲景在《伤寒论》中仅公开展示了自己的研究成果，而将创立日五运六气三阴三阳学说的顶层研究设计构思隐匿其中。

第二，《伤寒论·伤寒例第三》中的四时八节二十四气七十二候决病法，将六十四卦与日、地、月的运行关系，以及节气紧密相连，将象数与自然过程相互对应。这种将易卦与气候变化相结合来进行疾病预测的学问，被称为卦气说。卦气说主要以坎、震、离、兑四卦来代表一年的春（春分）、夏（夏至）、秋（秋分）、冬（冬至）四季。其中又内辟十二卦，称为消息卦，用以明示乾盈为息、坤虚为消的道理。十二卦每卦六爻，共七十二爻，与二十四节气中每节气三候，共七十二候相对应。每候以动物、植物、自然现象等特征来命名，属于物候学的范畴。七十二候详细记录了古人对各种自然现象随节气变化的规律的认识，它们与卦体相结合，形成了一个展现大自然一年中运行节律的完整体系，对人体生命生理病理的影响颇为显著。

第三，《伤寒论》在太极、太玄序列的基础上，更进一步以八卦、河图、洛书为框架，以五行理论为依据，以时空规则为法则，运用天人相应的整体思维与自然万物的全息原理，为人们提供了一种以生物节律来把握人体生命生理病理节律变化的易象数原理的宇宙观和方法论。

《伤寒论》依据河图、洛书的宇宙空间结构和象数原理，创造性地提出了第 7 条条文："病有发热恶寒者，发于阳也；无热恶寒者，发于阴也。发于阳，七日愈；发于阴，六日愈。以阳数七、阴数六故也。"该条文作为《伤寒论》三阴三阳学说的总纲领，具有纲举目张的作用，一直指导着中医的临床实践。至于"七日愈""六日愈"的说法，七是质数中最大的一个，也是周期节律中的一个重要数字，"七日愈"指的是人体生命自愈力形成的一个自然周期，"六日愈"则体现了重卦逢六必变的自然规律。《伤寒论》第357条云："伤寒六七日。"这充分说明，在疾病"六日愈，七日愈"这一关键的转愈时间节点上，若误用下法，则会引起难治之症，此时可选用麻黄升麻汤进行治疗。

四、《伤寒论》中少阳病与小柴胡汤证：全息信息视角下的病理机制与治疗统一

我们再从信息的深层次维度出发，细致探索《伤寒论》中小柴胡汤证与少阳病之间，在病理机制上所蕴含的同类信息是如何在高度抽象的信息层面上达到统一与融合的。

《伤寒论》第96条云："伤寒五六日，中风，往来寒热，胸胁苦满，嘿嘿不欲饮食，心烦喜呕，或胸中烦而不呕，或渴，或腹中痛，或胁下痞硬，或心下悸、小便不利，或不渴、身有微热，或咳者，小柴胡汤主之。"张仲景根据"少阳之为病，口苦，咽干，目眩也"的少阳相火病理特性，将疾病信息同类归纳，提炼出四大主症与七个或然症，统称为柴胡证。这四大主症与七个或然症，均蕴含着少阳病口苦、咽干、目眩的全息信息。因此，张仲景在《伤寒论》第101条中明确指出："伤寒中风，有柴胡证，但见一证便是，不必悉具。"这意味着，对于少阳病，只要以口苦、咽干、目眩为信息基准，四大主症与七个或然症中任何一症出现，与口苦、咽干、目眩相结合构成的证候，皆可用小柴胡汤进行治疗。

此外，小柴胡汤的临床应用范围非常广泛，并不仅限于少阳病证。它同样适用于妇人热入血室，如第144条所述："妇人中风，七八日续得寒热，发作有时，经水适断者，此为热入血室，其血必结，故使如疟，发作有时，小柴胡汤主之。"又如厥阴病篇第379条所言："呕而发热者，小柴胡汤主之。"这些实例均表明，凡病证信息中与少阳病证同类者，皆可归为柴胡证，以小柴胡汤治之，便能充分发挥其全息效应。

　　总而言之，我们从宇宙全息统一论的角度来揭示《伤寒论》的易象数之谜，充分证明了《伤寒论》是以易象数为基本原理，为我们展现了一个宇宙全息同构自律的自然模式。它不仅为我们整体把握宇宙能量自然变化的规律提供了天人相应的全息对应论，还为我们提供了具有普遍意义的象数模型与有机联系的多维信息框架。这使得古老的《伤寒论》在新的时代背景下焕发出了更为璀璨的生命力。

第十章
宇宙全息统一论：古今医学融合的
桥梁与纽带

　　时代在奔腾，医学在发展，这是毋庸置疑的事实。然而，我们面临着两种截然不同的医学体系：一是以历史悠久的《伤寒论》为典范的中医学；二是以分子细胞生物学为基石的现代西医学。如何促进这两种医学体系的融合发展？这是一个值得我们重新审视、深度思索并积极探索的课题，也是当前医学理论亟待攻克的难关。

　　古今医学研究的共同焦点是人与生物。人，既是一个独立的生物个体，又是社会大家庭中的一员。随着医学的日新月异，我们愈发深刻地认识到，人的精神状态、社会环境、生活方式等因素对人的健康与疾病产生着深远的影响。实际上，医学应是一门横跨自然科学与社会科学的交叉学科。然而，过去的医学往往仅局限于人的生物个体层面，这显然是不够全面的。因为人是宇宙的微缩版，自然界的物质、人类的社会环境，以及人的精神因素之间存在着全息共振的紧密联系。因此，当代医学理论的创新必须高度重视除生物因素外的社会环境、精神心理等诸多因素。

　　医学，作为最古老的科学之一，而《伤寒论》则是其中的璀璨明珠，历经1800多年的风雨洗礼，依然熠熠生辉。古往今来，历代医家都将其奉为医学的圣经。张仲景所创立的日五运六气三阴三阳六个时空坐标系统和辨证论治的方法，犹如一座璀璨的灯塔，矗立在世界东方，为中医界乃至全球医学的发展指明了前行的道路。

　　相较之下，现代西医学传入我国仅有几百年的历史，但其发展势头之迅猛，已在一定程度上成为医学事业发展的重要组成部分。它以客观性、科学性和现代科技为支柱，对人体生命进行了深入探讨和研究，为人类健康事业作出了卓越的贡献。例如，现代分子细胞生物学的蓬勃发展，以及高精尖医学电子仪器、设备和先进的医学诊疗手段的不断涌现等。中医学则在几千年的历史长河中彰显了其独特的魅力，尤其对于一些至今仍令西医学束手无策的疑难病症，中医学竟能以独到的诊疗手段取得令人惊叹的奇效。中西医各有千秋，两者应在探索人体生命规律的道路上寻求融合。然而，由于它们的发展轨迹截然不同，真正实现中西医的结合并非易事。但只要我们秉持开放包容的态度，以宇宙全息统一论为基石，立足中医的整体动态观，向分子水平深入拓展，特别是在基础理论学科（包括分子细胞生物学等）的基础上充分融合，有序地逐步推进统一，那么在分子水平上综合成整体的新医学将是我们矢志不渝的追求方向。

综上所述，在宇宙整体动态观的引领下，以宇宙全息统一论为桥梁进行综合分子水平的研究，从生理、病理和精神等多个维度全面深入地探讨医学问题，在自然科学的基础理论领域探寻中西医理论的融合之道，是当前构建新理论医学所必须面对的重要课题。这是一项艰巨而复杂的任务，但只要我们矢志不渝地努力探索，建立新理论医学这门学科是完全有希望的。它将极大地推动古今医学的蓬勃发展，为人类的健康事业作出更大的贡献。

第一节　以核酸RNA、DNA为切入点探索《伤寒论》与分子细胞生物学融合构建新理论医学的可能性

自古以来，人类对人体及生物的观测与研究便给予了高度关注。《伤寒论》将人与生物置于天地之间进行审视，一方面借此探寻生命本身的奥秘，另一方面则用以揭示自然界的规律。这一方法不仅推动了生命科学的发展，而且使我国古代在生命科学领域达到了相当高的成就。

遗传密码的发现是分子遗传学领域的里程碑，它引领了分子遗传学及遗传工程的蓬勃发展。遗传的物质基础是核酸，核酸主要分为两大类：核糖核酸 RNA 和脱氧核糖核酸 DNA。值得注意的是，早在古代，我国的先贤们就已经察觉到我们身体中存在着核糖核酸 RNA 和脱氧核糖核酸 DNA 的踪迹。《周易》中的阴阳、八卦、六十四卦，以及四象医学，都蕴含着对 RNA、DNA 的朴素认识。《伤寒论》亦深受《周易》阴阳八卦、六十四卦及四象等医学观点的影响。

西医学中的分子细胞生物学对基因 RNA、DNA 的认识可以追溯至 19 世纪。1869 年，F.Miescher 首次从白细胞中分离出了一种称为"核素"的化学物质，即我们现在所知的 DNA。随后，在 1929 年，P.A.Levee 分析出核素中含有四种碱基和磷酸成分，并将其命名为"核酸"。1938 年，R.Sinsheimer 等进一步分析出 DNA 是一种多聚核苷酸的高分子。早在 1928 年，F.Griffith 就通过著名的细菌毒力转化实验，开始为"DNA 是遗传物质"提供实验证据。直到 1944 年，D.Avery、C.MacLeod 和 M.McCarty 三位科学家用纯化学方法重复了细菌毒力转化实验，证实了只有 DNA 酶能够抑制这种转化作用，而蛋白酶或 RNA 酶都无法阻止转化现象的发生。这一发现逐渐让人们开始接受 DNA 确实是遗传物质。1952 年，A.D.Hershey 和 M.Chase 通过噬菌体侵染实验再次有力地证明了 DNA 是遗传物质。1953 年，J.Watson 和 F.Crick 提出的 DNA 双螺旋模型得到了 R.E.Franklin 及其同事 M.Wilkins 获得的 DNA 样品 X 线衍射图的实验支持，终于揭开了遗传物质的神秘面纱。

1966 年，M.Nirenberg 发现，在蛋白质合成过程中，信使核糖核酸 mRNA 的碱基序列决定了氨基酸的排列顺序。mRNA 每三个相邻的核苷酸组成一组，编码一种氨基酸，这样的三个核苷酸的排列顺序被称为三联体密码。这是一个科学上的重要发现，对于揭示遗传机制具有重要意义。因此，他们荣获了 1968 年的诺贝尔生理学或医学奖。

从四个碱基中任取三个进行三联体排列，共有 64 种排列方式，对应着 20 种氨基酸。这就是所谓的 64 种遗传密码，也有人称其为密码子。

通过以上探讨，我们可以发现古今医学在研究人体与生物生命科学时，都以核酸 RNA、DNA 为共同目标来探寻人体与生物生命的奥秘。因此，我们提出以核酸 RNA、DNA 为切入点，探讨《伤寒论》与分子细胞生物学统一构建新理论医学的可能性，这是极具必要性的。

《伤寒论·伤寒例第三》以四时八节二十四气七十二候决病法作为总论，不仅体现了医圣张仲景以《周易》和《黄帝内经》的理论来解释一年的节气变化，而且与四时八节二十四气七十二候决病法相契合。他以坎、离、震、兑为四正卦，即四象，主春、夏、秋、冬四时。其卦爻共二十四，主二十四节气；余六十卦主三百六十五又四分之一日，每卦主六日七分。其中，自复至乾，自姤至坤为十二辟卦（也称十二消息卦），主十二辰。其爻共七十二，主七十二候。张仲景用易卦卦象模拟四时更迭、星移斗转的节律性，周而复始，生生不息。后来，《易纬·乾凿度》由郑玄作注，以易卦阴阳六爻与子、丑、寅、卯等十二时辰，乃至黄道十二次、二十八宿、十二律等相配合，以揭示一日十二时辰的节律规律。例如，乾坤两卦的十二爻阴阳交错排列，结合十二地支，以子午为经，卯酉为纬，代表四方。又以二十八宿分四象至四方，并以北斗之柄所指为标，观察测量日、月、五星运行的轨迹和时间节律。重温医圣这些生物气象学的重要论述，使我们再次领略到《伤寒论》四时八节二十四气七十二候决病法所蕴含的《周易》四象医学的深邃内涵。

那么，何谓"四象医学"呢？简而言之，它源自无极生太极，太极生两仪，两仪生三才，三才生四象，四象生五行，五行生六合，六合生七星，七星生八卦，八卦生六十四卦，易卦生万事万物的哲学思想。在此基础上，以"四象"为中心，形成太阳与太阴相对应，少阳与少阴相对应的关系。"四象"是一个非常重要的认识层次，在中医三阴三阳学说中具有特殊的地位和作用。"四象"中蕴含着三阴三阳学说形成的雏形；在《黄帝内经》时期，"两阳合明"为阳明，"两阴交尽"为厥阴，从而使三阴三阳学说得到了完善；进入东汉时期，张仲景所著《伤寒论》更加升华和发展了三阴三阳学说。《伤寒论》中的四时八节二十四气七十二候决病法，因引入四象，因此有了循环和春夏秋冬四季时间的概念，有了东南西北方位的空间概念。

在四象中，我们得以非常简明清晰地洞察宇宙中万物相生、相克、相合的关系。由于"四象"与核酸 RNA、DNA 存在着对应关系，因此，它们可以作为最佳的切入点。所以，以"四象"为核心，以宇宙全息统一论为纽带，以三阴三阳学说构建的中医学理论体系，我们称之为"四象医学"。《伤寒论》是四象医学的忠实实践者。

1973 年，德国一位学者出版了一本小册子《生命的秘密钥匙：宇宙公式、易经和遗传密码》，他首次提出《周易》中的六十四卦和生物学中的 64 个遗传密码之间存在着惊人的对应关系。正如这本小册子的题目所言，我们可以将《周易》作为手中的钥匙，去开启 DNA 的生命之门。

目前，人们普遍认为，生物体遗传特性的决定因素——基因，其基本构成单位是 RNA 和 DNA。核酸是由众多单核苷酸相互连接而形成的多核苷酸链。单核苷酸则由碱基、戊糖和磷酸这三部分所组成。RNA 中包含着腺嘌呤（A）、鸟嘌呤（G）、胞嘧啶（C）和尿嘧啶（U），而 DNA 则包含 A、G、C，但不含 U，而是含有胸腺嘧啶（T）。碱 un 基与核糖或脱氧核糖各一分子相结合形成核苷，核苷再与磷酸结合构成单核苷酸。

DNA 由两条多核苷酸链所构成，呈现出双螺旋的结构。核酸中的糖基和磷酸基位于外侧，而碱基则排列在内侧。这两条多核苷酸链通过碱基之间的氢键相互连接。碱基配对遵循着特定的规律，即 A 与 T 相配对，C 与 G 相配对。

在细胞分裂的过程中，DNA 的含量会倍增。在 DNA 复制时，双螺旋链会先从一端在氢键配对处断开。随后，每条链在断裂处会吸引细胞中游离的相配对的碱基。如此这般，逐渐形成两个完整的 DNA 分子。

从四个碱基中任意选取三个进行三联体排列，共有 64 种排列组合方式，这些方式对应着 20 种氨基酸。这便是人们所说的 64 种遗传密码，也有人将其称为密码子。

64 个密码子与六十四卦之间确实存在着诸多相似之处，然而如何依据一定的标准来进行具体的对应，这是一个亟待解决的重要问题。近几十年来，国内众多学者发表了大量文章进行评述和探讨，其中一些在理论上颇有创新，对分子生物学的研究也颇有益处。

一、四碱基与两仪、四象的对应

在 RNA 的生物遗传密码中，存在着四种基本碱基：U、C、G、A，它们任意组合成三个一组，构成遗传密码；在《周易》的六十四卦体系中，则以阴阳、四象、八卦为基本元素，组合而成别卦。因此，若要探索合理的64 个密码子与六十四卦的配对方案，首要任务便是研究四碱基与两仪、四象的配对关系。四碱基与四象的配对，共计可产生 24 种不同的组合方案。

潘雨廷于 1986 年和 1991 年，根据 U、T、C、G、A 的结构和基本性质，确定了四碱基的阴阳属性。他指出，两条多核苷酸链通过碱基的氢键相连，C 与 G 配对时形成三个氢键，A 与 U 配对时则形成两个氢键。由于碱基配对组合中蕴含着遗传信息，因此氢键的数量成为一个重要的标志。依据《周易》的原理，奇数 3 代表阳，偶数 2 代表阴。同时，嘧啶有三种：C、U、T，而嘌呤仅有两种，由此可推断嘧啶属阳，嘌呤属阴。综合这两种阴阳属性，潘雨廷确定了四碱基与四象的对应关系：C 为阳中之阳，即太阳；G 为阳中之阴，为少阴；T、U 同为阴中之阳，为少阳；A 为阴中之阴，为太阴。

二、64 密码子与六十四卦之对应

明确了碱基与四象的对应关系后，我们便可以着手构建密码子的六十四卦模型。每个别卦由六爻所组成，可由三个四象（每两个爻组成一个四象）构成，这与三碱基的成分相契合。每个碱基由两个爻组成，其氢键数或为 2，或为 3。因此，每个别卦的氢键数必定是 6、7、8、9 这四个数之一。这与《周易》中的 6、7、8、9 这四个不同的象数不谋而合。在 64 种密码中，氢键数为 9 和 6 的各有 8 个，氢键数为 8 和 7 的各有 24 个（潘雨廷，1986）。

三、密码子之八卦图

杨雨善在 1988 年对生物遗传密码表的主要特点进行了深入细致的研究，并提出了"通用"密码子的八卦图。他用阳爻来代表强型的碱基 C 和 G，用阴爻来代表弱型的碱基 U、T 和 A。爻的不同位置反映了核苷的位置。如此一来，64 个密码子被均匀地分为 8 组，非常自然地适应了八卦的排列。他按照先天八卦图的次序排列了 64 个密码子，这种排列方式相较于通用密码表更能揭示密码子之间的复杂关系及其本质。这一研究将密码表的研究推向了一个新的高度。

四、月亮运动与四象的关联

朱灿生在 1985 年和 1986 年，基于月亮运动的实际观测资料，发现了月亮近月点的四个特征点的周期规律。经过 4133.32 天后，近地点会重复回到起始位置。他将这一规律转化为六十四卦，认为它是六十四卦的天文背景，即月亮相对运动的六十四卦点是量子化规律的体现。

朱灿生还深入研究了月亮径向运动的四种特征点，并将它们与太极八卦中的四象进行了比较分析。他认为四象是相互联系的有机整体，反映了在内、外力相互作用下一个大系统状态变化的客观情况。这是日、月、地三天体相互作用下月亮运动的图像，也是六十四卦的一个天文背景。他认为这一发现对场论、量子力学和其他物理学学科都具有深远意义。

五、四象与相生、相克、相合的关系

谢文纬在 2006 年从复杂的三易中顿悟出，仅用六个字"相生、相克、相合"便可以概括三易的各自特点。即先天连山易主要包含相克的内容；中天归藏易主要包含相合的内容；后天《周易》则主要包含相生的内容。四象的相生、相克、相合关系可以用示意图来直观地表示（图 10-1）。

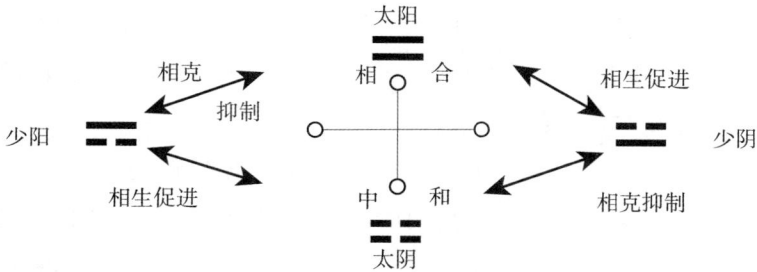

图 10-1　四象相生、相克、相合示意图

四象，作为阴阳两对体的循环往复，淋漓尽致地展现了宇宙间最为基本的三种相互作用：相生、相克与相合。

两部旷世"天书"，一部是由约 30 亿个遗传密码精心编织而成的生命之书——人类 DNA，它凝聚了西方现代科技的智慧精华；另一部则是东方古国流传千年的"无字天书"——《周易》，它汇聚了东方先贤的智慧结晶。

这两部"天书"均源自浩瀚无垠的宇宙。一部"天书"深藏于我们每个人的细胞之中，仅由 4 种碱基的代号字母巧妙排列组合而成。另一部"天书"则源自东方古代的神秘符号体系，仅由阴爻与阳爻两种基本符号巧妙排列组合而成的六十四卦符，它简约而不简单，却让人深感其神秘莫测。因为在这些看似简单至极的符号之中，蕴含着宇宙间最为基本的运行规律。

这两部"天书"的契合之处便在于四象。人类的 DNA 蕴藏着生命的全部奥秘，由约 30 亿个碱基精密组合而成，而这 30 亿个碱基，无一不是由鸟嘌呤（guanine，G）、腺嘌呤（adenine，A）、胞嘧啶（cytosine，C）、胸腺嘧啶（thymine，T）这 4 种碱基排列组合而成。

细胞中的 DNA 呈现出双链结构，两链之间相互缠绕，形成美妙的双螺旋形态。双链之间通过碱基之间的氢键紧密维系着双螺旋结构的稳定。DNA双螺旋结构中的 4 种碱基之间，遵循着绝对不变的配对原则，即 A 与 T 紧密配对，C 与 G 完美结合。因此，双螺旋中的两条 DNA 链是互为补充、相互依存的互补序列。

从《周易》的哲学视角来看，嘧啶和嘌呤，一个单环轻盈，一个双环稳重，一阴一阳，相得益彰。只有阴阳的完美结合，才能产生稳定而和谐的结构。从西方生物学的科学角度来看，其结构也必须是胸腺嘧啶（T）与腺嘌呤（A）精准相接，即 T 对 A，或 A 对 T；胞嘧啶（C）与鸟嘌呤（G）紧密相连，即 C 对 G，或 G 对 C。

RNA 中的碱基鸟嘌呤（G）、腺嘌呤（A）、胞嘧啶与 DNA 如出一辙，所不同的仅是尿嘧啶（U）取代了 DNA 中的胸腺嘧啶（T）。RNA 中的片段长度有限，一般不超过几千个核苷酸，且细胞中的 RNA 多为单链结构。在生命的活动历程中，DNA 将遗传信息准确无误地转录给 RNA，然后 RNA 再将这些信息翻译成 20 种氨基酸，进而构成不同的多肽链，最终组成生命体所必需的成千上万种蛋白质。

组成 DNA 的四种碱基与《周易》中的"四象"存在着奇妙的对应关系。

从以上五个方面的深入探索，我们不难领略到《周易》中的"四象"在人体生命中的举足轻重的地位。将它与西方科学领域的 DNA 双螺旋结构进行细致对照，我们不难发现其中的内在联系。因为 DNA 的双螺旋结构宛如立体太极阴阳图两侧的环形延伸，生动展现宇宙造物之精妙。DNA 无疑是地球上迄今发现的最为复杂、最为精细的生命构件，因此，它必定是宇宙的杰作，必然携带着宇宙的整体信息。以核酸 RNA、DNA 为切入点，将古老的《伤寒论》与西医学的分子细胞生物学相融合，以宇宙全息统一论为纽带，为构建崭新的理论医学体系提供了无限可能。

第二节　从分子生物学角度探讨《伤寒论》内涵四象医学的真谛

《伤寒论》，这部植根于《周易》《黄帝内经》及其深邃时空观的临床医学巨著，历经 1800 余年的医疗实践洗礼，充分验证了古代四象医学的严谨科学与实用价值。

《伤寒论》所详尽阐述的五运六气、三阴三阳这六个时空坐标系统中的病证，实则构建了一种多维度、综合性的急慢性疾病生理病理框架。其理论基石为四维宇宙模型，即人体与生物生命在浩瀚时空中所呈现的六类动态证候系统。这一辨病论证施治体系，既强调对疾病空间位置的精准定位，又注重把握疾病传经、合病并病、转归愈合的时间进程，更提出了时间稳态下六经病欲解时的变化规律，以及"四象"间相互作用对病机的影响。这无疑是一种古朴而深邃的四维辨证体系，我们称之为古代四象医学。

　　在本章第一节中，我们从五个维度深入剖析了四象与西医学分子核酸RNA、DNA之间的内在联系，充分论证了古代四象医学中蕴含着西医学分子核酸RNA、DNA的核心要义，且两者间存在高度的契合性。随着现代生命科学的蓬勃发展，人们愈发倾向于从分子层面探寻细胞各种生命活动的分子机制，而分子核酸RNA、DNA正是这一研究领域的核心内容。这两者跨越时空的界限，不期而遇，却惊人地契合。因此，从分子细胞生物学视角探讨《伤寒论》四象医学对人体代谢时空调节的整体性，无疑具有深远的意义。

一、分子生物学视角下的《伤寒论》四维宇宙模型与四维生理病理模式在三阴三阳学说中的核心作用

　　《伤寒论》以日五运六气、三阴三阳学说为基石，构建了六个时空坐标系统，将自然界物质、气候、致病因素及人体生理病理的变化，皆与时空的运动变化紧密相连进行阐述。它揭示了这些因素间的规律性联系，从包罗万象的时空角度，描绘了生命现象与宇宙万物的和谐统一，形成了整体恒动的时空观念。同时，《伤寒论》指出，其所蕴含的四维宇宙模型和四维生理病理模式，是至今尚未被充分挖掘的宝藏，在三阴三阳学说中发挥着举足轻重的作用，值得我们深入探究。

　　时间、空间、物质和场，是构成客观物质世界主要属性的基本结构体系。诸如分子核酸RNA、DNA的物质结构与氨基酸、蛋白质的结构，皆隶属于特定的宇宙时空理论范畴。《伤寒论》所蕴含的四维宇宙模型和四维生

理病理学说，为古代四象医学奠定了坚实的理论基础，是亟待我们深入发掘和开发的重要领域。它与现代分子细胞生物学存在着紧密的联系，在四象医学领域中扮演着不可或缺的角色。

众所周知，日、月、地三体的运动构成了一个极为复杂的系统。地月系的两体运动已相当繁复，而它又围绕太阳进行公转，从而形成了一个更为复杂的三体运动系统。依据现代天文学和物理学的理论，观测者所在地的地面坐标系是一个处于加速度运动状态的非惯性坐标系，是时空一致的广义相对论时空坐标系。它随时都在宇宙空间中改变着取向，因此日、月、地在空间中的运动变化极为复杂多变。赵定理认为，古天文历法所定义的时空系统能够较为准确地描述这一时空坐标系。其特点主要包括：①坐标系本身处于运动状态。②坐标系做曲线运动，因此受到外力的作用，是一个非惯性坐标系。③它是一个开放的系统。因此，古天文时空非惯性系统的相对时空观念，相较于牛顿的绝对时空观和爱因斯坦的相对时空观而言，更为高明且贴近实际。

朱灿生先生更是将月亮的运动与四象、八卦、六十四卦等紧密地联系在一起，深入论证了四维宇宙模型的科学内涵（表 10-1）。

表 10-1　A、B、C、D 等特征点与四象、八卦的对应关系（朱灿生，1985）

四象	名称	太阴		少阳		太阳		少阴	
	符号	☷		☵		☰		☲	
月亮运动		B		D		A		C	
八卦	名称	坤	艮	坎	巽	兑	乾	震	离
	符号	☷	☶	☵	☴	☱	☰	☳	☲
月亮运动		B2	B1	D2	D1	A1	A2	C1	C2

朱灿生先生不仅对四维宇宙模型中的四象、八卦、六十四卦等内容进行了丰富与完善，更为这一模型提供了确凿的科学依据，从而牢固地确立了《伤寒论》所蕴含的四维宇宙模型的科学理念。

二、《伤寒论》内涵四维生理病理模式在四象医学中的深入应用

四象，作为阴阳交织、循环往复的典范，淋漓尽致地展现了宇宙间相生、相克与相合的三大基本法则。人类的 DNA，这一生命的奥秘之库，其构成的四种碱基竟与《周易》中的四象存在着奇妙的对应关系，这无疑是医学史上的一大奇迹。

自 1966 年起，科研工作者们通过无数次的实验探索，利用已知的 64 个三联体密码，逐一揭开了它们与氨基酸之间的神秘联系。1967 年，美国科学家尼伦伯格等人率先突破，成功破译了遗传密码，确立了核苷酸三联体作为生命信息的基本编码单元。此后，研究者们不断深入研究，逐步阐明了各种生物 DNA 序列与蛋白质氨基酸序列之间的内在联系。氨基酸，既是生命不可或缺的基本营养素，也是基因表达的重要媒介。组成人体蛋白质的氨基酸虽仅有 20 种，但这 20 种氨基酸却由 64 个遗传密码所精确调控，并与六十四卦存在着惊人的对应关系。

蛋白质，这一生命存在的基石，是细胞功能执行的最终分子载体。它催化着千变万化的化学反应，调节着代谢物质的浓度平衡，控制着生物膜的通透性，识别并结合着外来生物分子，维持着生命体的结构稳定性，引发着生命运动的节律，更参与着基因的精细调控。这些纷繁复杂的功能，实则都是由这 20 种氨基酸以不同的三维结构组合成蛋白质来完成的。因此，这 20 种氨基酸的空间构型，无疑在生命中扮演着举足轻重的角色。

蛋白质分子拥有着极为特定且复杂的空间结构。每一种蛋白质分子都独具其特色的氨基酸组成和排列顺序，这种特定的氨基酸排列顺序，正是决定其独特空间结构的密钥，这便是享誉学界的安芬森原理。然而，蛋白质分子唯有在其特定的三维空间结构下，方能展现出其独特的生物活性。一旦其三维空间结构发生细微的变化，就很可能导致其生物活性的丧失或改变。外界环境的微妙变化，足以破坏蛋白质的空间结构，导致其生物活性的丧失，从而引发生物体的一系列生理病理反应。张仲景，这位古代的医学巨匠，早已洞悉了这些生理病理变化的奥秘。他将四时八节、二十四

气、七十二候等自然节律作为《伤寒论》的总论，深入阐述了人体受外界环境变化所引起的四维生理病理性的改变过程，并在临床医学中对四象医学进行了精妙的实践和应用。

总而言之，四维宇宙模型和四维生理模式，作为《伤寒论》四象医学内涵的瑰宝，遗憾的是，它们至今仍未得到人们足够的关注和重视。本质上，它们为我们探索和研究《伤寒论》中的三阴三阳学说与分子细胞生物学之间关于核酸 RNA、DNA 的深层联系，构建崭新的理论医学体系，以四象医学为独特视角，开辟了一条充满希望的崭新途径。

第三节　从分子水平探讨《伤寒论》对人体代谢调节的整体观

《伤寒论》所阐述的五运六气、三阴三阳这六个时空坐标系统的疾病观念，实质上揭示了人体代谢过程中与宇宙全息反馈调节机制之间的多因子相互作用，共同织就了机体代谢调节的复杂控制网络。正是这种错综复杂的相互作用，使得人体的不同组织器官、五脏六腑、经络细胞等，在不同的代谢途径和时空状态下，动态耦联成一个以三阴三阳学说为核心的整体代谢网络系统。因此，深入探究《伤寒论》对人体代谢调节的机制，对于新理论医学的诞生和理论基础的构建具有深远意义。

一、三阴三阳学说与核酸代谢的紧密联系

在中医学的浩瀚理论中，阴阳学说如同一盏明灯，照亮着各个方面的探索之路。在人体正常生理状态下，阴阳之间不断上演着"阴消阳长，阳消阴长"的动态平衡之舞，以维系阴阳的相对和谐。一旦这种平衡被打破，疾病的阴影便会悄然降临。《伤寒论》第 7 条"发热恶寒者，发于阳；无热

恶寒者，发于阴"，以阴阳为总纲，精辟地概述了三阴三阳在不同时空状态下的病理代谢机制。如今，我们已明确认识到，阴阳理论与核酸代谢之间存在着千丝万缕的联系。核酸，作为遗传的物质基础，承载着生命的奥秘，遗传信息通过 DNA 的转录传递到 RNA，再进一步翻译成蛋白质（包括酶），从而实现生命的繁衍和功能的执行。人的正常生长、发育、衰老，以及疾病的发生和治疗过程，无不与核酸紧密相连。

二、《伤寒论》太阳病喘证的调节奥秘

《伤寒论》中关于太阳病喘证的条文，如第 18 条、第 43 条等，详尽地描绘了喘证的治疗方法和方剂。在西医的视野中，支气管哮喘被视为一种自主神经系统功能紊乱和免疫功能异常的变态反应性疾病。在正常的生理功能中，交感神经通过 cAMP（环磷酸腺苷）扩张呼吸道，而副交感神经则通过 cGMP（环磷酸鸟苷）使呼吸道收缩，两者相互制约，共同维持着呼吸道的平衡。cAMP 的增加能够有效扩张哮喘患者狭窄的支气管。

从分子水平的视角深入解读《伤寒论》太阳病治喘的四个方剂，我们发现碳酸酐酶这一关键的呼吸酶在调整哮喘患者失常的代谢中扮演着举足轻重的角色。因此，从核酸和 cAMP 两个关键环节入手，对探讨仲景治喘的方法无疑是一次富有成效的尝试。

我们首先从五运六气、三阴三阳这六个时空坐标系统中精准定位太阳病这一靶位，然后在这个靶位上寻找与喘证相似的全息信息靶点，进行辨证论治。在太阳病靶位上，喘证这一靶点与麻黄汤、小青龙汤等方剂的治疗紧密相关。这些方剂中均选用了麻黄，麻黄入肺经，是止咳平喘的良药。麻黄碱对支气管平滑肌具有持久的解痉作用，尤其在支气管处于痉挛状态时，其作用更为显著。中医在治疗哮喘时，还有"发时治肺，平时治肾"的说法。因此，在喘证这一靶点上，明显分布着肝、肺、肾三脏传递的宇宙全息病机信息，并融入了肝升、肺降的圆循环代谢过程。

肝脏作为重要的解毒器官和代谢库，其中碳酸酐酶的活性尤为活跃。

这种酶不仅是呼吸过程中的关键酶，还是肾小管上皮细胞中 H^+-Na^+ 交换的催化酶，对于维持机体的呼吸和酸碱平衡具有至关重要的意义。这进一步彰显了肝、肺、肾在喘证的病理机制上与《伤寒论》靶点上的肝、肺、肾循环代谢机制的高度一致性。

对于第 18 条、第 43 条桂枝加厚朴杏仁汤治喘机制的认识，具有深远的意义。我们可以从桂枝汤调理阴阳、参与 cAMP 和核酸 RNA、DNA 的调节功能入手，探讨其在整体代谢中激活酶活性所起的重要作用。

桂枝汤，被誉为《伤寒论》中的第一方，乃群方之祖。它由五味药精妙配伍而成，妙在辛甘化阳、酸甘化阴，是一首能够双向调节阴阳的方剂。《伤寒论》中多次论及桂枝汤，并在其基础上加减化裁出了多个方剂，桂枝加厚朴杏仁汤便是其中之一。桂枝加厚朴杏仁汤之所以能在喘证中发挥卓越的疗效，是因为阴阳被用作解释人体三阴三阳的结构、功能活动、病理变化和治疗法则的一种模式。近年来，学者们对阴阳学说进行了多方面的深入研究，表明阴阳的结构模式是有一定的分子结构作为基础的。因此，桂枝汤加厚朴杏仁治疗喘证具有坚实的科学依据。

具体而言，有学者从细胞膜分子结构的角度探讨阴阳学说，认为阴阳的模式与细胞内特殊颗粒及变体蛋白的运动息息相关，这为阴阳消长和三阴三阳学说中的阴阳转化找到了科学的依据。同时，国内外学者对环核苷酸与阴阳学说间的关系进行了广泛的探讨，揭示了中医阴阳学说具有坚实的物质基础。环核苷酸包括 cAMP 和 cGMP，它们是对生物细胞具有双向调节作用的拮抗物质。这也进一步说明了桂枝汤加厚朴、杏仁在治喘过程中起着至关重要的双向调节作用。

此外，在研究中医正气与调节物质代谢的化学微量元素关系时，人们发现化学微量元素对某些酶系统具有影响，并参与物质的代谢过程。在众多微量元素中，锌（Zn）是胸腺嘧啶核苷激酶、DNA 聚合酶、RNA 聚合酶的主要成分，与物质代谢中 80 多种酶的活性密切相关，在新陈代谢中具有举足轻重的地位。

人体免疫系统与中医的正气之间存在着密切的联系。淋巴细胞的有丝分裂依赖于化学元素锌的存在。一旦缺锌，淋巴样组织便会萎缩，导致细胞免疫和体液免疫异常，抗原应答减弱，T淋巴细胞免疫活性降低，胸腺激素减少。锌的缺乏可导致蛋白质合成不足，这说明锌与免疫系统对人的正气至关重要。张仲景在《伤寒论》中高度重视自愈力在人体内的重要性，他遵循"扶正固本，祛邪外出"的治疗原则，采用桂枝汤的阴阳双向多靶点的全息调节方法，取得了显著的疗效。在治疗喘证时，应用桂枝汤加厚朴杏仁汤可能对调节人体内锌元素起到一定的促进作用。因为锌是碳酸酐酶的活动中心，此酶在机体的呼吸和酸碱平衡中发挥着至关重要的作用。因此，我们提出从分子水平去探讨《伤寒论》太阳病喘证的调节原理是极为必要的，也是新理论医学所迫切需求的。

三、从分子生物学角度探析炙甘草汤与心肌细胞内核酸及环核苷酸代谢的关联

《伤寒论》第177条有云："伤寒，脉结代，心动悸，炙甘草汤主之。"此语虽简短，却蕴含深意。炙甘草汤，作为阴中求阳的经方之典范，其特色颇为显著：一是在众多滋阴药材中，特别凸显人参配桂枝以助心阳之功效；二是重用生地一斤、大枣三十枚，以滋养心阴；三是煎煮时加入清酒七升，诸药协同作用，使阴阳调和，气血充盈，从而使心动悸、脉结代诸症得以自愈。然而，若从分子生物学的视角来审视，炙甘草汤与心肌细胞内核酸及环核苷酸代谢之间，实则存在着千丝万缕的紧密联系。

1. 关于核酸代谢的研究

心肌的正常功能与核酸代谢密切相关。成年人的心肌细胞缺乏再生能力，一旦受损，便无法由其他心肌细胞所替代，这是因为成年人的心肌细胞已丧失了合成 DNA 的能力。因此，提高心肌细胞 DNA 的合成，即可增强心肌的收缩力，也就是提升了心主血脉的功能。中医学理论认为，"心之血脉"是心的主要功能之一。《素问·痿论》有云："心主身之血脉。"《素问·五脏生成》亦云："诸血者，皆属于心。"这些都充分说明了在推动血

液循环与运行方面，心与脉虽相互协作，但起主导作用的乃是心。《伤寒论》第 177 条所述"伤寒，脉结代，心动悸，炙甘草汤主之"，实则是在宇宙全息脉动的影响下，人体心肌细胞内核酸代谢失常而呈现出"脉结代，心动悸"的临床表现。此条明确指出，运用炙甘草汤调节心肌代谢功能，实为行之有效的举措。

现代研究通过同位素实验证实：生脉散中的人参、麦冬、五味子，能够有效地提高心肌细胞 DNA 的合成率。它们不仅能增加单位心肌组织中 DNA 的总量，还能提高单位重量 DNA 中同位素的掺入量。这说明在服用生脉散后，心肌能够合成更多新的 DNA 以替换原有的 DNA，并且增加了 DNA 的数量。因此，《伤寒论》中炙甘草汤治疗"脉结代，心动悸"的理论，实非虚言，而是有着坚实的科学依据。

2. 环核苷酸的调节机制

现代研究表明，心的代谢功能受到 cAMP 及 cGMP 的调节与控制。神经与激素在调节心脏功能方面发挥着至关重要的作用，而它们在分子水平上的调节方式则具有共性，即通过环核苷酸来实现。心肌的运动受到环核苷酸的调节，在心肌细胞中，肾上腺素等激素通过作用于细胞膜上的 β 受体，以提高细胞中 cAMP 的水平。在心肌细胞中，cAMP 可以加速心率、提高氧化率、增强兴奋性与传导性等，cGMP 的作用则与之相反，两者之间相互拮抗，保持相对平衡，以调节心肌的运动。炙甘草汤，以阴阳双向调节之机制，起到纠偏之作用，使 cAMP 与 cGMP 保持相对平衡，从而达到调节心肌运动、恢复正常的目的。这也充分说明了《伤寒论》中张仲景所创的炙甘草汤，实则蕴含着极为巧妙的西医学原理。

从分子水平上来认识《伤寒论》中炙甘草汤的代谢调节机制，我们可以发现核酸 RNA、DNA 和环核苷酸 cAMP、cGMP 对心脏的调节具有至关重要的影响。这也进一步说明了心脏的生理与病理状态与环核苷酸和核酸的调节机制有着密切的关联。因为环核苷酸系统对脂肪代谢紊乱、血小板聚集、心肌损害、心律失常、侧支循环开放等过程起着重要的调节作用；核酸代谢则与心肌恢复、心脏肥大、侧支循环形成等密切相关。因此，《伤寒论》中的炙甘草汤在治疗风湿性心脏病、病毒性心肌炎、甲状腺功能亢进等疾病所引起的心律不齐和传导阻滞或房早、室早，以及自主神经功能紊乱所引起的心悸气短和心动过速、脉结代等症时，皆可在全息统一论的指导下，依据同类信息而灵活加减使用。运用分子生物学的手段去探讨炙甘草的治疗机制，深入研究中医学有关"心"的本质，并阐明中医学有关"心"与炙甘草汤之间密切联系的物质基础，对今后构建新理论医学、推动中医药实现现代化具有深远而重要的意义。

第四节　以宇宙全息整体律来认识《伤寒论》与分子水平调整论的统一性

部分与整体的关系问题，是一个既古老又常新的命题。对于"整体大于部分之和""部分等于整体""部分影响整体"等观点，我们不得不承认，现代人在某些方面仍未超越古人的智慧。古人非常注重整体观念，这种观念中蕴含着"部分即整体"的深刻哲理，而古老的《伤寒论》正是这一思想精髓的体现。

宇宙全息论继承并发展了历史上的整体观，试图更为准确地阐述部分与整体的关系，揭示宇宙的整体性规律。宇宙全息整体律指出，在任一系统乃至整个宇宙中，整体规定着部分，部分是整体效应的集中展现。整体是显化的部分，部分是潜在的整体，前者是显化形态的整体表现，后者则蕴含着整体的信息，或可称为信息整体。《伤寒论》便是这一理论的生动实践。

以往西医更侧重于病因和局部病理作用的研究，即重视"外因"对人体的影响，这无疑是必要的。但在人体与疾病的斗争中，外因只是其中的一个方面，更重要的是发挥人体抗病的"内因"，而这恰恰是中医的独到之处。例如，《伤寒论》早已认识到人体内"自愈力"的重要性。在其 398 条条文中，探讨疾病自愈的条文约有 64 条，其中专门论述"自愈力"的条文就有 20 条之多。这足以说明张仲景在整体调整论的基础上，注重协助药物治疗，充分利用人体自愈系统的神奇力量，帮助身体实现自我修复，从而达到治愈疾病的目的。

一、从分子水平探讨中医治病的整体效应

如今，我们从分子水平深入探讨和研究中医治病的整体效应，这不仅有助于深化我们对中医的理解，也为构建统一的新理论医学提供了坚实的物质基础。

在中医学的理论与实践中，蕴含着一些独特的方面。例如，实验研究表明，针刺调整与核酸代谢密切相关。《伤寒论》中与针灸相关的条文约占条文总数的 6.5%，这表明张仲景对中医针灸在整体调整中的作用给予了高度重视。可见，针刺也是通过调整核酸及环核苷酸的相对平衡，进而调节全身代谢功能。

从分子水平上看，代谢调节可分为快速调节和慢速调节两种。快速调节主要通过环核苷酸实现，它们往往通过改变酶的空间结构，在短时间内改变代谢水平。慢速调节则通过核酸影响酶的合成，进而再调节代谢。这两种方式相互转化、相互协同，共同维持着人体的代谢平衡。例如，在正常情况下，DNA 被组蛋白包围，控制着信息的表达。cAMP 可通过激活组蛋白激酶等方式，分解某段组蛋白，使裸露出来的 DNA 信息转录成 mRNA，再翻译成蛋白质（包括酶），而酶（包括 cAMP 的合成酶和分解酶）又能调节环核苷酸水平。环核苷酸广泛参与物质、能量代谢过程。由于每个细胞都存在上述的相对平衡和调节作用，这与《伤寒论》中的日五运六气三阴三阳学说中认为人体每个细胞都装有 "6 个密码接收器" 以传递信息，参与物质、能量、精神、场的代谢功能不谋而合。这也使得中医学的 "同病异治""异病同治" 治疗原则更易于理解。

中药可以通过调节核酸和环核苷酸来发挥作用，而这两者存在于每个细胞中。中药既能起到一定疗效，同时却没有广泛的不良反应。那么，为

何大多数中药作用缓慢且不良反应小呢？这是因为中药的特点是起调节作用。许多中药具有纠正病理状态的作用，但对正常人体并无明显影响。如《伤寒论》中的五苓散，对健康人无利尿作用，但当水液代谢障碍引起局限性水肿时，给予五苓散可利尿并促进局部水肿的吸收。人参也是如此，它既可防止因使用促肾上腺皮质激素 ACTH 引起的肾上腺肥大，也可防止因使用肾上腺皮质激素引起的肾上腺萎缩。它可降低饮食性和肾上腺性高血糖，也可升高由胰岛素引起的低血糖。这是一种双向调节的形式，在《伤寒论》中这种双向多级的调节方式比比皆是，如桂枝汤等。它们的这些作用与环核苷酸对多种代谢的双向调节作用及核酸对蛋白合成的开关式控制，与三阴三阳学说中的开阖枢机制有着本质上的联系。

中药具有广泛调节人体内分泌的作用，从而实现对人体的整体调节。在分子水平上，激素对核酸、酶、细胞膜等方面的作用对我们认识中药的调节作用具有重要意义。激素广泛作用于脑、心脏、肝脏、性腺、肾脏、肾上腺、骨骼等各器官内的多种生化反应。在分子水平上，激素的作用主要表现在以下几个方面。

第一，对 DNA 的作用：激素可定性、定量地改变 DNA 的复制功能。

第二，对 HnRNA 的作用：激素可影响 HnRNA 的成熟性和稳定性。

第三，对 mRNA 的作用：激素可改变 mRNA 的生成和引导 mRNA 内信息的改变，激发 mRNA 的翻译过程，改变核糖核蛋白体合成蛋白质的数量和质量。

第四，对酶的作用：激素可直接调节酶的活性和改变酶的稳定性。

第五，对细胞膜的作用：激素可调节膜的通透性，改变膜的结构，影响膜上多种酶的生物活性。

由此可见，激素对全身代谢调节的重要性不言而喻。由于中药能调节激素的相对平衡，因而也就能影响人体全身的核酸、酶和膜的代谢与功能，从而起到整体的调节作用，其中也包括对人的情绪、行为反应的调节。例如，《伤寒论》中的附子汤、附子泻心汤就是通过调整激素的相对平衡而起作用的。因此，深入研究中药方剂治疗的分子机制是完全有必要的。如附子汤中的补阳药可提高肝脏核酸代谢水平，增加肝脏酶系数量，促使肝组织增强功能。由于肝脏是人体供能中心，因此肝脏功能的强化也提高了能量代谢水平，纠正了阳虚的病理状态。相反，附子泻心汤由大黄、黄连、黄芩、附子组成，能抑制细菌的核酸代谢和酶的合成。如黄连、黄芩抑制核酸代谢和细胞呼吸作用，大黄抑制乳酸脱氢酶活性，在附子双向调节的作用下发挥代谢的整体调节作用。

人体是一个整体，也是一个与宇宙相似的整体系统。除已了解到的神经、体液控制方式外，还有许多生物化学、生物物理的调节方式。如细胞与细胞间、生物大分子之间、大小分子之间、液晶间的信息传递，以及生物电磁作用等。一般而言，这类相互作用机制的调控层级低于神经体液调控系统，后者系在前者基础上进化形成。这些调节控制方式因对生物功能执行具有显著优势，故在进化历程中被自然选择保留并遗传，至今仍在人体生理活动中发挥重要作用。

在一定条件下，流动电子可沿着生物高分子传播，这有利于传递能量和各种物理、化学变化的信息。中医的经络系统具有"兴奋性""传导性""调节性"等整合功能，这与神经系统相似，但经络传递并没有像神经系统那样集中的控制中枢，其传递方式也不像神经系统那样迅速、准确，可能是一种与神经系统并存的、有着悠久历史的古老调节方式。

在分子水平上，我们可以看到，人体内各种途径的调节可归结为蛋白质活性状态的相对平衡的调节。在正常生理状态下，蛋白质活性处于相对平衡状态，在病理状态下则出现失调。当内外环境致病因子引起蛋白质活性状态亢进时，则出现阴虚状态。中医学认为，"阳极必阴""阴极必阳"，这说明阴阳可以相互转化。当人体内蛋白质活性长期处于亢进状态，消耗大量能量和物质时，会导致机体缺乏进一步产生蛋白质的物质和能量，从而使其活性衰退，表现出阳虚状态。中医学认为，功能为阳，物质为阴。阳虚时，蛋白质活性降低，它所生成的物质必然减少。所以，"阳极必阴"。在临床上，长期不愈的阴虚或阳虚患者，都会发展为阴阳两虚。由于人体本身存在反馈机制，因此部分蛋白质功能减退时，必然会诱发提高其代谢的途径，以求恢复机体相对平衡状态；反之亦然。

综上，在分子水平方面，我们可以得出如下结论：中医的阴阳、经络、脏腑理论指导下的调整作用，与西医的神经调节或体液调节作用一样，都可概括为对蛋白质活性状态的调节作用。

二、从分子水平探讨中医学理论中肝与心、肾的相互关系

中医学中的五脏六腑与西医所指的五脏六腑，在概念上存在显著差异。西医学的五脏六腑概念基于实体解剖和实验研究，是对人体器官直观的认识和总结。中医学对人体内脏"畔界"部位有着独特的解剖认识，并在此基础上，为深入探究人体的生理机制与病理变化，依据阴阳属性和事物可分性的原理，采用取类比象的方法，归纳总结为藏象学说。这一学说体现了中医学对人体脏腑更为宏观和抽象的理解，从整体联系的角度把握人体的生命活动规律。需要明确的是，中医的五脏学说在特定条件下虽包含了西医五脏的某些功能，但两者并非完全等同。

（一）肝与心在血液循环中的相互关系

中医学理论认为，心主血，肝藏血，且肝体阴而用阳，两者相互配合，共同维持体内的血液循环。因此，心血与肝血的盈亏是相互影响的。临床上，心悸、心慌、面色无华等心血不足的表现，常与头晕目眩（肝开窍于目）、爪甲不荣（肝其华在爪）、手足震颤（肝风内动）等肝血亏损的表现同时出现。这是因为肝血不足往往导致心血不足，心主血脉，肝主藏血，两者共同影响血液循环功能。

从分子水平来看，肝脏是合成多种血浆蛋白的主要器官，如白蛋白、凝血因子、α 和 β 球蛋白等，几乎都在肝脏中合成。因此，当肝脏患病时，这些血液成分的合成数量会减少。红细胞在骨髓中的生成是一个复杂的演化过程，从原血细胞生成原红细胞，依次生成早幼、中幼、晚幼红细胞，再经网织红细胞转变为成熟红细胞。幼红细胞的增殖主要取决于 DNA

的合成，而叶酸与维生素 B_{12} 是影响幼红细胞 DNA 合成的重要因素。叶酸参与 DNA 前体胸腺嘧啶核苷酸的合成，肝脏患病时，可因肝中叶酸还原酶系统障碍或叶酸储存不足而导致贫血。铁是影响血红蛋白合成的重要因素，从肠道吸收的铁进入血浆后，需要与一种特殊的 β 球蛋白——运铁蛋白迅速结合，才能被转送到骨髓造血场所，这种运铁蛋白也是在肝脏中合成的。此外，肝炎病毒还可能引起造血过程中肝细胞的染色体损害，进而造成贫血。同时，肝脏疾病时解毒功能下降，可能产生一些假性介质，它们可能替代去甲肾上腺素的作用，导致黏膜和小血管扩张，出现中医所说的"肝不藏血"现象。这些因素共同导致贫血和血容量减少，影响血液循环，从而可能加重心血管疾病。这与肝、心、肾之间的密切关系密不可分。中医学认为，肝属木、心属火、肾属水，它们之间相生互依，共同维持人体的生理平衡。在疾病状态下，可能会出现"肝不藏血"，影响"心主血脉"，以及"水不涵木"等病理机制的变化。

（二）肝、心疾病与精神因素的关联

中医学理论中的肝与心，与西医学中的相应概念存在显著差异。中医学认为，肝与心都与神经系统紧密相连。如《素问·灵兰秘典论》所述："肝者，将军之官，谋虑出焉。"《灵枢·师传》所言："肝者，主为将，使之候外。"这些论述均揭示了肝与精神功能、神经系统的密切联系。当肝脏疾病导致肝功能障碍时，中枢神经系统受损的发生率可高达65.5%，这一数据凸显了肝与神经系统之间的紧密联系。同样，中医学理论中的心功能也涵盖了精神意识层面。如《素问·灵兰秘典论》所述："心者，君主之官也，神明出焉……主明则下安……主不明则十二官危。"正如《灵枢·邪客》所言："心者，五脏六腑之大主也，精神之所舍也。"这些论述均阐明了中医"心"功能与神经系统，尤其是脑功能活动的密切关系。因此，肝与心通过精神因素及神经系统而紧密相连。

中医学认为，"恼怒气滞"可引发冠心病，包括心肌梗死，西医学也承认情绪是该病的诱发因素。从分子层面来看，精神因素可通过神经介质影

响 cAMP 等第二信使，进而对心血管功能产生深远影响。以下列举几个具体实例：

神经介质去甲肾上腺素可增强肝中 HMG–CoA 还原酶的活性，从而促进胆固醇的合成。

儿茶酚胺能加强脂肪酶的作用，促使脂肪分解后增加血浆中游离脂肪酸的含量，进而导致极低密度脂蛋白（VLDL）和低密度脂蛋白（LDL）含量增高。

儿茶酚胺能引起血小板的第一、第二相聚集，外源性儿茶酚胺的注入可触发血小板聚集，进而可能造成急性心肌梗死。

儿茶酚胺还可能引起动脉壁损伤，增加血管内皮细胞的通透性。

儿茶酚胺还可引起血压升高。

发怒、情绪过度紧张、应激状态等均可导致内源性儿茶酚胺数量增加。

中医学理论认为，肝为将军之官，肝主怒。人发怒或过度紧张时，会引起内源性儿茶酚胺分泌增加，进而可能导致高血脂、高血压、动脉壁内皮细胞损伤、血小板聚集等病理变化，这些因素均可诱发或加重冠心病。因此，通过精神因素和神经系统，肝功能的失调也可能导致心功能失调，进而使冠心病发生或发展。

（三）肝肾同源的生理病理探讨

在高血压的探讨中，我们可以清晰地看到中医学理论中肝、肾与心的紧密联系。事实上，中医学理论中早有肝肾同源之说，这一理论在生理病理上有着丰富的内涵。

从生理层面来看，肝与肾相互配合，共同完成同一生理功能。

肾素由肾脏中的肾小球旁器颗粒细胞生成和分泌，它在肝脏蛋白酶的作用下水解失活。同时，肝素可抑制肾素的活性。因此，肾素由肾脏合成，由肝脏分解，肝肾相互配合完成其代谢过程。

$1,25-$ 二羟基维生素 D_3 系统：在人体内，$1,25-$ 二羟基维生素 D_3 对于调节钙、磷代谢具有重要作用，而其生成则是由肝、肾中的酶系共同完成的。

在这一系统中，肝与肾的两个羟化酶系共同实现了合成 1,25- 二羟基维生素 D_3 的作用。

从病理层面来看，也有诸多事实表明肝、肾两者的病变会互为影响。例如，在慢性肾功能衰竭尿毒症患者中，胰岛素在肝脏的灭活能力和在肾脏的清除能力均降低，导致血浆胰岛素的基础水平升高。因此，慢性肾功能衰竭患者常出现脂类代谢障碍，主要表现为高脂血症。最近的研究通过免疫法确定尿毒症患者的肝脂肪酶活性下降，导致清除甘油三酯的能力降低，从而出现高脂血症。肝脂肪酶活性之所以下降，可能源于肝脏合成酶的能力降低，或者是酶的降解被加速，这一变化也增加了冠心病的发病率。在慢性肾功能衰竭或肝脏疾病时，蛋白质和氨的代谢也会失调。在正常情况下，氨基酸脱氨作用脱下的氨主要在肝脏经鸟氨酸循环转变为尿素并由肾脏排出。鸟氨酸循环中生成的精氨酸代琥珀酸主要在肾脏经精氨酸代琥珀酸裂解酶催化，分解为精氨酸和延胡索酸。精氨酸在肾脏中还可经过一系列酶催化反应生成肌酸。因此，肝和肾共同完成氮的代谢。当肝或肾发生病变时，都会引起氮代谢的紊乱。比如肝功能衰竭时血氨增加、尿素生成减少，严重时则会产生肝昏迷；尿毒症患者中则会引起胍衍生物和肌酐在尿中的含量上升。

由此可见，无论在生理还是病理情况下，肝与肾均保持着密切的关系。从这些例子中，我们可以深刻体会到中医肝、肾同源之说的科学性和可靠性，这也为临床诊断和治疗提供了重要的理论依据。

三、仲景肾气丸与肝、心、肾的关系

仲景肾气丸，在《伤寒杂病论》方剂中均见于《金匮要略》，共见五处，又名八味肾丸，其组成包括干地黄、山茱萸、山药、炮附子、泽泻、茯苓、牡丹皮和桂枝（或肉桂）。本方以桂枝、附子为主药，故又名"桂附八味丸"。后世将桂枝改为肉桂，二者虽同属温阳药，但功效有所差异。桂枝善于通阳，走而不守，对于水饮停聚尤为适宜；而肉桂则善于纳气，引火归原，守而不走，对命门火衰、虚火上浮等效果更佳。

（一）肾气丸的组方原理

1. 主药功效

附子能兴奋下丘脑–垂体–肾上腺皮质系统，并具有强心作用。与桂枝或肉桂合用，可温通心阳，改善循环，增强消化功能，促使阴阳平衡，形成动态平衡。

2. 辅药作用

宋代钱乙用本方减去桂枝、附子，创"六味地黄丸"。此六味药中，山茱萸补肝阴，牡丹皮清火泻肝；干地黄补肾阴，泽泻渗湿泻肾；山药滋补脾阴，茯苓淡渗利湿。此六味为三补三泻，使补而不腻，温而不燥，补中有泻，泻中寓补，相辅相成，成为通补开阖之剂，协调阴阳，促进肝、心、肾三脏和脾的功能在动态中达到平衡。

3. 整体功效

肾气丸的目的在于温补水中之火，即肾中真阳，采用"益火之源，以消阴翳"的治疗方法。肾为先天之本，脾为后天之本，肝肾同源，同属下焦。肾、肝、脾三脉起于足，绕阴器。湿毒从足下入，则见"少腹不仁"。肾与膀胱相表里，主二阴，肾气虚则腰酸腰痛、小便频数，甚则遗尿、遗精、阳痿早泄，或小便不利、小腹不适。阳虚不化则消渴。仲景制方在于调理肝、心、肾、脾，促进人体整体代谢功能恢复至动态平衡状态。

（二）肾气丸与西医激素系统的关系

1. 性激素

中医学理论认为"肾藏精"，与性激素作用有关。性激素在肝脏灭活，如血浆中的睾酮、雌激素、孕酮等都在肝脏降解灭活。肝有病后，雌激素分泌减少，可使男性乳房发育、性功能衰退。因此，肝与肾功能衰退后，都会引起性功能的衰退，这也是肝肾同源的一种表现。同时，性功能的衰退又与冠心病有密切关系，如男性雌激素血症是心肌梗死的一个危险因子。

这些事实都表明肝、肾同源，共同影响心血管功能。

2. 肾上腺皮质激素

中医的肾功能与垂体－肾上腺皮质系统有密切关系。在冠心病、支气管哮喘等疾病中，阳虚患者的尿 17－羟－皮质类固醇水平均低下。这说明中医的肾功能包括一部分肾上腺皮质功能。肾上腺皮质激素也在肝脏分解、灭活，主要通过加压氢还原和葡萄糖醛酸结合等反应丧失激素活性。当肝脏功能减退时，肾上腺皮质激素含量上升，易于出现阴虚症状。

3. 胰岛素

正常血浆中胰岛素有 50% 在肝脏灭活，30% ～ 40% 从肾脏清除。肝与肾共同完成使胰岛素灭活的功能。

（三）肾气丸的广泛应用

肾气丸可以广泛用于治疗多种疾病。在循环系统中，可用于治疗冠心病、心动过缓、高血压、高脂血症、中风后遗症等；在泌尿系统中，可用于治疗急、慢性肾小球肾炎和肾功能不全等；在内分泌系统中，可用于治疗甲状腺功能减退、肾上腺皮质功能减退等；在消化系统中，可用于治疗肝硬化失代偿、晚期肝癌等；在男科中，可用于治疗前列腺肥大、造精功能低下症等；在妇科中，可用于治疗更年期综合征、子宫肌瘤等。此外，还可用于治疗老年性白内障、荨麻疹、溃疡性口疮、多发性骨髓炎等疾病。

（四）中医学理论与西医学的结合

中医学理论十分丰富，阴阳理论和三阴三阳学说是作为思维方法和理论工具来运用的。从分子水平探讨和研究中医理论，构建新理论医学具有重要现实意义。如果能够将古代《伤寒论》与西医学分子细胞生物学在分子水平上拉近，并通过宇宙全息统一论这座桥梁将它们联结在一起，那么就有可能逐步形成一个完整的整体代谢调节理论。然而，这并不能通过简单地将西医学的一些观点、现象机械地套在中医理论上来实现，也不能要求一个新的看法、观点或理论一出现就十全十美。当前需要根据大量实践和科学实验资料提出可靠的结果，再通过实践检验认证后，才能从真正意义上产生或形成统一的新的医学理论。

（五）转归与调护

仲景肾气丸在治疗过程中，不仅注重药物的配伍和功效，还强调了对患者的转归与调护。在疾病治疗后期，患者往往处于康复阶段，此时肾气丸的调护作用显得尤为重要。通过继续服用肾气丸，可以巩固治疗效果，促进身体功能的全面恢复。

在调护方面，首先要注意患者的饮食起居。饮食宜清淡易消化，避免过食生冷、油腻之物，以免损伤脾胃，影响药物的吸收和疗效的发挥。同时，要保持充足的睡眠和适当的运动，以 增强体质，提高免疫力。

此外，还要关注患者的心理状态。疾病的治疗过程中，患者往往会产生焦虑、抑郁等负面情绪，这些情绪会影响治疗效果和康复进程。因此，医护人员要耐心倾听患者的诉说，给予患者足够的关心和支持，帮助患者树立战胜疾病的信心。

最后，对于需要长期服用肾气丸的患者，还要定期进行复查和随访，以便及时了解患者的病情变化，调整治疗方案，确保治疗效果的持久和稳定。同时，也要加强患者的健康教育，使患者了解肾气丸的正确使用方法和注意事项，避免因不当使用而引发不良反应。

后 记

　　《〈伤寒论〉新探》的出版，恰似春雷乍破杏林沉寂，以黄钟大吕之先声，叩响了构建新理论医学的宏阔门扉。当这部承载千年智慧的典籍与宇宙全息统一论的浩渺穹苍、分子细胞生物学的精微世界相遇，看似天渊之别的三大领域，竟在阴阳燮理的太极图中显露出殊途同归的玄妙关联。此中深意，犹如雪夜访戴的魏晋风骨，初观似云山雾罩，及至登堂入室，方见星河倒悬之奇观。

　　笔者以格物致知的精神，将岐黄古法中"六经辨证"的浑厚气象，与当代分子生物学揭示的环核苷酸双信使系统、核酸调控网络相印证。恍若张旭观公孙大娘剑器舞而悟笔法，在 cAMP 与 cGMP 的阴阳消长间，窥见《伤寒论》整体代谢调节的现代诠解；于 RNA 与 DNA 的螺旋升腾中，触摸到"扶正祛邪"理论的分子密码。这般跨越千年的学术对话，恰似敦煌壁画里的飞天与量子力学的弦音共舞，在东西方智慧的碰撞中绽放出璀璨的思想烟火。

　　初览本书，或觉其质木无文，然若效法程门立雪之诚，以澄怀味象之心细加品啐，则如武陵人缘溪而行，初极狭而后豁然开朗。本书字里行间流淌的，不仅是仲景经方的金石之声，更蕴含着破解生命密码的天人交响。那些蛰伏在竹简帛书中的古老智慧，经现代科学之光的烛照，竟显露出超前千年的先知先觉，令人顿生"竹影扫阶尘不动，月穿潭底水无痕"的顿悟之喜。

　　今当盛世，中医药振兴恰逢风云际会之时。诚邀四海贤达共赴这场跨越时空的学术盛宴，以"为往圣继绝学"的担当，持"板凳甘坐十年冷"的定力，在古典医籍的字斟句酌与现代实验的精密推演间架设一座虹桥。

须知新理论医学之构建，非独为岐黄之术开生面，更是为人类健康谱新章。愿与诸君携手，以寸草之心报三春晖，令中医药学的根脉在现代科学的沃土中萌发新绿，终成庇荫众生的参天之木。

李世明

2025 年 3 月

于山西省晋城市望冉书斋

主要参考文献

[1] 傅松滨. 医学生物学 [M]. 北京：人民卫生出版社，1978.

[2] 黄建平. 祖国医学方法论 [M]. 长沙：湖南人民出版社，1979.

[3] 任应秋. 中医各家学说 [M]. 上海：上海科学技术出版社，1980.

[4] 刘亚光. 理论医学概论 [M]. 西安：陕西科学技术出版社，1982.

[5] 任继愈. 中国哲学发展史（秦汉）[M]. 北京：人民出版社，1985.

[6] 权依经，李明昕. 五运六气详解与应用 [M]. 兰州：甘肃科学技术出版社，1987.

[7] 王存臻，严春友. 宇宙全息统一论 [M]. 济南：山东人民出版社，1988.

[8] 沈福道. 中医与多学科 [M]. 武汉：湖北科学技术出版社，1989.

[9] 杨力. 周易与中医学 [M]. 北京：北京科学技术出版社，1989.

[10] 徐道一. 周易科学观 [M]. 北京：地震出版社，1992.

[11] 熊曼琪. 伤寒学 [M]. 北京：中国中医药出版社，2004.

[12] 刘力红. 开启中医之门——运气学导论 [M]. 北京：中国中医药出版社，2005.

[13] 王付. 经方实践论 [M]. 北京：中国医药科技出版社，2006.

[14] 谢文纬. 两部天书的对话——易经与DNA[M]. 北京：北京科学技术出版社，2006.

[15] 张其成. 易学与中医 [M]. 南宁：广西科学技术出版社，2007.

[16] 天豪. 万物由来 [M]. 济南：山东人民出版社，2009.

[17] 庄一民. 中医运气与健康预测 [M]. 北京：中国中医药出版社，2009.

[18] 无名氏述. 内证观察笔记 [M]. 桂林：广西师范大学出版社，2011.

[19] 姚梅龄. 临证脉学十六讲 [M]. 北京：人民卫生出版社，2012.

[20] 毛进军. 思考经方：《伤寒论》六经方证病机辨治心悟 [M]. 北京：中国中医药出版社，2014.

[21] 肖德馨. 《伤寒论》的方法论研究 [J]. 新中医，1983（2）：24.

[22] 杨麦青. 自然辩证法与仲景学说 [J]. 新中医，1983（2）：22.

[23] 余滨，王伯章. 三阴三阳与三胚层 [J]. 时珍国医国药，2010（8）：2100–2102.